国家卫生健康委员会“十三五”规划教材
全国高等中医药教育教材
供中医养生学等专业用

中医药膳食养学

主　　编　史丽萍　何富乐

副主编　胡　鹏　程　革　苏　鑫　赵海音　陈小勇　宋　阳

编　　委（以姓氏笔画为序）

王　莹（河北北方学院中医学院）
王　蕊（宁夏医科大学）
王维峰（山西中医药大学）
叶喜德（江西中医药大学）
史丽萍（天津中医药大学）
吕沛宛（河南中医药大学）
许　琳（浙江省立同德医院）
孙建光（山东中医药大学）
苏　鑫（长春中医药大学）
何富乐（浙江中医药大学）
宋　阳（广州中医药大学）
宋志靖（甘肃中医药大学）
张　琳（大连医科大学）
陈　宏（黑龙江中医药大学）
陈小勇（三亚学院健康产业管理学院）
陈山泉［香港中文大学人文社科学院（深圳）］
周　蓓（广西中医药大学）
赵海音（上海中医药大学附属龙华医院）
胡　鹏（成都中医药大学）
胡美兰（浙江大学医学院附属杭州市第一人民医院）
徐亚静（安徽中医药大学）
高伟芳（河北中医学院）
韩　娟（天津中医药大学）
程　革（南京中医药大学）
瞿礼萍（成都中医药大学）

学术秘书　李岩琪（天津中医药大学）

人民卫生出版社

图书在版编目（CIP）数据

中医药膳食养学/史丽萍，何富乐主编. —北京：人民卫生出版社，2020

ISBN 978-7-117-29401-0

Ⅰ.①中…　Ⅱ.①史…②何…　Ⅲ.①食物疗法　Ⅳ.①R247.1

中国版本图书馆 CIP 数据核字（2019）第 279112 号

中医药膳食养学

主　　编：史丽萍　何富乐
出版发行：人民卫生出版社（中继线 010-59780011）
地　　址：北京市朝阳区潘家园南里 19 号
邮　　编：100021
E - mail：pmph @ pmph.com
购书热线：010-59787592　010-59787584　010-65264830
印　　刷：中农印务有限公司
经　　销：新华书店
开　　本：787×1092　1/16　　印张：19.5
字　　数：449 千字
版　　次：2020 年 1 月第 1 版　2026 年 1 月第 1 版第 11 次印刷
标准书号：ISBN 978-7-117-29401-0
定　　价：59.00 元
打击盗版举报电话：010-59787491　E-mail：WQ @ pmph.com
质量问题联系电话：010-59787234　E-mail：zhiliang @ pmph.com

《中医药膳食养学》网络增值服务编委会

主　编　史丽萍　何富乐

副主编　胡　鹏　程　革　苏　鑫　赵海音　陈小勇　宋　阳

编　委（以姓氏笔画为序）

王　莹（河北北方学院中医学院）
王　蕊（宁夏医科大学）
王维峰（山西中医药大学）
叶喜德（江西中医药大学）
史丽萍（天津中医药大学）
吕沛宛（河南中医药大学）
许　琳（浙江省立同德医院）
孙建光（山东中医药大学）
苏　鑫（长春中医药大学）
李岩琪（天津中医药大学）
何富乐（浙江中医药大学）
宋　阳（广州中医药大学）
宋志靖（甘肃中医药大学）
张　琳（大连医科大学）
陈　宏（黑龙江中医药大学）
陈小勇（三亚学院健康产业管理学院）
陈山泉［香港中文大学人文社科学院(深圳)］
周　蓓（广西中医药大学）
赵海音（上海中医药大学附属龙华医院）
胡　鹏（成都中医药大学）
胡美兰（浙江大学医学院附属杭州市第一人民医院）
徐亚静（安徽中医药大学）
高伟芳（河北中医学院）
韩　娟（天津中医药大学）
程　革（南京中医药大学）
瞿礼萍（成都中医药大学）

出版说明

为了深入贯彻党的十九大精神，进一步贯彻落实《国务院办公厅关于推进养老服务发展的意见》《中医药健康服务发展规划（2015—2020年）》《中医药发展战略规划纲要（2016—2030年）》以及《国家中长期教育改革和发展规划纲要（2010—2020年）》《"健康中国2030"规划纲要》等文件精神，充分发挥中医药服务于全民健康的特色和优势，全面推进中医养生学专业教材建设和人才培养服务于大健康时代，2018年4月，人民卫生出版社在教育部、国家卫生健康委员会、国家中医药管理局的领导下，在充分调研论证的基础上，启动了全国高等中医药教育中医养生学专业教材建设工作。

根据中医养生学专业人才培养目标，在第三届全国高等中医药教育教材建设指导委员会的领导指导下，人民卫生出版社成立了全国高等中医药教育首届中医养生学专业教材评审委员会，组织规划、确定了首批中医养生学专业8种主干教材。本套教材初步构建了中医养生学学科体系，坚持了立德树人的原则和人文知识的熏陶，以中医药语言表述为主体，突出了中医养生学传承与创新的融合发展，注重专业课程的导向目标和内容凝练，具有专业性和普适性。

教材具体特色如下：

1. 大师指导，注重传承　教材建设得到国医大师亲自指导和把关，充分反映了大师的学术思想和养生精华；培养学生中医原创思维，传承经典，创新发挥，体现全套教材"重传承、厚基础、强人文、宽应用"的特点。

2. 定位准确，面向实际　教材符合高等教育教材的基本属性和特征，以问题为导向，对人才培养体系、课程体系、教材体系进行充分调研和论证，使之更加符合教改实际、适应中医养生人才培养要求和市场需求。

3. 夯实基础，整体优化　全套教材以培养高素质、复合型、创新型中医养生专业人才为宗旨，以体现中医养生基本理论、基本知识、基本思维、基本技能为指导，对教材体系进行科学设计、整体优化，同时既体现了不同学科自身特点，又注意各学科之间有机衔接；确保切合教学实际。

4. 纸质数字，融合发展　教材充分体现了与时代融合、与现代科技融合、与现代医学融合的特色和理念，将移动互联、网络增值、慕课、翻转课堂等新的教学理念和教学技术、学习方式融入教材建设之中。

5. 创新形式，提高效用　采用模块化编写的设计思路，同时图文并茂、版式精美；内容方面注重提高效用，以提高学生的学习兴趣和学习效果。

6. 突出实用，注重技能　为增强学生综合运用所学知识的能力，全套教材大大增加了中医养生方法、技术的成果与应用，使教师好教、学生好学、方法实用。

7. 立足精品，树立标准　教材编写人员不忘重托，精心编写；出版社不忘初心，精心审校，全程全员坚持质量控制体系，把打造精品教材作为崇高的历史使命，严把各个环节质量关，力保教材的精品属性，通过教材建设推动和深化高等中医药教育教学改革，力争打造高等中医药教育标准化教材。

8. 三点兼顾，有机结合　全套教材以基本知识点作为主体内容，并与相关部门组织的资格考试有效衔接，使知识点、创新点、执业点三点结合；避免理论与实践脱节、教学与临床脱节。

本轮教材的编写，得到了教育部、国家卫生健康委员会、国家中医药管理局和有关学会领导、专家的指导，得到了全国各院校领导、专家和教师的积极支持和参与，在此，对有关单位和个人表示衷心的感谢！希望广大院校在教学使用中及时提出宝贵意见或建议，以便不断修订和完善，为下一轮教材的修订工作奠定坚实的基础。

第三届全国高等中医药教育教材建设指导委员会

人民卫生出版社有限公司

2019年5月

前言

中医药膳食养学是研究中医药膳及食物养生的起源、发展、基本理论及应用的一门学科，是中医养生学的重要组成部分，也是中医养生学专业的主干课程之一。

中医药膳食养历史悠久，为中华民族的繁衍昌盛及健康做出了巨大贡献。随着社会经济发展，中医药膳食养在新的时代有了新的发展。作为中医养生学的重要课程，中医药膳食养学教材在编写过程中以道、法、术为总体思路，以古代文献为基础，现代高质量文献为依据，尤其是结合最新颁布的相关国家标准、团体标准，根据中医养生学专业人才培养目标和培养方案进行编写。药物原料的选择以2002年国家卫生部印发的《既是食品又是药品的物品名单》为主；食物原料的选择以传统常用食物为主，同时兼顾地区差异，尽可能做到全面；药膳方剂的选择以经典、安全、实用并能体现中医的配伍理论为原则。在药膳制作的基本技能一章中，由于药膳制作中所用的中药基本上是中药饮片，为了保证内容的完整性，对中药炮制的内容只做简单的阐述，如有需要可参考《中药炮制学》。

本教材绪论由史丽萍、李岩琪编写，史丽萍审稿；第一章中医药膳食养学的理论基础由赵海音编写，史丽萍审稿；第二章中医药膳食养原料由胡鹏、瞿礼萍、高伟芳、王维峰、徐亚静、陈小勇、周蓓、陈山泉、胡美兰、张琳、何富乐、许琳编写，胡鹏、何富乐审稿；第三章药膳食养方剂由苏鑫、韩娟、宋志靖、王蕊编写，苏鑫审稿；第四章药膳制作的基本技能由程革、张琳、叶喜德编写，程革审稿；第五章中医药膳食养的原则与作用由王维峰编写，程革审稿；第六章三因药膳食养由陈宏、宋阳、孙建光、王莹、吕沛宛、何富乐、许琳编写，赵海音、何富乐、陈小勇、史丽萍审稿。

本教材的编写，得到了全国中医药院校同行的高度重视和积极参与，教材编写实行主编负责制，历经多次编写、审定稿会议和主编、副主编多轮交叉审稿最终成稿。尽管全体编委付出了大量的心血，但由于时间有限，本教材仍难免有不足之处，敬请同道斧正，以便日后修改完善。

在本教材的编写过程中，天津中医药大学的李德杏、王艳、任海燕老师和孙远远、贾倩男、李昕、曹晓婷四位研究生付出了辛勤劳动，在此一并感谢。

《中医药膳食养学》编委会

2019年10月

目　录

绪论

学习目的

通过对中医药膳食养学基本概念和发展简史的学习，明确药膳、食养、食疗等概念的内涵，初步了解中医药膳食养学的发展概况，逐渐学会运用中医的思维指导药膳饮食养生。

学习要点

中医药膳食养学的基本概念；中医药膳食养学的发展简史。

一、中医药膳食养学的概念及内容

（一）中医药膳食养学的基本概念

中医药膳食养是在中医药理论指导下，利用饮食和药膳调养生命、维护健康的行为。

中医药膳食养学是研究中医药膳及饮食养生的起源与发展、基本理论、开发及应用的一门学科。它是在中医药理论指导下，经过前人长期的生活和医疗实践，历经几千年逐渐积累而发展起来的。近年来，它又结合烹饪学、营养学、食品卫生学等相关理论，逐渐形成和确立为一门相对独立的中医药学分支学科。在世界饮食养生文化中，中医药膳食养学独具特色。加强对中医药膳食养学的研究，将有利于推广和传播中华民族的养生文化，为人类的保健做出更大贡献。

中医药膳食养学是一门综合性学科，涉及的概念繁多，但首先要明确药、食、药膳、食养、食疗及养生等基本概念的内涵。

药食同源，“药”与“食”在历代文献中也是同载的。药食分离是根据其特点，将治疗作用较强的动植物称为“药物”，而将以营养作用为主的动植物称为“食物”。现代药膳所用的药物主要依据国家卫生和计划生育委员会 2014 年公布的《既是食品又是药品的物品名单》，共计 101 种。

食养，即饮食养生，是指利用食物中的有益成分维护生命的活动。

食疗又称食治，是针对不同的病证，采用饮食进行治疗的手段。

“药膳”之称，最早见于《后汉书·列女传》“母恻隐自然，亲调药膳，思情笃密……”药膳是在中医药理论指导下，将药物与食物进行合理地配伍，采用传统或现代加工技术制作而成的，具有独特色、香、味、形、效的食品。它不仅能果腹充饥，满足人们对美味食品的追求，同时还具有增强体质、调节功能、养生防病、辅助治疗和促进

笔记

康复等作用。

药膳、食养、食疗，古代混称为“食治”“食养”，并没有严格的区分。“药膳”是在“食治”“食养”的基础上，逐渐形成的一种特殊膳食，侧重于利用药食相合防治疾病，维护健康。随着唐代《食疗本草》的问世，才有“食疗”之称。

养生即保养生命，又称摄生、道生、卫生、养性、保生。养生一词最早见于《庄子》，摄生一词最早见于《道德经》。即根据生命发展的规律，采取一定的手段，以推迟衰老、延年益寿为目标所进行的各种保健活动，是人类为了自身生存和健康长寿所进行的一切物质活动和精神活动的总和。

（二）中医药膳食养学的基本内容

中医药膳食养学是中医养生学的重要组成部分，也是中医养生学专业的主干课程之一。它的基本内容有以下几个方面：①中医药膳食养学的概念与发展简史；②中医药膳食养学的基本理论；③药物与食物两类原料的性能特点；④中医药膳食养方的组方及功用；⑤食品及中医药膳制作的基本技能；⑥中医药膳食养学的应用。

二、中医药膳食养学发展简史

中医药膳食养学的形成与发展，大致可分为起源阶段、初步形成阶段、成熟应用阶段和继承创新阶段。

（一）起源阶段——远古至战国时期

中医药膳食养源于远古时期的“药食同源”。远古时期，人类处于饥寒交迫、茹毛饮血、饥不择食的状态，为了生存和发展，我们的祖先不断地认识自然，并通过自己的劳动，适应自然、改造自然。他们创造简单的工具去寻觅、猎取食物以充饥，逐渐地发现某些动、植物食后可以增强体质，减少疾病，有些动、植物食后会出现恶心、呕吐、腹痛等不适或中毒现象，而又有些动、植物食后会使身体不适得到缓解。《淮南子·修务训》说：“神农……尝百草之滋味。水泉之甘苦，令民知所辟就，当此之时，一日而遇七十毒。”随着实践活动的增加、知识的积累，药食也由此逐渐区分开来。药食养生作为一种人类生存所需要的基本行为，早已融入人类最初为生存而斗争的活动中。

《礼含文嘉》记载：“燧人始钻木取火，炮生为熟，令人无腹疾。”借助火的应用，人们由食用生食改为熟食，开始创制食物的烹饪方法。这为中医药膳及饮食养生的形成奠定了烹饪制作的基础。同时人们吃熟食，不仅缩短了对食物的消化过程，使人体获得更多的营养，也防止了一些疾病的发生，对于人类的生存和发展具有重大意义。

上古大禹时期发明了酿酒技术，夏朝酿酒技术不断发展，到了商朝人们能酿造的酒种类不断增多。人们对酒的认识也不断提高，酒不但成为饮料，也为防病治病所用，以后又逐渐制作成了各种药酒，拓展了酒的应用。

商朝遗址出土的青铜器中，也有很多是盛酒的器皿。此外《周礼》中记载有“酒正”官职，主“掌酒之政令”，负责酒的制作与管理，也反映了这个时期对酒养生保健作用的重视。随着酿酒的发展，酿醋、制酱、腌制食品也相继出现。饮食的改善，不仅可增加营养、增进食欲，也可以养生防病。

笔记

新石器时期人类发明了陶器，陶器的出现为煎熬药物和烹蒸食物创造了条件。商朝伊尹精于烹调技术，他曾著《汤液经》一书，其中就有采取烹调方法制药疗疾的记载。《吕氏春秋·孝行览》记载伊尹与商汤谈论烹调技术："调和之事，必以甘酸苦辛咸，先后多少，其齐甚微，皆有自起。"伊尹制作汤液，对后来的药膳饮食养生和治疗起到了促进作用。

远古时期的"药食同源"，以及火的利用、陶器的出现、酒的发明，汤液的制作为药膳饮食养生的出现提供了基本条件。

周朝，我国已经有了医学分科，设置有食医、疾医、疡医及兽医，食医为诸医之首。《周礼·天官》载："掌和王之六食、六饮、六膳、百馐、百酱、八珍之齐。"食医主管调配帝王的膳食。《周礼》还强调"以五味、五谷、五药类养其病"，这是最早对药食合用养生防病的记载。

《山海经》中记载六十余种养生保健术。如："有草焉，其状如韭而青华，其名曰祝余，食之不饥……"，"其中多箴鱼……食之无疫疾"。同时还收集了药物百余种。其中一类为补药，具有强壮身体、增强记忆、延年益寿的作用。

春秋战国时期，诸子蜂起，百家争鸣，诸子百家对药膳食养也多有精辟论述。孔子十分重视饮食起居，提出了饮食起居的具体养生方法："食不语，寝不言""人有三死，而作其命也，已取也。夫寝处不适，饮食不节，逸劳过度者，疾苦杀之"，说明健康长寿必须要合理作息，饮食有节，劳逸结合。此外，孔子还指出了饮食宜忌问题，《论语·乡党》载："食不厌精，脍不厌细，食饐而餲，鱼馁而肉败，不食；色恶，不食；臭恶，不食；失饪，不食；不时，不食……"告诫人们食物要精细，烹调应得当，进餐需定时，对于变色、变味、腐败变质的食物都不宜食用，这是减少疾病、增进健康所必须注意的。

管子认为养生应该按时作息、节制饮食并适应气候变化。如《管子·形势解》云："起居时，饮食节，寒暑适，则身利而寿命益；起居不时，饮食不节，寒暑不适，则形累而寿命损。"这也是管子"平正"养生观的具体体现。

随着人们对食物选择经验的积累，春秋战国以后的文献中已有了很多对饮食宜忌的记载。如《吕氏春秋·尽数》载："凡食无强厚味，无以烈味重酒，是以谓之疾首。食能以时，身必无灾。凡食之道，无饥无饱，是之谓五藏之葆。口必甘味，和精端容，将之以神气。百节虞欢，咸进受气。饮必小咽，端直无戾。"明确论述了在饮食口味、饮食方法、饮食时间等方面的宜忌。马王堆汉墓出土的古医书中也有药膳饮食养生与治疗的记载，如《五十二病方》《养生方》《杂疗方》中有若干药酒方和食疗方，在《胎产书》中还记载了妇女十月怀胎期间食养禁忌要求。

知识拓展

《养生方》

马王堆汉墓出土的帛书《养生方》中的食养方："麦卵：有恒以旦毁鸡卵入酒中，前饮。明饮二，明饮三；又更饮一，明饮二，明饮三，如此尽四十二卵，令人强益色美。"

（二）初步形成阶段——秦汉时期

秦汉时期是中医理论体系形成时期，也是中医药膳食养理论体系形成的重要

笔记

时期。

《黄帝内经》对先秦以来的中医理论进行了高度概括和总结，确立了中医理论体系，其中涵盖了中医药膳食养理论，为后世药膳食养学的发展奠定了理论基础。《黄帝内经》中介绍了中医传统药膳饮食配制的原则、宜忌、五味入五脏、饮食消化、饮食结构以及饮食平衡等药膳食养理论，同时在《素问·经脉别论》中还提到治病要“调食和药”，强调药食同用，并载有药食同用的药膳方剂。如在饮食宜忌方面，《灵枢·五味》曰：“脾病者，宜食粳米、饭、牛肉、枣、葵……心病者，宜食麦、羊肉、杏、薤……肾病者，宜食大豆、黄卷、猪肉、栗、藿……肝病者，宜食麻、犬肉、李、韭……肺病者，宜食黄黍、鸡肉、桃、葱……”五脏有病皆宜服食与本脏同气的食物，而禁食五行关系中克伐本脏的食物，为后世中医药膳食养提供了宝贵的经验。关于五味入脏，在《素问·藏气法时论》有“肝苦急，急食甘以缓之”“心苦缓，急食酸以收之”“脾苦湿，急食苦以燥之”“肺苦气上逆，急食苦以泄之”“肾苦燥，急食辛以润之”等论述。《黄帝内经》运用五脏、五味、五行相关的理论，以饮食五味调整五脏，指导药食的选择。对饮食化运更有详尽论述，如《素问·经脉别论》曰：“饮入于胃，游溢精气，上输于脾，脾气散精，上归于肺，通调水道，下输膀胱，水精四布，五经并行。”《灵枢·五味》说：“谷始入于胃，其精微者，先出于胃之两焦，以溉五脏，别出两行，营卫之道。”将饮食物的消化吸收，精微物质的布散等过程进行了概括。《素问·藏气法时论》：“五谷为养、五果为助、五畜为益、五菜为充，气味合而服之，以补精益气，此五者，辛酸甘苦咸各有所利。”该论述被近代营养学家称其为“我国最早的膳食结构指南”，这种膳食结构，长期影响着我国乃至整个亚洲人的饮食结构。此外，《黄帝内经》所载的13方中药膳方有6首，如半夏汤加秫米方、用五谷加醪醴制成的药酒方，以及用于治疗血枯病的四乌鲗骨-藘茹丸等。

由此可见，秦汉时期，不仅初步形成了药膳食养学的理论体系，并且开始运用药膳饮食养生防病治病，为中医药膳食养奠定了坚实的理论基础。

《神农本草经》简称《本草经》或《本经》，是中国现存最早的中药学专著，成书于汉代，收录药物365种，根据养生、治病、药物毒性分为上、中、下三品，并分类介绍其性味功效。其中上品药物120多种，如人参、黄芪、白术、枸杞、杜仲等，“主养命以应天”，是药物养生的开端。其中有85种注有“增年”“长年”“耐老”“不老”“不夭”等字样，尤其强调补益和延缓衰老的功能。另外，书中还记载了很多药食两用的物品，如大枣、龙眼、胡桃、莲子、苡仁等，并提出了“四气五味”的药性理论和“七情和合”的药物配伍理论，为后世饮食、药膳选料及合理配伍奠定了理论基础。

《伤寒杂病论》成书于东汉，后世分为《伤寒论》与《金匮要略》，作者张机，字仲景。书中有“禽兽鱼虫禁忌并治”和“果实菜谷禁忌并治”两个专篇，对食禁做了专门阐述：“肉中有如朱点者，不可食之”，“果子落地经宿、虫蚁食之者，人大忌食之”，“所食之味，有与病相宜，有与身为害，若得宜，则益体，害则成疾。以此致危，例皆难疗”，为饮食卫生指出了明确方向。另外，其首创的桂枝汤、百合鸡子汤、当归生姜羊肉汤等皆为药食同用的方剂，药借食力、食助药威，成为沿用至今的养生防病治病的名方。张机还特别强调饮食性味之相宜：“凡饮食滋味以养于生，食之有妨，反能为害”，因而“服食节其冷热苦酸辛甘”。明确指出，饮食之冷热、五味之调和，以适宜为度，方可起到养生作用，否则对身体有害。

据我国古代早期书目记载，秦汉时期已有一些药膳食养方面的专著问世，如《神

笔记

农食经》《黄帝食禁》《华佗食论》《养生要集》等，但均已早佚。

秦汉时期，《黄帝内经》《神农本草经》《伤寒杂病论》等著作的问世，确立了药膳食养学的基本理论，是药膳食养学初步形成的阶段。

（三）成熟应用阶段——魏晋至明清时期

秦汉以后，随着中医药学的发展，药膳饮食养生随之发展完善。这个时期，随着社会经济的发展，社会各阶层对养生益寿需求不断增大，推动了中医药膳饮食养生日渐成熟，并从药食相合治病的角度，更多地转向养生防病、益寿延年方面的研究和应用。

晋代朝廷中掌管药膳饮食的官员称为“膳夫”，如晋代的左思在其《魏都赋》中言：“典玺储吏，膳夫有官，药剂有司。”《六臣注文选》中也有“膳夫，掌食之官”的记载。东晋的葛洪在《肘后备急方》中记载大豆、牛羊奶治疗脚气病，富含碘的海藻和昆布治疗瘿瘤等都是世界上记载最早的食治方药，至今仍有应用价值。

南朝著名养生家陶弘景的《养性延命录》中记载了饮食起居、精神摄养、服气疗病、导引按摩、药物补益等多种养生方法，在其《本草经集注》中，记载有葱白、生姜、海藻、昆布、苦瓜、大豆、小豆等，丰富了药膳食养的原料范畴。

隋代巢元方在《诸病源候论》中用羊靥治甲状腺肿，用胎盘作强壮剂，为后世药膳食养以脏补脏的理论奠定了基础。

唐代随着生产力的发展，物质的丰富，人们对药膳食养更加重视。朝廷中有隶属于礼部掌管的“膳部”，设膳部郎中和员外郎各一人，负责为朝廷供应药膳。而且民间药食养生也很普遍，如西域传来的“腊八粥”，用“诸谷、米、果煮粥，取逼邪、祛寒、祛疾病”，这种药食养生风俗一直沿用至今。这一时期对食物的研究已不仅仅局限于食物的养生作用，还出现了食疗的专篇专著，如《备急千金要方·食治方》和《食疗本草》。

《备急千金要方》作者是唐代的孙思邈，全书共30卷，卷二十六“食治方”是我国第一个食疗专篇，其中第一部分为“序论”，第2~5部分分别为“果实第二”“菜蔬第三”“谷米第四”“鸟兽第五”，收录可供药用的食物154种，并记载了其性味及主治等。孙思邈在《备急千金要方·食治方》中提出：“是故食能排邪而安脏腑，悦神爽志以资血气。”他同时还指出药疗与食疗的不同之处：“药性刚烈，犹若御兵。”“若能用食平疴释情遣疾者，可谓良工。”认为食物不但具有安脏腑、悦神爽志、以资血气的养生作用，而且具有“排邪”“平疴”“释情”“遣疾”的治疗作用。另外，《备急千金要方·食治方》强调饮食的重要性：“安身之本，必资于食”；提倡适宜饮食、适量饮食：“鱼肉果实取益人者，而食之”“不知食宜者，不足以存生也”，但食之不慎则可损人，“凡常饮食，每令节俭。若贪味多餐，临盘大饱，食讫觉腹中膨胀短气，或致暴疾……”同时孙思邈继承并发展了《黄帝内经》过食五味易伤五脏的理论：“多食酸令人癃”“多食咸令人渴”“多食辛令人愠心”“多食苦令人变呕”“多食甘令人恶心”“多食酸则皮槁而毛夭，多食苦则筋缩而爪枯”等。

孙思邈的弟子孟诜在其“食治方”的基础上，撰《食疗本草》一书，成为我国第一部食疗专著，收录药食共292种，时至今日，仍有很高的参考价值，但只能看到出土残卷及部分佚文。

唐代名医王焘撰《外台秘要》，汇集唐以前方书之大成，书中记载了很多食疗方剂，如治疗气嗽用杏仁煎方，治疗寒痢用生姜汁和白蜜方，谷皮煮粥食用防治脚气病等，这些至今仍是常用的药膳方剂。同时该书在对每一种病下设方药的同时，还提及

笔记

食禁，如在咳唾脓血方中，提出忌生葱、生蒜或海藻等。

唐代昝殷的《食医心鉴》是一部食疗处方专著，收载食治医方209首，有煮粥、制茶、饮用酒等处方，其中很多方法都被后世所应用。唐代杨晔撰写的《膳夫经手录》也记述了食物的性味和不同食法。

总之，唐代的食养食治，已形成了专科，在食物的品种及养生治病方面，也得到了极大的拓展。同时，药膳食养专著的问世，表明中医药膳食养食疗理论已经发展到了具有明确较系统文字记载的阶段。

宋代盛行应用药膳饮食防治疾病。这一时期，在两方面具有重大的发展，一是由官方设立药局，配制协定处方，并颁行了《太平惠民和剂局方》；二是盛行药粥养生疗病，创制了许多药膳良方，特别是药粥济民，对于药膳的推广具有积极意义。这一时期有关药膳饮食防治疾病的著作也有很多，如赵自化的《调膳摄生图》、陈达叟的《中朝食谱》、娄居中的《食治通说》等，但大多已佚。现存的食疗专著集中体现在官方组织编纂的大型著作《太平圣惠方》和《圣济总录》中。《太平圣惠方》共100卷，卷96和卷97为“食治论”专卷，卷96共15篇，卷97共14篇，列述了许多病证的食治方剂，如葱豉茶治头痛发热、杏仁粥治咳嗽、鲤鱼粥治水肿等，一直为后世临床广泛使用。《圣济总录》共200卷，卷188和卷189的“食治门”中专收食治方药，共16篇，内容十分丰富，如苁蓉羊肾粥治疗虚劳、生姜粥治疗反胃呕吐、补虚正气粥治疗慢性泻痢、苦楝根粥治疗蛔虫病等药粥方，疗效确切，影响深远。另外，对小儿消化不良，非常注重营养疗法。宋代陈直著《养老奉亲书》，是我国第一部老年病专著，收载了丰富的药膳食养方，全书载药膳食养方162首，并介绍了烹调方法，是药膳食养益寿的重要史料。宋代刘昉撰写的儿科学专书《幼幼新书》，共40卷，书中博引了很多食疗著作中关于饮食治疗儿科疾病的原文，值得参考。

金元时期的学术争鸣，进一步推动了药膳食养学的发展。尤其是补土派李杲的学术理论，对药膳饮食养生重视调补脾胃，产生了较为深远的影响。据《元治书目》记载，李杲撰有《食物本草》22卷，惜已亡佚。元代吴瑞编著《日用本草》，全书记载食物540多种，分为八门，是一部很有代表性的药膳食养专著。元代宫廷饮膳御医忽思慧著《饮膳正要》，是迄今所知记述元代宫廷御膳与民间饮食疗法最为翔实之书，是一部极有价值的食谱，也是我国现存最早的营养学专著。全书共3卷，卷一为食治总论，卷二包括汤煎、四时所宜及食疗诸病等，卷三将药食分7类，即米谷、兽、禽、鱼、果、菜、料物，共230种，附图168幅。本书首次提出了一般的卫生法则，强调合理调配饮食，指出“四时所宜”及各种禁忌，如“养生避忌”“妊娠食忌”“乳母食忌”“饮酒避忌”等。书中介绍了药膳方158首，详细记载了烹调方法，并附有20余幅图。此书不仅拓展了药膳食养学的理论，而且对明清皇宫盛行药膳饮食养生，起到了推动作用。

明代随着药物学和食养食疗的发展，药膳饮食养生得到了进一步的推广和普及。朱泰来的《饮食须知》中载有饮食物325种，列述了各种食物的性味宜忌、食疗应用等。高濂的《遵生八笺》是一部养生著作，共20卷，其中卷11~13即《饮馔服食笺》。书中记载了各种食物及其制作方法，其中有汤类32种、粥类38种。卢和所著的《食物本草》分58类，共2000余条，主张素食养生，强调“五谷乃天生养人之物”“诸菜皆地产阴物，所以养阴，固宜食之”，是一部内容丰富的素食养生专著。明代徐春甫所撰的《古今医统大全》共100卷，其中卷99~100为“养生余录”。在卷九十九有五味、饮食、

笔记

果实、米谷、菜蔬等5篇有关药膳食养的论述。李时珍的《本草纲目》是一部大型本草学著作，共52卷，载谷、菜、果、鳞、介、禽、兽等食物多达500种，各种食物后大多附有民间习用的食疗验方，书中还首次记载了自宋元之后传入中国的谷菜食品，如玉蜀黍、豇豆、胡萝卜、南瓜等，极大地丰富了药膳食养的原料品种。此外，书中还设有“服药禁忌”与“饮食禁忌”专篇。明代吴文炳撰《药性全备食物本草》载药食459种，分水、谷、菜、果、兽、禽、虫、鱼、味九部，另附汤、酒、粥百余种的制法与应用。

由于历史原因，明代还出现了一批以救荒为目的的食养食疗类本草，朱橚撰《救荒本草》，将药食分为草、木、米谷、菜、果五部，收载可食植物414种，并绘有图形，便于按图采集，其中大多为前所未载的野菜。该书虽然旨在灾荒之年救灾济民，但对拓展药膳饮食原料起到了深远的影响。其后王磐撰《野菜谱》、鲍山撰《野菜博录》、屠本畯撰《野菜笺》等，进一步丰富拓展了可食用野菜的种类。

此外，明代尚有宁原的《食鉴本草》、吴禄的《食品集》、王世懋的《瓜蔬疏》、韩奕的《易牙遗意》、夏树芳的《茶董》、杨东明的《馔史》、穆世锡的《食物辑要》等多种药膳饮食著作问世。这些药膳食养著作的问世，从养生防病、延年益寿等角度丰富了药膳食养学的内容。

清代利用药膳饮食养生和防治疾病得到了更为广泛的应用。名医叶桂在防老延衰以及治疗老年病等方面都有独到之处。《临证指南医案》中记载了314例老年病案，他强调老年人调理，要守病机，重脾肾，“尤宜急护真阳为主”。但补益要适度，切勿“滋腻碍脾”“刚燥损胃”。曹庭栋《老老恒言》（又名《养生随笔》），从老年人脾胃虚弱的特点出发，强调注意运动与节制饮食，编制百余粥谱，以“备老年之颐养”。这一时期还出现了许多药膳饮食养生专著，特别重视日常药膳饮食调摄养生，如朱本中撰《饮食须知》，将药食分为水火、谷、菜、兽等八类，共357种，分别论述其食用之效；沈李龙撰《食物本草会纂》载药食599种，图367幅，每种都有性、味、主治、食法等；柴裔的《食鉴本草》将药食分为水、谷、菜、草等十四部，共468种；龙柏撰《食物考》，载常食食物1106种，补遗96种，分诸水、诸火、五谷、造食、油、造酿等15类；袁枚的《随园食单》主要论述饮食的制法，全书分须知、戒、海鲜、江鲜、小菜、点心、饭粥、茶酒等共十四单，340余品；章穆的《调疾饮食辩》、王世雄的《随息居饮食谱》、黄云鹄的《粥谱》、左墉的《食单》、徐养源的《饮食考》等众多药膳饮食著作问世，内容丰富，不仅介绍了许多药食、膳方及制法，而且继承和发展了传统药膳食养理论，拓展和补充了药膳食养学的内容，使药膳食养学的理论日臻完善和成熟。

（四）继承创新阶段——现代

中华人民共和国成立以后，中医药事业受到党和国家的高度重视和政策支持，取得了长足的进步，中医药膳食养学也迎来了发展机遇，不仅建立了比较完善的理论体系，而且对药膳食养相关领域进行了理论探讨和应用研究。

1976年，国家正式批准建立中医养生康复专业，在本专业中设“中医饮食营养学”课程。2000年左右，很多中医院校开始开设“中医药膳学”选修课。2017年第一批中医养生专业建立，使传统药膳食养理论与技术在继承的基础上不断得到发展。在教育、卫生行政部门的重视下，在相关专业人员的集体努力下，中医药膳食养学的学科地位也逐步确立，理论体系日臻完善。各大出版社组织编写了多种与药膳食养、食疗有关的教材，各级中医院校也相继开设了“中医药膳学”“中医食疗学”“中医养生学”等

笔记

相关课程，培养了大批药膳食养食疗的生力军，为深入研究中医药膳食养食疗储备了人才，为中医药膳食养学的学科建设和发展奠定了基础。

同时，随着人们对药膳食养需求的加大及认识的不断深入，药膳专著、专刊等层出不穷。如《食物中药与便方》《中国药膳大辞典》《常见病食疗食补大全》《家庭药膳手册》等，众多药膳食养食疗著作对中医药膳食养学科的繁荣和发展，起着补充和推动作用。另外，《药膳食疗研究》《中国中医药报》等专刊和专栏的设置对药膳食养理论的普及与研究起到了积极的作用，推动了学科发展。

传统药膳食养也渗入了现代营养学、食品卫生学等理论知识。中医药膳食养的理论研究从传统出发，在继承的基础上与现代相关学科相结合，利用现代技术手段，不断实现理论和技术创新。

同时，国家加强了对药膳食养相关领域的规范化管理。2002 年，公布《既是食品又是药品的物品名单》，2014 年又进行了增补，规范药膳食养的原料选择。中国药膳研究会起草的《中国药膳制作及从业资质基本要求》以规范药膳食养行业的入行标准。国家中医药管理局启动了中医"治未病"健康工程，组织研制了《中医治未病实践指南》，其中有些内容涉及药膳食养，使药膳饮食养生有据可依。

随着社会经济的发展，人们对生活质量的要求越来越高，谋求健康与长寿的需求越来越大。中医药膳食养迎来了迅速发展的大好时机。药膳食养工作者利用先进技术，不断进行知识普及、科学研究、产品开发，中医药膳饮食养生将为中华民族乃至世界人类的保健做出更大的贡献。

（史丽萍　李岩琪）

学习小结

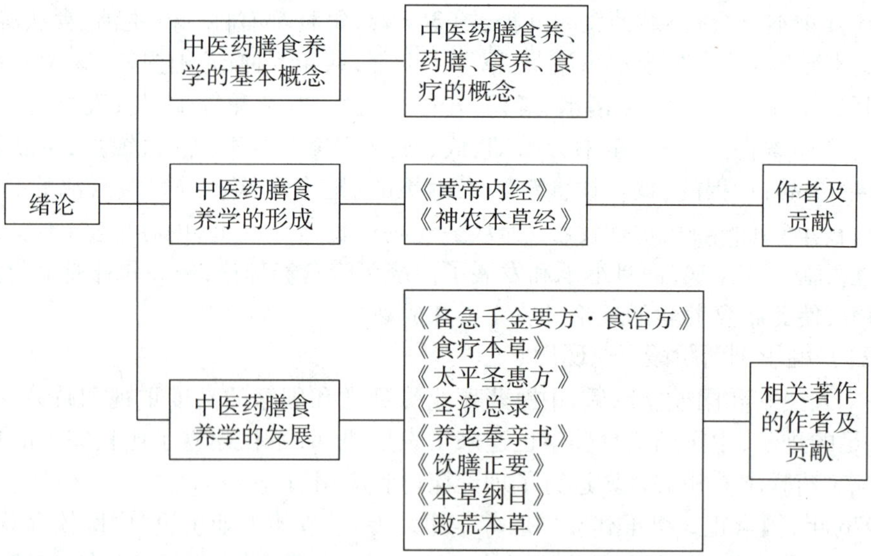

笔记

第一章

中医药膳食养学的理论基础

学习目的

通过本章学习，熟悉中医药膳食养学的各项原则，理解和掌握中医药膳食养学的理论基础，建立全面而系统的思维框架，并能够加以实践运用。

学习要点

整体观念及阴阳五行学说在中医药膳食养学中的应用；药食的性味、归经、升降浮沉等概念及应用；配伍理论在中医药膳食养学中的应用；中医药膳食养的禁忌；中医药膳食养学中调和理论的含义、范畴及运用。

中医药膳食养学是中医养生乃至中医理论体系的重要组成部分，以中国古代哲学思想阴阳、五行学说为哲学基础，以藏象、精气血津液、经络等中医基础理论为核心，以整体观念为指导思想，强调辨质施养，重视药食性能、药食配伍、药食宜忌的统一。通过以“固护正气，防养为主”为原则指导下的长期实践，形成了中医药膳食养学独特的理论体系，指导着人们维护健康、预防疾病、益寿延年。

第一节 中医药膳食养学的基础理论

一、整体观念

整体观念，是对世界和构成世界的事物本身及其相互间完整性、统一性、联系性的认识。中医学认为人是一个有机的整体，构成人体的各个脏腑组织器官，在结构上是相互联系的，在功能上是相互沟通、互相为用、相互协调的，在病理上是互相影响的；认为人与外界环境也有着密切的关系，人体在适应外环境的过程中，不断维持着自身相对稳定的功能活动。这一观念贯穿于中医学对人体结构、生理、病理、诊法、辨证、治疗及养生等各个方面。

（一）人是一个有机的整体

人体是一个以心为主宰，五脏为中心，通过经络“内属于腑脏，外络于肢节”联系的有机整体。就形体结构而言，任何一个局部都是整体的组成部分；就基本物质而言，各脏腑组织器官功能活动的物质基础是精、气、血、津液；就功能活动而言，结构上的整体性和基本物质的统一性，决定了各种不同功能活动之间的相关性和协调性，从而表

笔记

现出生命活动的整体性。基于此，人体任何一个局部的变化，可以影响着整体，内在脏腑气血的变化也可以表现于外，即“有诸内，必形诸外”（《孟子·告子下》）。因此，通过观察分析五官、五体、舌脉等外在的表现，就可判断内在脏腑的功能状态，“视其外应，以知其内脏”（《灵枢·本脏》）。整体观念也融贯于中医学的养生与治疗之中。对于局部的病变，不是头痛医头，脚痛医脚，而是主张通过整体加以调治，强调五脏一体观，即五脏为中心的整体性。如牙龈红肿疼痛，可以清泻胃火治愈；肝肾两虚之脱发、视物昏花，可用补益肝肾之法。如《医原》载“人身之所守，莫重于五脏”，即在诊断治疗中，中医对于人体作为统一体的认识，是基于以五脏为核心进行的。“从阴引阳，从阳引阴，以右治左，以左治右”（《素问·阴阳应象大论》），“病在上者下取之，病在下者高取之”（《灵枢·终始》）等，亦是整体观念指导下的诊治原则。

综上所述，中医理论的形态结构、生理病理、诊断治疗、养生防病方面均体现着人是一个有机的整体这一整体观念。

（二）人与自然环境的统一性

《灵枢·邪客》载：“人与天地相应”，即强调天人相应的整体观。人作为自然的一部分，与自然是不可分割的统一体，二者之间既具有相通相应的关系，又相互制约，并遵循着同样的运动变化规律。自然界的变化常可对人体产生直接或间接的影响，因此中医药膳食养学强调人与自然环境的统一性。《素问·宝命全形论》云：“人以天地之气生，四时之法成。”万物皆顺应自然的生、长、化、收、藏的变化规律，作为自然的一部分，唯有顺应天地之道，遵循人体内外环境相统一的客观规律，才能达到天人相合的境界。一方面，人体需要适应昼夜及四时气候的变化，做到人与自然的和谐统一。如《素问·四气调神大论》中载：“春三月……夜卧早起……冬三月……早卧晚起，必待日光。”强调了应根据不同季节昼夜的变化规律而调养作息习惯，治病“必知天地阴阳，四时经纪”（《素问·疏五过论》），“必先岁气，无伐天和”（《素问·五常政大论》），养生亦遵循“春夏养阳，秋冬养阴”（《素问·四气调神大论》）的时节特性，否则“治不法天之纪，不用地之理，则灾害至矣”（《素问·阴阳应象大论》）。故《医门法律》云：“凡治病，不明岁气盛衰，人气虚实，而释邪攻正，实实虚虚，医之罪也。”另一方面，在机体阴阳失衡、气机紊乱、脏腑偏盛的病理条件下，为了预防保健、提升人体正气时，药膳食养都要以协调人与自然的统一为调理原则，如秋季心肾不交所致的失眠，除强调五脏一体观以清心火、滋肾水外，还应结合秋燥的季节特点养肺润燥，又如《素问·六元正纪大论》言“用热远热”“用温远温”“用凉远凉”“用寒远寒”，即要避免在炎热的夏季或寒冷的冬季，食用相同属性的食物，如冬日宜食羊肉、生姜以滋补阳气，而不宜食生冷之物以伤脾胃。利用药食的性质，顺应自然的变化来调整人体，以达到人与自然的和谐。

（三）人与社会环境的统一性

人既有自然属性，也有社会属性。人与社会以整体的形式存在，人作为社会的重要组成部分，能够影响社会，反之社会的变动也对人产生影响。一方面，人体功能与社会变化是相互影响的。一般来说，良好的社会环境、有力的社会支持、融洽的人际关系，可使人精神振奋，有利于身心健康。反之，剧烈、骤然变化的社会环境，可破坏原有的生理及心理的协调稳定，引发某些身心疾病或对原发疾病产生不利影响。另一方面，在应用药膳食养对机体进行调理时，切不可将个人从集体、社会环境中割裂、独立

笔记

来看，而应当充分考虑社会环境的作用，并协调二者的统一性。因此，置人于社会环境的变化当中，以分析其功能状态，结合社会环境变化的各种因素进行诊断、治疗、预防等一系列医疗实践活动，以做到三位一体的整体审察，也正是药膳食养在人与社会整体观指导下的灵活应用。

二、阴阳五行学说

阴阳学说和五行学说属中国古代哲学之范畴，对中医理论的形成和发展产生了深刻影响。阴阳学说被用以解释说明世界上一切事物、现象相互对立、相互依存及变化规律。《素问·生气通天论》载："生之本，本于阴阳。"而作为事物变化、发展、制衡的基本要素，五行学说则将自然界中的事物进行分类，更为细致地阐释其间的运动与变化。《素问·宝命全形论》有云："木得金而伐，火得水而灭，土得木而达，金得火而缺，水得土而绝……"其所揭示的不仅仅是五种物质间的生克关系，更是一种动态平衡的思维方式。人体与自然的统一，使得阴阳五行学说作为中医理论的重要组成部分，用以解释说明人体生理活动、病理变化及疾病诊治、养生防病的基本规律，对药膳食养亦具有重要的指导意义。

（一）阴阳学说

阴阳学说认为，世界是物质性的整体，宇宙间一切事物不仅存在着内部阴阳的对立统一，且其发生、发展和变化都是阴阳对立统一的结果。

《灵枢·病传》载："明于阴阳，如惑之解，如醉之醒。"作为中医学理论体系的理论基础之一，阴阳学说阐明生命的起源和本质，人体的生理功能、病理变化、疾病的诊断和防治的根本规律，对实践有着卓有成效的指导意义，对药膳食养作用亦然。"设能明彻阴阳，则医理虽玄，思过半矣"（《景岳全书·传忠录》）。

阴阳代表着事物或现象中的对立双方。正如《素问·阴阳应象大论》所言："阴阳者，天地之道也，万物之纲纪，变化之父母……"古人常将自然界的现象以阴阳进行阐述。如日光的向背，朝向阳光为阳，背向阳光为阴；又如昼夜，以昼为阳，以夜为阴，再根据光照、气温、时间的特性，以上午为阳中之阳，下午为阳中之阴，前半夜为阴中之阴，后半夜为阴中之阳。通过取象比类，先人以光明、黑暗，温暖、寒冷分阴阳，并推及至天地、日月、水火、上下、内外等互相关联对立的事物及现象。

阴阳学说运用于人体，同自然一样，依据阴、阳各自特性即可分别。如表为阳，里为阴；腑为阳，脏为阴；气为阳，血为阴；上为阳，下为阴；背为阳，腹为阴；等等。人体的生理功能，以贮藏和运行于脏腑、经络中的精、气为基础。精藏于脏腑之中，主内守而属阴；气由精所化，运行于全身而属阳。精与气的相互资生、相互促进，维持了脏腑、经络、形体、官窍的功能活动稳定而有序。因而阴阳相对平衡，则人体的正常生命活动得以进行，"阴平阳秘，精神乃治"（《素问·生气通天论》）。反之，若阴阳失衡，人体功能失调，机体便会因阴阳盛衰不平衡而致病。甚之，"阴阳离决，精气乃绝"（《素问·生气通天论》），则生命终结。人体内阴阳的相互作用，推动着人体内物质与物质之间、物质与能量之间的相互转化，推动与调控着人体的生命进程。

中医学对机体异常状态的阐述，总体上是以阴阳为纲，任何疾病都脱离不了阴阳失调的范围。因此，在诊治上也不离阴阳，故《素问·阴阳应象大论》曰："善诊者，察色按脉，先别阴阳。"在疾病诊查时，必定要先辨别病证的阴阳属性，既有助于对病性进行判断，又有利于针对病性进行相应治疗。《景岳全书·传忠录》云："凡诊病施治，

笔记

必须先审阴阳，乃为医道之纲领。”

阴阳学说亦是药膳食养理论体系的哲学基础之一。《素问·至真要大论》说：“谨察阴阳所在而调之，以平为期”，这一理论贯穿于药膳食养的理、法、方、药（食），用以阐明机体的生理功能、病理变化及疾病防治的根本规律和基本原则，即遵循阴阳变化，在药膳食养中协调阴阳，补其不足，损其有余，以平为期，从而保持“阴平阳秘，精神乃治”的健康状态。如在药膳食养中遵循“春夏养阳，秋冬养阴”的法则，顺应四时，合理饮食，以平衡阴阳。对于欲病之人或患者来说，药膳食养则是利用药物和食物的偏性，补偏救弊，恢复机体阴阳的动态平衡，以达到防治疾病、促进康复的目的。

（二）五行学说

五行是指木、火、土、金、水这五类物质及其运动变化。五行学说认为，宇宙间一切事物均由木、火、土、金、水五类物质所构成，根据五种物质所抽象出的特性，将事物及现象进行归类。宇宙间一切事物的变化都是五类物质相互作用的结果。自然界中各种事物及现象的相互联系与制衡可以通过五行间的生克制化关系进行解释。

中医学运用五行学说中五行的特性及生克制化关系来阐释人体脏腑功能、生理病理关系，并依此指导疾病诊疗及养生保健。推而论之，五行学说也是中医药膳食养的重要理论基础，对药膳食养有着重要的指导意义。

五行学说在药膳食养中的运用，以五脏与五行相类比为基础。如肝性升发属木，心主温煦而属火，脾主运化属土，肺主肃降属金，肾主水而属水。同时又将自然界的五时、五气、五味、五色、五谷、五畜等与之相联系。因而药膳食养也要遵循五行规律，通过五行、五脏及与自然界的五时、五味、五色等的相互关系来调节人体各脏腑的功能，从而使人体自身及人与自然协调统一。如春季与肝同属木，因而春季肝气升发较其他季节更为旺盛，又因酸味属木，与肝同气相求而入肝，故春季宜少食酸味食物，以防肝气过盛而伤脾土，“肝欲散，急食辛以散之”（《素问·藏气法时论》），肝气过盛，因金克木，肺属金，辛味入肺，故而可以辛味散过亢之肝气。这就是根据五行学说顺应四时结合五味以调养五脏的思路。

五脏之间的平衡协调可以通过五行的相生相克来调节，即通过生中有克，克中有生的五行制化使五脏协调统一地进行生理活动。脏腑之间的关联性致使病理状况下脏腑之间依然可以相互影响。根据相生规律传变时，有“母病及子”和“子病及母”两种方式。如心为母脏，脾为子脏，心病及脾，就是“母病及子”；心为子脏，肝为母脏，心病及肝就是“子病犯母”。根据相克规律传变时，有相乘和相侮（反侮）两种方式。如木克土，若肝木太过或脾土不足，就会发生相乘，即肝木乘脾土；又如金克木，若肝木太过或肺金不足，就会发生相侮，即肝木反侮肺金。根据五行之间的生克关系，可以确定疾病的治则与治法，治则如“虚则补其母，实则泻其子”及“抑强扶弱”，治法如“滋水涵木”“益火补土”“抑木扶土”“培土制水”等。此外，根据药（食）色味的五行属性，如酸味色青入肝，苦味色赤入心，甘味色黄入脾，辛味色白入肺，咸味色黑入肾，可作为药膳食养的应用参考，与治则治法一样在药膳食养中起着重要的指导作用。

第二节　中医药膳食养学的药性理论

一、四性

四性指寒、热、温、凉四种性质，又称为“四气”。其中寒、凉及热、温，有程度上的

笔记

差异，温次于热，凉次于寒，另外介于四者之间无明显偏颇的一类为平性，尤以食物为多见。《素问·至真要大论》曰："寒者热之，热者寒之"，不仅是药道，亦是膳法。例如，寒凉性食物因其具有清热解毒、凉血泻火等作用，故常用于热性病证，以护阴液，减轻、消除热性症状，如生梨煮水，以梨的清润作用治疗肺热咳嗽；温热性食物则因其具有温经散寒、活血通络等作用，故常用于寒性病证，以扶阳气，减轻、消除寒性症状，如四肢不温，可食生姜炖羊肉，二者皆以温热作用养护机体之阳气。从常见食物来看，平性食物居多，温热的次之，寒凉的再次之。

（一）寒凉药食

偏于寒凉的药食大多具有滋阴、清热、解毒、泻火、凉血、生津、潜阳等作用，适用于热性体质或偏于热性的病证。如藕、鸭梨、荸荠、西瓜、萝卜、冬瓜、金银花、菊花等。

（二）温热药食

偏于温热的药食大多具有温经、散寒、助阳、活血、通络等作用，适用于寒性体质或偏于寒性的病证。如羊肉、狗肉、生姜、小茴香、肉桂、蒜等。

（三）平性药食

平性药食作用缓和，无明显偏颇及副作用，应用范围较广，任何体质及病证都可选择应用。如鲤鱼、海参、芡实、山药、木耳、土豆、菠菜、甘草、枸杞子等。

二、五味

五味指辛、甘（淡）、酸（涩）、苦、咸五种滋味。依据人们对药食的味觉品尝感受，确定了最初的五味，如甘草之甜、黄连之苦等，再通过将滋味与药食的作用加以联系，用以归纳药食的不同作用及适应证，以及五味的效用。

《素问·藏气法时论》载："辛酸甘苦咸，各有所利，或散或收，或缓或急，或坚或软，四时五脏，病随五味所宜也。"一般认为，辛味能宣、能散、能行气血；甘味能补益、和中、缓急，调和药性；酸味可收敛、固涩；苦味能泻、能燥、能坚；咸味能软坚、散结、泻下。五味不同，食药的作用不同。

（一）甘味药食

甘味药食具有和中补虚、缓急止痛、健脾养胃等作用，用于预防和治疗脾胃虚弱、气血不足、运化无力等病证。如山药味甘，有健脾补气之用，薯蓣丸中用以补中益气。

（二）咸味药食

咸味药食具有泻下、软坚、散结等作用，用于治疗癥瘕积聚、便秘等。如海藻味咸，既为药，又为食，用以软坚散结。

（三）酸味药食

酸味药食具有收敛固涩、生津止泻等功效，用于久泻久痢、遗精、带下过多等滑脱之症。如乌梅既可敛肺止咳，亦能涩肠止泻。

（四）辛味药食

辛味药食具有发散、行气、活血等作用，多用于表证、气滞血瘀、痰湿内停等。如味辛之葱、姜，煮水可用于散寒解表。

（五）苦味药食

苦味药食具有清热燥湿、泻下降火等作用，用于热性病证、喘逆、大便秘结等。如

笔记

苦瓜清热降火，莲子心清心除烦。

（六）淡味药食

由于淡味无特殊滋味，故一般将它和甘味并列，将“淡”附于“甘”，淡味药食有渗湿利尿等作用。如玉米须、冬瓜用于利水消肿。

此外，果蔬药食中还常见特殊的芳香味，如柑橘、苹果、芫荽、茴香等。这类芳香味常有醒脾开胃、行气化湿、开窍醒神等作用。

三、升降浮沉

升降浮沉，是指药食进入人体后的作用趋向。由于病证不同，病位症状有异，常常表现出向上（如呕吐、咳喘等）、向下（如泻下、崩漏、脱肛），或是向外（如自汗、盗汗）、向内（如表证入里不解）等病势趋向；病位也有表里内外及上中下之不同。因此，通过利用药食自身的升、降、浮、沉作用趋向，可以帮助纠正机体功能失调，使其恢复正常，或者因势利导，助邪外出。

升，是指药食具有上升及作用于人体上部的功效趋向；降，指药食具有下行并作用于人体下部的功效趋向；浮，是指药食具有向表浅部位发散的功效趋向；沉，是指药食具有向内镇敛的功效趋向。

升和降、浮和沉两两相对，升降即上升、下降，浮为发散，沉为泄利。

升浮：质地轻薄、气味芳香的药食，具有向上、向外的作用趋向，常性属温热，有升阳发表、祛风散寒、开窍爽神等功效。如薄荷、葱白气味芳香，可以疏风解表；茉莉花、月季花可以行气解郁。

沉降：质地偏实、气味醇厚的药食，具有向下、向内的作用趋向，常性属寒凉，有清热、泻下、止咳平喘、利尿渗湿、消积导滞及重镇安神之功效。如甘蔗清热生津治肺燥干咳、热病口渴；西瓜清热生津而治热病、烦渴等。

四、归经

归经指某种药食对人体相关脏腑、经络、部位等的重点选择性及倾向性。药食的归经与“五味”有一定联系，“夫五味入胃，各归所喜，故酸先入肝，苦先入心，甘先入脾，辛先入肺，咸先入肾”（《素问·至真要大论》）。但也不尽然，如莲子、莲心，前者味甘补心，后者味苦清心，但同归于心经；又如冬瓜、西瓜，虽同为凉性食物，但前者渗湿利水，归于膀胱经，后者善于清泻胃火，归于胃经。可见性、味与归经之间有时也并无明显关联。归经与药食的作用明显相关，如胡萝卜、龙眼、黑芝麻归肝经，可补肝明目；莲子、百合、酸枣仁归心经，可养心安神；小麦、粳米、大枣、猪肉归脾经，可滋补脾土；梨、枇杷、银耳归肺经，可清润肺脏；山药、桑椹、黑芝麻、胡桃仁归肾经，可滋阴补肾；赤小豆、苋菜、黄瓜归小肠经，可利水通淋；糯米、土豆、芋艿、牛肉归胃经，可充盈胃气；荞麦、马齿苋、茄子归大肠经，可涩肠止泻；冬瓜、玉米须、鲤鱼归膀胱经，可利尿消肿。

归经理论揭示了药食对脏腑及部位选择的倾向性，对于施膳具有重要指导意义。但人体是复杂的，病证是多变的，一种病证不只关及一个脏腑，还会随着疾病的变化牵涉多个脏腑。因此，在实际运用中需根据病证情况进行关联性选择，而不局限于某一归经之中。如肝阳上亢要滋肾水以涵肝木，不仅要选择归肝经的药食，还要选择入肾经的药食；肺病咳喘需培土生金，不仅要选择归肺经的药食，还要选择入脾经的药食。

笔记

因此，归经理论仍需在临床运用中结合辨证论治理论灵活运用。

五、毒性

毒性是指药食对人体的损伤或危害作用，是明确诊断后施膳选择时需要特别注意之处。

“毒药”在古代概念较为笼统，仅在一定程度上指药物的作用。如“毒药攻邪，五谷为养，五果为助”（《素问·藏气法时论》），“毒”意为作用较明显，实则指药物。但在《神农本草经》中对药物有毒无毒的区分昭示着“毒”已为“损害”之义。药膳食养常需要一个缓效长期的服用过程，故在运用时必须充分认识药食的毒性大小、产生原因及解毒方法。

毒性具有两面性，一方面对人体可能产生损伤，应尽量避免。另一方面，则是借助这种“毒性”治疗疾病，运用得当，常可收到良效。如蜂毒虽能造成损伤，却擅治关节、肌肉疼痛；附子有毒，但在温阳配伍中却常运用。因此，对具有毒性的药食，应用时应掌握几点基本原则：一是应充分掌握药食的毒性毒理，谨慎运用；二是应熟悉导致毒性作用产生的量值；三是掌握减毒增效的炮制、处理方法，如半夏用生姜制，附片久炖久煮，均可减轻其毒性作用。

一般来说，药膳终究属于膳食范畴，所选原料还应尽量避免毒性较强的药食，以避免用膳者的畏怯心理，增强其对药膳的良好印象，通过较长时间的服食而达到调理的目的。

第三节　中医药膳食养学的配伍理论

药膳食养方的配伍，是指在对机体状态清晰认识的前提下，运用中医基础理论和药食理论，将多种原料按一定原则配合运用，以达到增强效能，减少峻性、毒性等目的。药膳食养方的配伍是辨质、辨证施膳的最终表现。在辨质、辨证准确的基础上，合理配方用膳才能达到预期的效果。

一、配伍原则

在辨质、辨证的前提下，为达增效之用，可对膳方原料进行一定的配伍组合，从而增强药膳食养的疗效，减少毒副作用。

（一）药食配伍原则

药膳食养方的配伍和方剂的配伍基本一致，通常为多种药食混合搭配，单一药食运用的情况较少。《神农本草经·序例》中阐述配伍关系包括“有单行者，有相须者，有相使者，有相畏者，有相恶者，有相反者，有相杀者，凡此七情，合和视之”。因而此“七情”中，除单味独行，以两种及以上的药食调配称为配伍。分述如下：

1. 相须　相须是指两种功效相似的药食配合应用，能够增强单味药食各自功效的配伍方法。如大枣与粳米功效相似，二者相配，可增强健脾益气之效，同时改善膳食口感，一举两得。

2. 相使　相使是指两种药食合用，以其中一种药食为主，另一种药食为辅，以提高主料功效。如姜糖饮，以辛温发散的生姜为主料，以红糖为辅料，红糖可增强生姜温

笔记

中散寒的功效。一主一辅，即为相使。

3. 相畏　相畏是指两种药食中，其中一种药食的不良作用能被另一种缓解、减轻。如螃蟹性大寒，食后易引起腹痛腹泻，蟹畏生姜，故配以生姜减其寒性。

4. 相杀　相杀是指一种药食能消除另一种药食的不良作用。相杀与相畏常属于同种配伍关系，如前例生姜制约螃蟹的寒性，就是相杀，螃蟹受制于生姜则属相畏。

5. 相恶　相恶是指两种药食合用，一种药食能够降低另一种药食的功效。如萝卜通达破气，若与补气类药食合用，则会降低其补益之效。

6. 相反　相反是指两种药食合用，可能产生副作用，甚至毒性反应，属配伍禁忌，如“十八反”“十九畏”。但古代许多药与食、食与食相反的记载，如柿子忌蟹、葱忌蜂蜜等，目前尚缺乏科学的验证，有待于今后进一步研究和探讨。

（二）组方原则

中医方剂学中有君、臣、佐、使组方配伍原则，同样也是膳方配伍需要遵守的原则。《素问·至真要大论》谓：“主病之谓君，佐君之谓臣，应臣之谓使。”即施膳重在发挥各味原料所长，进行有机组合，以达配伍之用，而不是简单的原料叠加。

主要原料（君）：针对用膳者主要身体状况而选用的原料，即为方中之君。如津亏肠燥所致大便秘结，润肠通便为首法，用苏子麻仁粥或郁李仁粥，其中富含油脂、润肠通便的麻仁、郁李仁即分别为以上两个膳方的主要原料（君）。

辅助原料（臣）：辅助主料发挥作用的原料，针对主要状态相关的表现而设，为方中之臣。如津亏肠燥便秘可能伴随津液枯涸，肺胃之气不降，就需要选用相应原料在润肠之余，行气生津以助运化，如苏子麻仁粥中所用苏子，可降气通腑，以助麻仁通便。

佐使原料（佐使）：针对次要状态或引经所用的原料。

必须要注意的是，药膳作为特殊膳食，与中药方剂有较多差异。其一，多数情况下，药膳和日常膳食更为相似，即需与传统烹饪食材相配，因而与方剂用药组方不同；其二，除酒剂和少数膳方配伍药物味数多以外，多数膳方味少而量大，且其配伍也不如方药繁复。

二、膳方禁忌

不同药食均有各自的特性或偏性，因此辨质施膳需遵循配伍原则，恰当选择，若仅是简单堆砌或滥用，不但无济于养生，甚至会产生不良后果。正如《金匮要略·禽兽鱼虫禁忌并治第二十四》中所告诫：“所食之味，有与病相宜，有与身为害。若得宜则益体，害则成疾。”不相宜配伍使用的药食则应禁之忌之，称之为禁口或忌口。因此，药膳食养应对各类药食禁忌及不同状态、不同疾病等的药膳食养禁忌加以重视。

（一）药物禁忌

尽管膳方中会尽量控制药物的品种及重量，但为确保疗效、安全用药、尽量规避毒副作用的产生，仍应对用药禁忌加以注意，用药禁忌主要包括反畏禁忌（配伍禁忌）、证候禁忌、服药禁忌及妇人药忌。

1. 反畏禁忌　反畏禁忌是指某些药物合用会降低药效甚至产生毒副作用，因而应避免配伍使用，即《神农本草经》所谓“勿用相恶、相反者。”《证类本草》记载反药24种，后金元时期又将反药概括为“十八反”“十九畏”，累计37种。

反药同用，一直为历代医家所争论。部分医家结合经验及现代临床研究中关于反

笔记

药同用引起中毒的例证，强调反药不可同用，否则可致毒性增强，损害机体。故而在1963年版《中国药典》中特别指出，“注明畏、恶、反，系指一般情况下不宜同用。”

古今文献又有不少关于反药同用的记载，认为同用可起到相反相成、反抗夺积之效用。如《金匮要略》甘遂半夏汤中甘遂、甘草同用治心下留饮，《景岳全书》通气散以藜芦配玄参治时毒肿盛；现代文献报道中，有甘遂、甘草配伍治疗肝硬化和肾炎水肿，人参、五灵脂同用活血化瘀治疗冠心病，取得了较好临床疗效，以此佐证反药可以同用的观点。

由此可见，文献记载、临床观察和实验研究目前对于反药同用均无定论，因而在施膳时，应采取慎重态度，无充分把握时，不建议施膳运用反药同用。

2. 证候禁忌　由于药物药性不同，作用及药势趋向各有专长，因此辨证施膳时也存在用药禁忌，即证候禁忌。如黄精甘平，以滋阴补肺、补脾益气为用，主治肺虚燥咳、脾胃虚弱及肾虚精亏等证，但因其性滋腻，易助湿邪，故凡脾虚兼有痰湿、便溏者不宜服用。因而在施膳用药时，需掌握药材性状，结合病情辨证施用。

3. 服药禁忌　服药禁忌除需遵照常规的食物禁忌外，根据病情不同，与食物禁忌也有区别。如热性病证应忌食辛辣、滋腻食物；寒性病证忌食生冷食物；肝阳上亢头晕目眩、烦躁易怒者应忌食胡椒、辣椒、大蒜、白酒等辛热助阳之品；肾炎水肿者应忌食盐、熏腌制品；皮肤病患者应忌腥膻发物及辛辣刺激食物等。

4. 妇人药忌　妇人药忌主要是指妇女妊娠、哺乳期的用药禁忌。因某些药物具有损害胎元甚至堕胎的副作用，故为妊乳期间的禁忌用药。另外妊娠期慎用通经活血祛瘀、行气破滞及辛热滑利之品，哺乳期时慎用酸性收涩之品以避回乳。另外应强调的是，因药膳讲求缓和调理，有损害性的药物尽量不要使用，既可减轻患者畏惧心理，也能降低毒性、避免药物可能造成的风险。

（二）食物禁忌

食物禁忌，习称食忌、忌口。指在特定情况下某些食物不宜食用，否则不利于疾病转归，甚至引起病变。中医药膳食养学认为，尽管应用于膳方的食物大多具有可食性和营养功能，但由于不同食物具有偏性，故仍需谨慎使用，避免误用、滥用产生的副作用及不良反应。食物禁忌主要包括食时、食量、食质、配伍禁忌及病中、妇人禁忌等。

1. 食时禁忌　食时是指饮食的时间与节律；食时禁忌，是指根据时间的改变（包括年、月、日节律等）应遵循的忌口。

有益于健康的膳食应该定时、适时且有规律，即“食饮有节”（《素问·上古天真论》）。因此，遵循食时禁忌首先要注意不能违背季节之食忌。人体阴阳随季节气候的变化而消长，饮食也应根据不同季节适当选用寒凉、温热、平和等不同性味的食物以顺应四时变化。如春季阳气升发，进食油腻辛辣之物易致阳气外泄；夏季气候炎热多雨，暑热夹湿，脾胃受困，食欲不振，忌贪食生冷，或伤脾阳，易患痢疾、泄泻。如平素阳虚常服温补之品者也应顺应气候的变化，在盛夏之际少服或停服温补之品；秋季霜露肃降，燥气袭人，早晚受凉易咳嗽或痰喘复发，忌服生冷温燥之品以免伤肺阴；冬季严寒，人体阳气蛰藏，此时最易感受寒邪，忌食生冷苦寒以免伤及阳气。

其次，要避昼夜之食禁。《素问·生气通天论》云：“阳气者，一日而主外，平旦人气生，日中而阳气隆，日西而阳气已虚，气门乃闭。是故暮而收拒，无扰筋骨，无见雾露。反此三时，形乃困薄。”故一天之中的膳食安排也需顺应阳气消长，定时而有节

笔记

律，使食物能被充分消化吸收。若食无定时，频食过量则易食积，损伤脾胃，或继发他疾；长时不食则脏腑身形失养，正气渐衰，亦易招致外邪侵袭而发病。另外，晚餐忌多食。《备急千金要方》告诫："一日之忌，暮无饱食"，"饱食即卧，乃生百病"，晚餐后要留给机体运化水谷的时间，以防食滞或痰湿困脾。

2. 食量禁忌　食量是指饮食的摄入量，食量应适当，要做到因人而宜、因病而宜，勿太过或不及。

过饱或是过饥都会损伤脾胃，使气血失去生化之源，从而影响机体，易受他邪侵袭而衍生他病。如《素问·生气通天论》载："因而饱食，筋脉横解，肠澼为痔。因而大饮，则气逆……"即因饮食过量的"饱食"和失于节制的"大饮"致"肠澼""痔"及"气逆"。过量饮食，超越脾运胃纳能力，使脾胃气机升降失和，从而变生多种病证。此外，在疾病初愈阶段，脾胃尚虚，常会因食之无度引起疾病复发，即"食复"，如《素问·热论》所述："病热少愈，食肉则复，多食则遗。"反之，如过饥而摄食不足，"谷不入，半日则气衰，一日则气少矣"(《灵枢·五味》)，即可导致化源缺乏，气血衰少，引起脏腑功能减弱，气血失和，或招致外邪，从而导致疾病的发生。

3. 食质禁忌　食质是指饮食的质量和性味，其禁忌包括食用不洁食物和饮食偏嗜。

所谓饮食不洁是指进食腐败变质甚至有毒食物。不洁食物引起诸如腹痛、吐泻、痢疾等多种胃肠疾病，严重者可致死亡。《金匮要略·禽兽鱼虫禁忌并治第二十四》载："秽饭、馁肉、臭鱼，食之皆伤人……六畜自死，皆疫死，则有毒，不可食之。"

饮食偏嗜指过分偏食某类食物。又可细分为饮食的四性、五味偏嗜及偏嗜饮酒三个方面。

偏嗜寒热，长期偏嗜会导致脏腑阴阳的盛衰偏颇，从而引发疾病。过食寒凉之品，可损伤脾胃阳气，内生寒湿，以致腹痛、泄泻。偏嗜辛温燥热之品，可导致胃肠积热，耗伤胃阴，出现口渴口臭、腹胀便秘等症。

五行学说认为，五脏与五味直接关联，人体的精气血由饮食五味所化生，若长期偏嗜某类食物，就会造成相应脏腑功能偏盛，久之则使五脏失衡。

偏嗜饮酒，是指长期嗜酒或单次过量饮酒。酒性湿热，饮酒无度，则可损伤脾胃，内生湿热酿为痰浊，困阻脾胃，出现胃纳减退，脘腹胀痛，恶心呕吐，口苦苔腻，甚至吐血便血；湿热之邪，助血肆行，上犯神明，神志昏蒙，严重者可中毒身亡。

4. 药食配伍禁忌　药食配伍禁忌包括药物与药物的配伍禁忌、食物与药物或食物之间的配伍禁忌。因药食成分不同，可能会在配膳过程中产生不利于人体吸收或有危害的物质，从而有碍健康或降低食养效果。这种情况当视为药食配伍禁忌，古代文献对此记载较多，但是否完全符合科学道理，有待进一步研究。可在配伍膳方时加以参考。

小贴士

常见相反食物

猪肉反乌梅、桔梗、黄连；如合鸽子、鲫鱼、熏豆食，滞气；如合鹌鹑肉，面生黑；猪肝忌与野鸡同食；龟肉忌与酒、果、苋菜同食；鳝鱼忌狗肉、狗血；牛肉不可与栗子同食；鹿肉不可与鲍鱼、虾同食；鸭蛋忌李子、桑椹；鸡肉忌芥菜、李子；鳖肉忌猪肉、兔肉、鸭肉及苋菜、鸡蛋。

笔记

5. 病中禁忌　病中食忌，俗称“忌口”，包括疾病初期、中期及恢复期在内的疾病全过程的饮食禁忌。常言道，“三分药，七分养”，饮食与疾病的发生、发展及转归均有密切关系，而其中“忌口”就是病中调护极为重要的组成部分。明代《本草纲目》详载食忌，一方面强调与服药相关联的病中忌口；另一方面在辨证基础上，针对疾病病因、病位、病性等诸方面，结合药食加以全面考虑，凡于病不利的饮食皆为所忌。

疾病各个阶段的食忌有别。外感病初期，如感受风寒之邪，则当禁食生冷油腻；若是温热之邪，初期正处清解阶段，亦当忌食生冷；偶有热邪不去，稽留壮热，继而口渴、烦躁、便结，此时反需清凉水果、饮品以助生津，但忌过食生冷、油腻之品。恢复期疾病初愈，“胃气来复”，往往贪食，食不知饱，则切忌暴饮暴食，更忌油腻厚味，否则“食复”，延长愈期，甚致病情恶化。一般而言，在服药期间，凡属生冷、滋腻及不易消化的食物均应避免。

不同病证的饮食禁忌有别。如脾胃虚寒，泄泻腹痛者，服温中散寒药时当忌食生冷瓜果和及性偏寒凉之品；阴虚、热盛者忌酒、葱、大蒜、辣椒、生姜一类辛燥伤阴之品；水肿、肾虚者忌咸、腌食物；消渴患者忌糖、甜食；皮肤病患者忌食辛辣香燥类食物；虚证患者因脾胃虚弱，故忌食滋腻、难化及油炸、质粗坚硬的食物，应进食清淡而富有营养的食物为宜。

在某些疾病过程中，还有一种为“发物”忌口，即所谓能使疮疡、风疹、内伤咳嗽、哮喘等病加重，或引动其发作的某些食物。如带鱼、黄鱼、鲤鱼、蛤蜊、虾等水产品；畜产肉类中的羊肉、狗肉、驴肉；韭菜、香菇、芹菜、茴香等蔬菜。这些食物多为甘温香燥之品，食后多助热生火，故为疮疡肿毒、内伤咳喘所忌。

6. 妇人特殊状态禁忌　妊娠、产后因分娩或哺乳等特殊生理状态，而有特殊食忌。

妊娠期避免食用酒、干姜、桂皮、胡椒、辣椒、狗肉等辛温燥热之品，因脏腑经络之血皆注于冲任以养胎，故全身处于阴血偏虚、阳气偏盛的状态，食用辛热食物易耗伤阴血。此外，因孕妇早孕期常易“害口”厌食，故配膳需在注重营养的同时，根据孕妇饮食喜好选择原料。妊娠后期随着胎儿逐渐长大，孕妇气机升降易受影响而致气滞，故应少食产气及收涩类食物，如芋艿、红薯、石榴等。

产后瘀血内停，为避免恶露不易排出，不宜进食酸涩收敛类食物，如乌梅、莲子、芡实、柿子等，亦不宜进食辛辣刺激和渗利小便类食物，以防产后气血更虚。

哺乳期妇女要化生乳汁，既要保证营养丰富，又要慎食辛燥、收涩、生冷之品，以防乳痈、回乳、乳结的出现，此时可进食甘平、甘凉类粮食、畜肉、禽肉和蛋乳类营养丰富的食品。《饮膳正要》曰：“母勿太饱乳之，母勿太饥乳之，母勿太寒乳之，母勿太热乳之……乳母忌食寒凉发病之物。”足可见先人自古以来对哺乳期妇女膳食的重视程度。

第四节　中医药膳食养学的调和理论

中医药膳食养学作为独具特色的中医理论体系的组成部分之一，重在“养”字，强调预防、调养的重要性，通过人与自然、人与社会及人体本身的协调，以期和谐，以达养生之效。《素问·上古天真论》中载：“上古之人，其知道者，法于阴阳，和于术数，食饮有节，起居有常，不妄作劳，故能形与神俱，而尽终其天年，度百岁乃去。”其中“阴阳”

笔记

之“法”，“术数”之“和”，即和养生之道密切相关，也是中医药膳食养学在应用中需灵活应用的指导原则。药膳食养，顾名思义，以药、食配膳作为手段，以促进内外和谐为途径，最终达到机体调养的目的。

一、和于天地——人与外界环境相协调

顺应自然界的一般变化规律是调和理论的重要组成部分，同整体观念中人与自然的整体观相近，“人以天地之气生，四时之法成”（《素问·宝命全形论》），人生长于天地之间，与天地相应，因而受到自然规律的影响，并且人类的生命活动与自然规律的同步性也是保证人体健康的重要原因。因而，强调人与自然的和谐统一，在药膳食养中应注重根据自然之理、顺应自然之法、利用自然之物来调理人体，以期人与自然相和。

人不仅具有自然属性，还具备社会属性。人赖于社会环境而生存，需要与社会环境相适应，因此需要注重畅达情志，以使社会因素对人的心理状态产生积极的影响，从而精神愉快，恬淡虚无。故曰：“智者之养生也，必顺四时而适寒暑，和喜怒而安居处，节阴阳而调刚柔，如是则僻邪不至，长生久视。”（《灵枢·本神》）

二、形神共养——人机体内部的协调

广义层面上，人体应与自然、社会相协调，以顺应外部环境的变化，预防“失调”所带来的不利影响。与此同时，更应注意机体自身的相互协调，使各项功能有条不紊地发挥，达到形体、精神的协调统一，即形神共养，“形与神俱”（《素问·上古天真论》）。

一方面，强调形体、精神的各自调养，如保证形体、体格健康，食饮有节，起居有常，不妄作劳，内养正气以强身。“冬伤于寒，春必病温；春伤于风，夏生飧泄；夏伤于暑，秋必痎疟；秋伤于湿，冬生咳嗽”（《素问·阴阳应象大论》），对四时邪气加以规避，外避虚邪以防病。“恬淡虚无，真气从之，精神内守，病安从来”（《素问·上古天真论》），保持思想清静安适，精气与神气内守，则心情舒畅，气机随之调畅。

另一方面，形神之间密切相关，“形为神之基”，形体是生命活动的基础，神赖于形体才能产生精神活动，形体的正邪盛衰直接关乎精神的存亡。“神为形之主”（《灵素节注类编》），“失神者死，得神者生也”（《灵枢·天年》），即表明精神能够驾驭形体的御形之用。当年老体弱，形体脏腑功能衰退，则神气随之减弱，而当精神消散无以御形，虽仍有形骸，但仍旧是生命终点。故曰“百岁五脏皆虚，神气皆去，形骸独居而终矣”。不注重形神共养，则二者间还可能出现形神互伤的状况，如过喜、过恐等极端情志变化会影响相关脏腑，妨碍气机通畅，故而因神而伤形；又如形伤及神，形体疾病也可导致精神异常，“肝病者，两胁下痛引少腹，令人善怒”（《素问·藏气法时论》），肝病为形病，形伤及神而出现“善怒”的情志改变。

因此，中医药膳食养学认为，机体内部调和重在养形、养神相结合，强身健体与调畅情志相统一，实现形体与精神的协调共存，更为符合生命发展的一般规律。

和于天地、形神共养在药膳食养中的运用主要体现在调整阴阳、调和脏腑、调理气血津液等几个方面。

（一）调整阴阳

调整阴阳是指通过损其有余、补其不足的方式，“谨察阴阳所在而调之”，使人体盛衰之阴阳逐渐重趋平衡，“以平为期”即是调整阴阳的目的。如针对因“阳胜则热”

笔记

的热性病证或热性体质，用寒凉药食以清热；反之针对“阴胜则寒”的寒性病证或寒性体质，则用温热药食以祛寒。

（二）调和脏腑

调和脏腑主要是基于五行学说、整体观念而形成的调养理论，重在通过对脏腑间盛衰的调节，使之相互制衡、稳定。另外，疾病传变过程中，通过合理的药膳食养，注重对可能传变脏腑的调护，则可有效改善疾病转归，甚至加快治愈进程。

（三）调理气血津液

气、血、津液是构成人体、维持生命活动的基本物质，赖于水谷精微所化生，其相互之间可以促进、转化，既是脏腑生理活动的产物，又是各脏腑基本生理活动的物质基础，因而气、血、津液和脏腑之间也是相互影响的关系。中医药膳食养学在强调辨证的同时，亦不忘审察气、血、津液是否充足，加以共治，损其有余，补其不足。

（赵海音）

学习小结

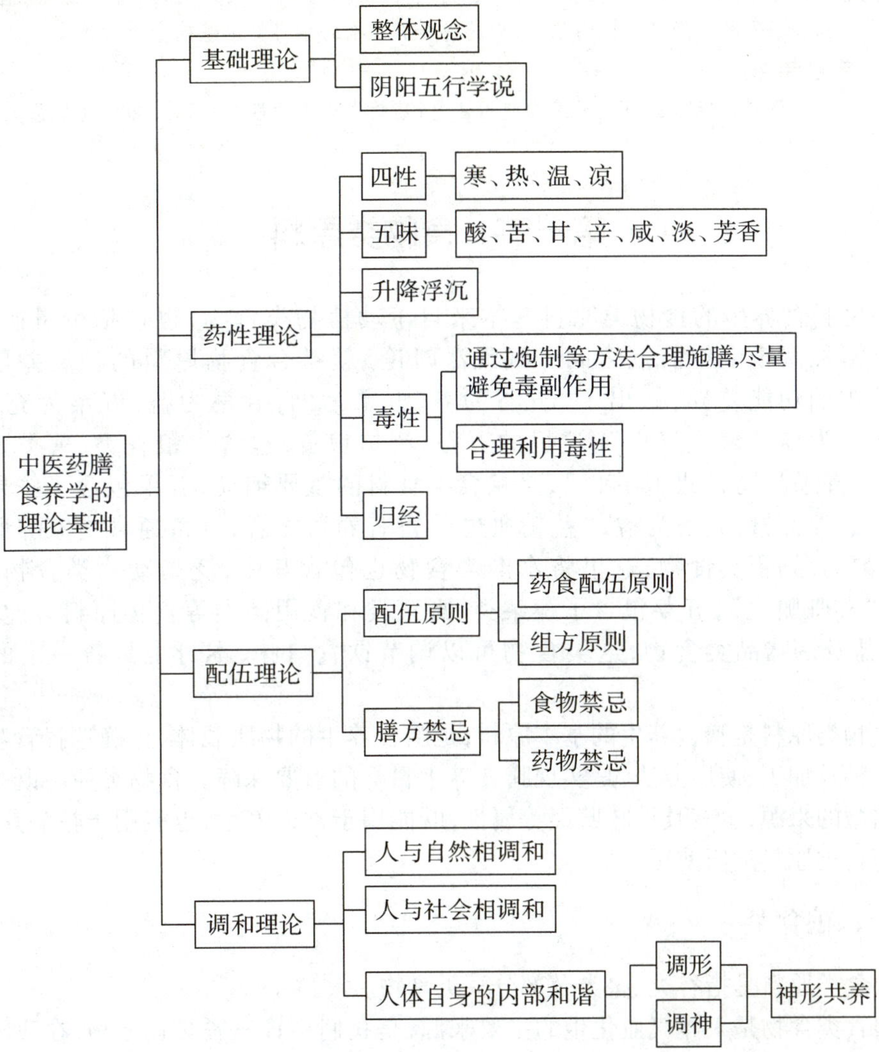

第二章

中医药膳食养原料

学习目的

通过对食物类原料和药物类原料的异名、来源、性味归经、功用、成分(药理作用)、用法及使用注意等内容的学习,掌握食物类及各类代表性药物类原料的功用,熟悉食物类及各类代表性药物类原料的用法及使用注意,为药膳食养方剂的学习奠定基础。

学习要点

食物类原料的性味、功用、用法和使用注意;药物类原料的性味、归经、功用和禁忌。

第一节 食物类原料

中医膳食养生的食物类原料基本来自于动植物类食物,也包括少量矿物,如食盐。早在两千多年前,《素问·藏气法时论》就结合食物原料的种属差别和膳食结构中的功能差异,做出了“五谷为养,五果为助,五畜为益,五菜为充”的论述。五谷为养,“养生气也”,这里的五谷,泛指粮食,包含了粮谷类、薯类及杂豆类食材;五果为助,“助其养也”,是粮食类食材的重要辅助,五果包含了鲜果和干果等果品类食材;五畜为益,“益精血也”,畜有养殖之意,五畜通常指家养所得的畜类、禽类、奶蛋类食物,这里将水产类食物也包含其中,泛指动物类食物;五菜为充,“实脏腑也”,五菜包含了蔬菜类、野菜类和食用菌类等食物原料。此外,还有油、盐及调味品类食物,这类食物可以调节饮食口味,本身也具备一定的食养效果。

食物类原料是膳食养生的基本原料,是膳食养生的物质载体,正确选择食物类原料的品种及加工、使用方法,是实现膳食养生目标的重要保障。食物类原料既是人体水谷精微的来源,也有其性味归经等属性,既能用于常人养生,也能用于祛病疗疾,常常与药物类原料配伍使用。

一、粮食类

粮食类原料是指谷类、薯类及部分豆类食物。

粮食类食物是人体气血化生的主要来源,是我们一日三餐必食之物,在我国传统膳食中为主食。

笔记

粮食类食物性味多甘平。甘，能补能缓，有健脾和胃、补中益气、缓急止痛等功效；平，不寒不热，适用人群广泛。亦多用于阳虚、气虚等体质的调养或预防脾胃虚弱所致的食少纳呆、神疲乏力、大便稀溏等症。

（一）谷薯类

粳　米

《名医别录》

【异名】大米，白米，硬米，稻米。

【来源】为禾本科植物稻（粳稻）去壳的成熟种仁。

【性味归经】味甘，性平。归脾、胃经。

【功用】补中益气，健脾止泻，除烦止渴。

1. 平人日常食用。粳米味甘性平，能平补脾胃，令中焦运化有权，水谷精微化生有源，“为五谷之长，人相赖以为命者也”（《神农本草经疏》）。

2. 虚弱者可用本品调养。常以米汤、糜粥形式使用，用时多视虚弱证型，搭配枸杞、鸡肝等补养药食或益气健脾之品，如茯苓粥（《寿世青编》），以粳米 100g 煮粥，粥熟下茯苓末 30g 再煮至软烂，尤宜于平素大便溏薄的脾胃虚弱者使用。

3. 热病口渴者饮食调养。本品味甘能补，有除烦止渴之功，无化燥伤津之弊，单用煮米饮或做稀粥服食。

4. 辅助发汗。本品平正滋养，需发汗以驱邪时，常用本品扶助正气，助行药力，如桂枝汤服后，辅以“啜热稀粥一升余”。

【用法】宜制为饮、粥、饭、糕等食用。

【成分】富含碳水化合物、锰，含有烟酸等微量元素。

【参考文献】

《名医别录》：“主益气，止烦，止泄。”

粟　米

《名医别录》

【异名】小米，黄米，粢米。

【来源】为禾本科植物粟的成熟种仁。

【性味归经】味甘、咸，性凉。归肾、脾、胃经。

【功用】益肾渗湿，和中清热。

1. 病时或病后调养。《随息居饮食谱》言：“粟米功用与二米略同，而性较凉，病人食之为宜。”本品补泻兼顾，适合普通患者调养，又因其咸能入肾，故病在肾者尤佳。

2. 消渴、泻痢者可用本品调养。粟熟于秋末冬初，秉清凉之气，又淡渗下行，利小便，宜于消渴或泻痢者日常食用。

3. 脾胃虚弱者可用本品调养。粟米味甘补脾能助水谷运化，又能渗湿清热不致太过滋腻。如粟米粥（《寿亲养老书》），用本品加白面等分，煮粥空腹食用，和养胃气，用于脾胃虚弱，呕吐不食，渐加羸瘦者。又如粟米丸（《食医心鉴》），用粟米研粉，水和为丸，煮熟后淡盐和汤汁服食，用于食不消化、呕逆反胃、汤饮不下等表现的脾胃虚弱者。

笔记

4. 产后气血不足、身体虚弱者可用本品调养。粟米为产后常用食物之一，可与羊肉配伍，如粟米粥（《太平圣惠方》），用粟米、羊肉同煮，用于产后血气虚弱，不能下食者。

【用法】宜制为粥、饭、饮等食用。

【成分】富含碳水化合物。

【使用注意】胃寒者不宜多食。

【参考文献】

《名医别录》："主养肾气，去胃脾中热，益气。"

小　麦

《名医别录》

【异名】淮小麦。

【来源】为禾本科植物小麦的种子。

【性味归经】味甘，性凉。归心、脾、肾经。

【功用】养心除烦，止渴敛汗。

1. 心脾两虚者可用本品调养。小麦养心气，病在心者，尤宜食用，亦能补脾，兼有除烦安神、止渴敛汗之功，适用于心脾两虚见心烦不眠、怔忡躁动、汗出等症者。如甘麦大枣汤（《金匮要略》）或小麦粥（《食医心鉴》）。

2. 自汗或盗汗者可用本品调养。病后正虚而见自汗或盗汗，可用本品煎汁或煮粥调养。如小麦粥（《调疾饮食辩》），先煮小麦至熟，捞去麦，取汁，再加入粳米，煮粥食用。小麦麸与牡蛎等分为末，以猪肉汁调服，用于产后虚汗的调养。

3. 脾胃气虚，大便溏泄者可用本品调养。如将小麦面炒黄，以温水调服，用于胃肠不固之便溏泄泻（《饮膳正要》）。

【用法】煎汁、煮粥等，小麦面炒黄温水调服。

【成分】富含蛋白质、淀粉、维生素 B_1、锰等。

【使用注意】皮肉寒热有别。

【参考文献】

1.《名医别录》："主除热，止燥渴、咽干，利小便，养肝气，止漏血唾血……消谷，止痢。"

2.《本草拾遗》："小麦面，补虚，实人肤体，厚肠胃，强气力。"

3.《本草纲目》："新麦性热，陈麦平和，小麦面甘，温。"

糯　米

《备急千金要方》

【异名】江米，元米。

【来源】为禾本科植物稻（糯稻）的去壳成熟种仁。

【性味归经】味甘，性温。归脾、胃、肺经。

【功用】补中益气，健脾止泻，敛汗缩尿。

1. 阳虚体质、脾胃虚寒者可用本品调养。本品炒黄，健脾温中之力尤佳。如《本草纲目》用本品补养虚劳，以糯米入猪肚内蒸干，捣作丸子，日日常服。

笔记

2. 脾胃虚弱、饮食减退、易腹泻者可用本品调养。本品健脾止泻，常与山药、芡实等同用。如将糯米炒黄后，与山药、胡椒、赤砂糖相配，用于小儿泄泻的调养，此方亦可用于精清不育者的调养(《婴童类萃》)。

3. 自汗者、老人小便频数者可用本品调养。本品益气暖脾，有敛汗、缩尿止遗之功。气虚自汗者，可用糯米、小麦麸同炒研末，每服9g，米汤送下。老人元气不固，夜尿频数，可常以本品制作糕点或丸子，夜间服食(《本草纲目》)。

4. 消渴患者可用本品调养。将糯米炒至爆裂蓬松，与桑根白皮等量同煎，渴时饮用，不拘时候，即梅花汤(《三因极一病证方论》)。

【用法】宜炒黄磨细后制粥、羹、糕、丸等。

【成分】富含碳水化合物、锰。

【使用注意】湿热体质者少食。用作糕、丸，恐其黏腻滞气，用时不宜过量。

【参考文献】

《本经逢原》："益气补脾肺，但磨粉作稀糜，庶不粘滞，且利小便，以滋肺而气化下行矣。若作糕饼，性难运化，病人莫食。"

玉 蜀 黍

《滇南本草图说》

【异名】玉米，玉麦，包谷。

【来源】为禾本科植物玉蜀黍的成熟种仁。

【性味归经】味甘，性平。归胃、大肠经。

【功用】调中开胃，利尿消肿。

1. 平人日常食用。本品老熟者，粒坚如石，可以舂磨为粮，为救荒要物。

2. 脾胃虚弱者可用本品调养。本品性平和缓，嫩者甘香易消化，能调中焦、和胃气，脾胃虚弱者宜食，可制浆、磨粉，与粳米等谷类配伍使用尤佳。

3. 小便不利、砂石淋、水肿者可用本品调养。本品有渗湿利水之功，宜与玉米须同用，煮水频服。

【用法】打浆或磨成细粉，做熟食用。

【成分】富含碳水化合物，蛋白质质量不及粳米、小麦。

【使用注意】老熟者，粗粝难消，脾胃虚弱者不宜多食。

【参考文献】

《滇南本草》："玉蜀黍，气味甘，平。无毒。主治调胃和中，祛湿，散火清热。"

荞 麦

《备急千金要方》

【异名】花麦，乌麦，荍麦，花荞，甜荞，荞子，三角麦。

【来源】为蓼科植物荞麦的成熟种子。

【性味归经】味甘、微酸，性寒。归脾、胃、大肠经。

【功用】健脾消积，下气宽肠，解毒敛疮。

1. 胃肠素有饮食停滞者可用本品调养。本品味甘性寒，能健脾快胃，降气宽胸，有祛积消滞之功，用时以荞麦面调水饮用，连食三四次即可(《药性切用》)，与白萝卜

笔记

同食更佳。

2. 男子白浊、女子赤白带下者可用本品调理。《本草纲目》载魏元君济生丹，即以本品炒焦为末，加鸡子白和丸，每日 3 次，用淡盐水送服。

3. 肺气不降而见咳嗽者，可用本品调理。本品下气宽肠，能通腑气以助肺气下行，如调治咳嗽上气，以荞麦粉配茶末、生蜜，调匀饮用（《儒门事亲》）。

【用法】入丸、散，或制面食服。

【成分】富含碳水化合物。

【使用注意】脾胃虚寒者不宜。

【参考文献】

1.《食物本草》："炼五脏滓秽。俗谓：一年沉滞积在肠胃间，食此麦乃消去。"

2.《随息居饮食谱》："罗面煮食，开胃宽肠，益气力，御风寒，炼滓秽，磨积滞，与芦菔同食良。"

3.《本草述钩元》："肚腹微微作痛，出即泻，泻亦不多。日夜数行者，用荞麦面一味，作饮，连食三四次即愈。"

薏 苡 仁

《神农本草经》

【异名】薏米，苡米。

【来源】为禾本科植物薏苡的成熟种仁。

【性味归经】味甘、淡，性凉。归脾、胃、肺经。

【功用】健脾益气，渗湿利水，祛风湿，排脓消痈。

1. 脾胃气虚者可用本品调养。薏苡仁味甘，益气健脾，脾健则运化水谷有力，故可用于脾胃气虚证。可炒用，与大枣配伍，以增强健脾益气之功。

2. 水肿、小便不利或淋证者可用本品调养。本品能健脾助运，渗湿利水，可与绿豆等品相配，煮粥食。

3. 风湿痹痛者可用本品调养。本品味甘淡，能渗利水湿，祛风湿，四肢肌肉中水湿之邪得祛，风湿痹痛可愈。如《食医心鉴》载用薏苡仁 500g，捣成末，每服取清水，加入两匙薏苡仁末，煮作粥，空腹食用，适用于筋脉拘挛的风湿痹痛者。

4. 肺痈咳吐脓痰或肠痈腹痛的辅助治疗。本品生用清热排脓之功更著，可以单味薏苡仁煮水饮用。取本品以醋煮，取浓汁，微温顿服，用于肺痈咳唾、心胸甲错者（《范汪方》）。

【用法】宜制成食品食用，常与粳米同用煮粥食用。本品粒硬，需先煮半熟，再掺粳米同煮，粥方稠黏。

【成分】富含碳水化合物、蛋白质、磷。含有薏苡仁酯、薏苡仁油等生物活性物质。

【使用注意】脾胃虚寒者慎食。健脾益气宜炒用；渗湿利水、祛风湿及排脓消痈宜生用。孕妇禁食。

【参考文献】

1.《神农本草经》："主筋脉拘挛，不可屈伸，风湿痹，下气。久服轻身，益气。"

笔记

2.《随息居饮食谱》:“煮汤饮。亦可蒸食,煮粥煮饭,无不宜之。脾弱便艰,不宜多食。性专达下,孕妇忌之。”

3.《本草新编》:“凡利水之药,俱宜多用,但多用利水之药,必损真阴之气……惟薏仁利水,而又不损真阴之气。”

甘　薯

《本草纲目》

【异名】甘储,番薯,地瓜。

【来源】为薯蓣科植物甘薯的块茎。

【性味归经】味甘,性平。归脾、肾经。

【功用】补中和血,益气生津,宽肠胃,通便。

1. 脾胃虚弱者可用本品调养。甘薯性平无寒热之偏,味甘健脾以助运化,脾气得健,则气血生化充足,四肢肌肉得以濡养。本品无论蒸煮烤炙,熟后皆质软易消化,故凡脾胃虚弱者,无论老幼,食之皆可。

2. 阴血不足引起的便秘或习惯性便秘者可用本品调养。本品味甘能补脾胃而生气血,质润能滋大肠以润肠通便,有助于缓解肠燥便秘。

3. 积热泄泻者可用本品调养。嗜酒之人,多因酒湿入脾,而生飧泄,可用本品煨热食用。

【用法】宜烤制,蒸制,煮食。

【成分】富含维生素 A 原。含有色氨酸、花色苷、花青素等。

【使用注意】中焦湿滞者不宜多食。

【参考文献】

1.《本草纲目》:“补虚乏,益气力,健脾胃,强肾阴,功同薯蓣。”

2.《药性切用》:“生食甘凉伐气,熟则甘平充饥。晒干磨粉,尤能滞气,多食损人。”

3.《随息居饮食谱》:“煮食补脾胃,益气力,御风寒,益颜色。”

马　铃　薯

《植物名实图考》

【异名】阳芋,赭魁,黄独,土卵,土豆,洋芋。

【来源】为茄科植物马铃薯的块茎。

【性味归经】味甘,性平。归脾、胃、肺经。

【功用】和胃健脾,祛热止咳,解毒消肿。

1. 骨热咳嗽者可用本品调养。如治骨热咳嗽,以土芋煮熟食用(《普济方》)。

2. 可解药毒。本品归脾、胃经,长于解诸药毒,如将本品生研,加水服,至恶物吐尽则停服(《证类本草》)。

3. 烫伤者可用本品调养。本品解毒消肿,如马铃薯磨汁,涂伤处,可缓解烫伤(《湖南药物志》)。

【用法】宜蒸、烤、煮食,亦可外用。

笔记

【成分】含碳水化合物、蛋白质、B 族维生素、钙、磷等。

【使用注意】发芽土豆不可食用。

【参考文献】

《植物名实图考》:“疗饥救荒,贫民之储,秋时根肥连缀,味似芋而甘,似薯而淡,羹臛煨灼,无不宜之。叶味如豌豆苗,按酒侑食,清滑隽永。”

芋头

《本草衍义》

【异名】蹲鸱,芋魁,土芝,芋奶,芋艿。

【来源】为天南星科植物芋的根茎。

【性味归经】味甘、辛,性平。归胃经。

【功用】健脾补虚。

1. 平人日常服食。与鲫鱼、鳜鱼等作羹食用最佳,也可与猪肉一同煮食。

2. 脾胃虚弱者可用本品调补。本品益脾胃而质滑,食之易消化,适于脾虚不运者,为“治虚肿之妙品”,可用生芋切细如芡实大小,同米煮粥食,即芋粥(《调疾饮食辩》),能宽肠胃,益脾气,消虚肿。

【用法】煮食、煮粥、研末、煎汤等。

【成分】含蛋白质、淀粉、维生素及矿物质等。

【使用注意】生品有毒,麻口,刺激咽喉,不可服食,但可入丸、散。多食滞气困脾。

【参考文献】

《滇南本草》:“治中气不足。久服补肝肾,添精益髓……”

山药

《神农本草经》

【异名】薯蓣,山芋,薯药,怀山药。

【来源】为薯蓣科植物薯蓣的干燥根茎。

【性味归经】味甘,性平。归脾、肺、肾经。

【功用】益气养阴,补脾肺肾,涩精止带。

1. 脾胃虚弱者日常调养。如山芋丸(《圣济总录》),山药、白术各 30g,人参 1g,捣为细末,煮白面糊为丸,空腹温水饮下。

2. 痰气喘急者可用本品调养。山药煮熟后捣烂,加入甘蔗汁,和匀,顿热饮之(《师古斋汇聚简便单方》)。

3. 虚劳、骨蒸、久冷者可用本品调养。如山药粥(《饮膳正要》),羊肉和山药分别煮烂熟,研泥,下于将熟的米粥中,稍加熬煮,调和均匀,空腹食之。

【用法】宜煮食、炒食或炖汤食用。

【成分】富含碳水化合物。含有薯蓣皂苷、薯蓣皂苷元等生物活性物质。

【使用注意】湿盛腹满者慎食。

【参考文献】

《景岳全书》:“健脾补虚,涩精固肾,治诸虚百损,疗五劳七伤。”

笔记

（二）豆类

黄大豆

《食鉴本草》

【异名】黄豆。

【来源】为豆科植物大豆的黄色种皮种子。

【性味归经】味甘，性平。归脾、心、大肠经。

【功用】健脾利水，宽中导滞，解毒消肿。

1. 脾胃虚弱者可用本品调养。本品色黄入脾，中焦脾胃虚弱者尤益，如麻豆散（《普济方》），以本品与芝麻同用。

2. 水肿患者可用本品调养。本品能健脾，亦能利水导滞，适于脾虚水肿之人日常使用。如大豆散（《圣济总录》），针对脾虚水泛而见通身肿满、喘急、大小便涩者，以黄豆醋炒后，与大黄相配，共为散剂，临卧以葱、橘皮煎汤调服。

3. 解酒毒、疔毒等。如五豆汤（《普济方》），以本品与绿豆、赤小豆、甘草等相合，熬煮取汁，酒后饮用，专能解酒毒，止烦渴。本品生用嚼烂或浸胖捣烂，敷涂患处，可解疔痈肿胀。

【用法】宜炒黄磨细后制粥、羹、糕、丸等。

【成分】富含大豆蛋白、膳食纤维、叶酸、铁。含有不饱和脂肪酸、大豆异黄酮。含有皂苷，不宜生食。

【使用注意】本品生则疏泄，熟则能补。生用有小毒，多外用；熟用甘壅而滞，用时不宜过量，以免呆滞脾胃。

【参考文献】

1.《本草求真》："用补则须假以炒熟，然必少食则宜。若使多服不节，则必见有生痰壅气动嗽之弊矣。"

2.《随息居饮食谱》："宜煮食，炒食则壅气。浸罨发芽，摘根为蔬，味最鲜美。肺痈痧气，生嚼不腥，疑似之间，试之甚验。"

黑大豆

《名医别录》

【异名】乌豆，黑豆。

【来源】为豆科植物大豆的黑色种皮种子。

【性味归经】味甘，性平。归脾、肾、心经。

【功用】活血利水，祛风解毒，健脾益肾。

1. 平人日常食用。本品色黑入肾，可加盐煮熟，时常食用，亦可用如乌豆方（《奇方类编》），以本品与熟地、杜仲等药同煮，去药食豆，饥时常服以补肾。

2. 肾虚诸证可用本品调养。本品色黑入肾，泻中寓补。消渴者，可与天花粉同用，和面糊丸，再以本品煎汤送服，即救活丸（《普济方》）。妇人胎动者，可用本品加淡竹叶、甘草，水煎服，即黑豆汤。

3. 风、湿邪气诸证可用本品调养。本品能祛风利水，活血消结。乌豆粥（《普济本事方》），将本品煮粥食，用于风寒湿痹。豆淋酒（《调疾饮食辩》），将本品炒焦后以酒

笔记

沃之，用于中风口噤、产后瘀血。以本品为主，配甘草、灯心、淡竹叶，水煎服食，用于小儿胎热的饮食调治（《全幼心鉴》）。

4. 食物、药物中毒及疮痈肿毒等可用本品解毒。解食药毒，多将本品与甘草相配，生捣或煮汁饮。用于疮痈肿毒诸病，多外用，如以本品煮浓汁涂敷，调治小儿丹毒（《备急千金要方》）。

【用法】煎汤，或入丸、散外用。

【成分】富含蛋白质、铁。含有磷脂、黑豆多糖等。

【使用注意】生用有小毒，多外用。熟用甘壅而滞，用时不宜过量，以免呆滞脾胃，小儿不宜多食。

【参考文献】

1.《本草汇言》："煮熟食之则利肠，炒熟食之则闭气，水浸、生捣食之解毒，敷之肉上散痈肿。但性利而质坚滑，多食令人腹胀而利下矣，故孙真人曰，少食醒脾，多食损脾也。"

2.《本草纲目》："古方称大豆解百药毒，予每试之，大不然，又加甘草，其验乃奇，如此之事，不可不知。"

绿　豆

《开宝本草》

【异名】青小豆。

【来源】为豆科植物绿豆的种子。

【性味归经】味甘，性寒。归心、胃经。

【功用】清热，消暑，利水，解毒。

1. 暑热证的预防和调理。本品甘寒，清心利水，擅退热止渴除烦，其功以略煮半熟，清汤冷饮者尤佳，也可与粳米同用，煮粥食。

2. 疮疡痈疽的预防和调治。本品能清热解毒，如护心散（《外科精要》），以绿豆粉加乳香、灯心同研和匀，用时以生甘草煎浓汤调匀，时时呷服，用于预防疽疾内攻。

3. 水肿、小便不利、淋证的调养。本品能淡渗利湿，可单用煮汤或煮粥食。

4. 病后生翳者的调养。如通神散（《仁斋直指方》），以绿豆皮、甘菊花、谷精草等分，与粟米泔、干柿饼同煮干，服用柿饼，用于明目除翳。

5. 药物中毒的调养。本品味甘，长于和解药性，能解巴豆、砒霜、乌头等多种药毒，宜与甘草同用。

【用法】宜煎汤、研末或生研绞汁。

【成分】富含蛋白质、维生素E、钾。含有鞣质、香豆素、生物碱等生物活性物质。

【使用注意】脾胃虚寒滑泄者忌食。

【参考文献】

1.《本草纲目》："消肿治痘之功虽同赤豆，而压热解毒之力过之。且益气，厚肠胃，通经脉，无久服枯人之忌。"

2.《遵生八笺》："绿豆淘净，下锅加水，大火一滚，取汤停冷色碧食之。如多滚则色浊，不堪食矣。"

笔记

赤 小 豆

《日华子本草》

【异名】赤豆,红豆。

【来源】为豆科植物赤小豆的种子。

【性味归经】味甘、酸,性微寒。归心、小肠、脾、肾经。

【功用】利水消肿退黄,清热解毒消痈。

1. 水肿、黄疸者可用本品调治。本品能“消水通气而健脾胃”,适宜水肿患者日常调养。如妊娠水肿者,可用赤小豆加鲤鱼1条,煮食饮汁。本品可入血分而疏利,瘀热黄疸者可用,如麻黄连轺赤小豆汤。

2. 湿疮痒疹、痈疽肿毒者可用本品调治。如以本品与荆芥穗等量研末,以鸡蛋清调服,用于皮肤湿疹作痒(《本草纲目》)。又如赤豆薏仁汤(《疡科捷径》),用于湿热气滞瘀凝所致的肠痈。

3. 热淋、血淋者可用本品调治。本品色赤入血分,又能清热利水。用赤小豆慢火炒为末,加煨葱1茎,以热酒调服(《修真秘旨》)。

4. 肠风下血者可用本品调治。如用本品炒黑为末,米饮调下,即赤豆散(《赤水玄珠》);或浸令芽出,晒干后与当归同磨为末,米饮调下,即赤豆当归散,治肠风下血,先血后便者。

【用法】宜煎汤或入散剂。

【成分】富含碳水化合物。含有赤豆黄酮、膳食纤维等。

【使用注意】久食伤津,阴虚者慎用。

【参考文献】

1.《食疗本草》:“和鲤鱼烂煮食之,甚治脚气及大腹水肿。”

2.《食鉴本草》:“解毒利小便。能逐津液。久食虚人。”

白 扁 豆

《本草纲目》

【异名】藊豆,蛾眉豆。

【来源】为豆科植物扁豆的白色种子。

【性味归经】味甘,性平。归脾、胃经。

【功用】健脾和中,消暑化湿。

1. 老人脾胃不和、时作溏泄,可用本品调养。用本品与白术、山药、芡实、茯苓等,共炒研细末,早上以滚水调服。

2. 暑天外感,湿滞脾胃者可用本品调治。本品能解暑化湿,又能健脾和中,常与香薷、厚朴相伍,如香薷散(《太平惠民和剂局方》)。

3. 赤白带下者可用本品调养。以白扁豆炒研为末,米汤调服(《本草纲目》),本品亦可用于水肿患者的日常调养。

4. 消渴患者可用本品调养。服滋肾药前,可用白扁豆浸去皮,打为细末,以天花粉汁同蜜和丸,即金豆丸。

【用法】宜煎汤或入丸、散。

笔记

【成分】富含淀粉。含有胰蛋白酶抑制剂、淀粉酶抑制物、酪氨酸酶、植物血凝素、氰苷等生物活性物质。

【使用注意】多食壅滞，气滞者慎用。

【参考文献】

《雷公炮制药性解》："扁豆性味皆与脾家相得，宜独入之，然此剂最为泥膈，惟入健脾药中则能补脾。若单食多食，极能壅气伤脾。"

刀 豆

《救荒本草》

【异名】挟剑豆，马刀豆，刀培豆。

【来源】为豆科植物刀豆和洋刀豆的种子。

【性味归经】味甘，性温。归脾、胃、大肠、肾经。

【功用】温中下气，益肾补元。

1. 虚寒呃逆者可用本品调养。本品甘温，既能补元阳，又能温中降气，多用于病后呃逆不止，用时取本品烧存性，研末后以米汤调服（《本草纲目》）。

2. 鼻渊患者可用本品调养。选老刀豆慢火烘干后研细末，用酒冲服 10g 以取效（《种福堂公选良方》）。

【用法】煎汤，常同鸡肉、猪肉共煮食；或研末服。

【成分】富含蛋白质、碳水化合物、磷。含有刀豆球蛋白、刀豆氨酸、尿素酶。

【使用注意】胃热盛者慎服。

【参考文献】

《本草征要》："刀豆止呃，下气归元四字，足以尽之。"

豌 豆

《证类本草》

【异名】毕豆，回回豆，戎菽。

【来源】为豆科植物豌豆的种子。

【性味归经】味甘，性平。归脾、胃经。

【功用】和中消胀，下气利水。

1. 调补脾胃。元代饮膳，喜用此豆捣去皮，与羊肉同煮食，有和中补益之功。

2. 美颜护肤。本品去皮为粉，作洗面澡豆方，令人面有光泽（《备急千金要方》《外台秘要》）。

3. 霍乱吐泻者可用本品调养。本品能和中利水，以本品与香薷煮汁饮（《太平圣惠方》），加草果、陈皮等行气除湿之品更佳。

【用法】宜煮食、煎汤。

【成分】富含碳水化合物。

【使用注意】多食壅滞，气滞者慎用。

【参考文献】

《本草纲目》："《千金》《外台》洗面澡豆方，盛用毕豆面，亦取其白腻耳。"

笔记

蚕 豆

《救荒本草》

【异名】佛豆,胡豆,罗汉豆。

【来源】为豆科植物蚕豆的种子。

【性味归经】味甘、微辛,性平。归脾、胃经。

【功用】健脾利水,解毒消肿。

1. 脾虚水肿者可用本品调养。本品味甘,入脾益气而助运化,又能利水消肿,可配伍冬瓜皮使用。

2. 膈食患者可用本品调养。饮食膈噎,咽吞不下,谓之膈食。用本品磨粉,以红糖调食。

【用法】宜煎汤、煮食或研末等。

【成分】富含碳水化合物。

【使用注意】内服不宜过量,过量易致食积腹胀。有葡萄糖-6-磷酸脱氢酶缺乏症(蚕豆病)者禁服。

【参考文献】

《随息居饮食谱》:"健脾快胃。浸以发芽,更不壅滞。"

豇 豆

《救荒本草》

【异名】羊角,豆角,角豆,饭豆,腰豆,长豆,茳豆,裙带豆,浆豆。

【来源】为豆科植物豇豆的种子。

【性味归经】味甘、咸,性平。归脾、肾经。

【功用】理中益气,补肾健脾。

1. 食积腹胀、嗳气者可用本品调养。豇豆味甘,归脾经,具有理中益气、健脾的功效。治食积腹胀、嗳气,用生豇豆适量,细嚼咽下,或捣绒,泡冷开水服(《常用草药治疗手册》)。

2. 肾气不足者可用本品调养。补肾气,每日煮豇豆,入盐少许,空腹服食(《神农本草经疏》)。

【用法】宜煎汤、煮食或研末。

【成分】含碳水化合物。嫩豇豆和发芽种子含抗坏血酸。

【使用注意】气滞便结者禁用。

【参考文献】

1.《本草纲目》:"此豆可菜、可果、可谷,备用最多,乃豆中之上品。"

2.《得配本草》:"调营卫,疗虚泻。得盐少许,补肾气。脾气虚者炒用。气滞便结者禁用。"

3.《调疾饮食辩》:"性能和脏腑,止消渴,煮熟日干,不拘素食肉食,俱可。子能补肾健脾,止吐泻,然亦不免壅气,中满者忌之。"

二、蔬菜类

汉代《说文解字》云:"蔬,菜也。"根据蔬菜结构和可食用部位的不同,可分为瓜茄

笔记

类、根茎类、茎叶类等。

早在两千多年前,《素问·藏气法时论》已提出了我国的饮食结构理论——“五谷为养,五果为助,五畜为益,五菜为充,气味合而服之,以补精益气”。“五菜”泛指所有的蔬菜,“充”有“充养脏腑”之意,能起到“辅佐谷气,疏通壅滞”的作用,是谷类食物的有益补充。可见,蔬菜类食物是我国传统膳食中不可或缺的重要部分。

由于蔬菜的来源和食用部位不同,其性味、功用也有一定差异。大致而言,除韭菜、葱、蒜等蔬菜性味多甘、辛、温,能温中散寒外,大多数蔬菜性味多偏于寒凉,以清热除烦、利水渗湿、化痰止咳等功效为多见。

(一)瓜茄类

冬　瓜

《本草经集注》

【异名】白瓜,水芝,白冬瓜,地芝,东瓜,枕瓜。

【来源】为葫芦科植物冬瓜的果实。

【性味归经】味甘、淡,性微寒。归肺、大肠、小肠、膀胱经。

【功用】利尿,清热,化痰,生津,解毒。

1. 平人夏季日常食用。本品味甘淡,性偏凉,能清解暑热,如用冬瓜连皮带子煮食,尤在暑热之季,颇能益人(《本草征要》)。

2. 水肿、小便不利者的饮食调养。本品味甘淡,能利水渗湿,如《青头鸭羹方(圣济总录》),煮鸭肉候熟,加入去瓤冬瓜、莱菔和葱白,煮熟后放入少许盐、醋,空腹食之。

3. 热病烦躁或消渴者可用本品调养。将白茯苓、麦门冬、白茅根等与冬瓜同煎,或冬瓜直接烧熟绞汁饮用,不拘时候(《圣济总录》)。

【用法】宜炒食或煮汤食用。

【成分】含碳水化合物、维生素C、钙、磷、铁等,还含有丙醇二酸、胡芦巴碱等生物活性物质。

【使用注意】脾胃虚寒者不宜过食;久病与阴虚者忌服。

【参考文献】

1.《证类本草》:“主除小腹水胀,利小便,止渴。”

2.《食疗本草》:“此物经霜后,皮上白如粉涂,故云白冬瓜也……益气耐老,除胸心满,去头面热。热者食之佳,冷者食之瘦人。”

南　瓜

《滇南本草》

【异名】番瓜,倭瓜,阴瓜,北瓜,金冬瓜。

【来源】为葫芦科植物南瓜的果实。

【性味归经】味甘,性平。归肺、脾、胃经。

【功用】补益脾胃,解毒消肿。

1. 脾虚气弱者日常调养。南瓜味甘益脾,可与粳米蒸熟同食,或与生姜、红糖煮食。

笔记

2. 咳唾脓痰、咳喘者可用本品调养。本品味甘补脾，可“培土生金”以益肺，又有解毒消肿之功，可用于肺痈患者的调养。用本品500g、牛肉250g煮食，共收化痰排脓、补虚扶正之效(《岭南草药志》)。

【用法】宜蒸食，炒食，煮汤。

【成分】富含维生素A原，含有维生素C、膳食纤维及大量钾。

【使用注意】气滞湿阻者禁服。

【参考文献】

1.《随息居饮食谱》:“早收者嫩，可充馔，甘温耐饥。同羊肉食则壅气。晚收者甘凉，补中益气。蒸食味同番薯，既可代粮救荒，亦可和粉作饼饵。”

2.《滇南本草》:“横行经络，分利小便。”

苦　瓜

《滇南本草》

【异名】锦荔枝，癞葡萄，凉瓜，癞瓜。

【来源】为葫芦科植物苦瓜的果实。

【性味归经】味苦，性寒。归心、脾、肺经。

【功用】祛暑涤热，明目，解毒。

1. 平人暑热之季日常食用。苦瓜色青者，能除暑热，平人不拘体内有热无热，皆宜多食，可酱，可腌，可煮食(《调疾饮食辩》)。

2. 暑热烦渴者日常调养。将苦瓜截断去瓤，绞汁调蜜冷服(《泉州本草》)。

3. 目赤或疼痛者日常调养。取本品青皮煮肉或经食盐腌渍炒食，可发挥除热解烦、清心明目之功(《本经逢原》)。

【用法】宜炒食、煮食或绞汁饮用。

【成分】富含维生素C等。

【使用注意】脾胃虚寒者慎服。

【参考文献】

1.《泉州本草》:“治热毒疮痈:鲜叶捣绞汁抹患处。”

2.《调疾饮食辩》:“此瓜嫩时色青，味极苦，归心经，能除邪热，解劳乏，清心明目。”

番　茄

《陆川本草》

【异名】西红柿，洋柿子，番柿。

【来源】为茄科植物番茄的果实。

【性味归经】味甘、酸，性微寒。归脾、胃、肝经。

【功用】清热生津，健胃消食。

1. 热伤胃阴、烦渴咽干者日常调养。可去皮后生食，或捣烂，加白糖浸渍后食用(《中医食疗学》)。

2. 脾虚纳呆者可用本品日常调养。本品益脾胃、助水谷运化。炒食、煮汤、生食均可(《中医营养学》)。

笔记

【用法】宜生食、炒食、煮汤食用。

【成分】富含胡萝卜素、类胡萝卜素、维生素 C 等。

【使用注意】胃寒者忌食生冷番茄。

【参考文献】

1.《陆川本草》:"生津止渴,健胃消食。治口渴,食欲不振。"

2.《食物中药与便方》:"清热解毒,凉血平肝。"

茄 子

《本草拾遗》

【异名】落苏,昆仑瓜,矮瓜,吊菜子。

【来源】为茄科植物茄子的果实。

【性味归经】味甘,性凉。归脾、胃、大肠经。

【功用】清热凉血,消肿止痛,通大便。

1. 血热便血、痔疮出血者的调养。如茄子酒(《圣济总录》),以本品煨熟浸酒服用。

2. 肌肤伤损、青肿者可用本品调养。将本品切如指厚,焙干为末,临睡前以酒调服(《保婴撮要》)。

3. 大便不通者食养。可用本品煎汤或蒸熟食用(《中医食疗学》)。

【用法】宜煮食、煎汤或浸酒服用。

【成分】含膳食纤维、维生素 P、黄酮类物质等。

【使用注意】茄子性凉,不宜多食。慢性腹泻者慎食。

【参考文献】

1.《滇南本草》:"散血,止乳疼,消肿,宽肠。烧灰米汤饮,治肠风下血不止及血痔。"

2.《随息居饮食谱》:"活血,止痛,消痈,杀虫,已疟、瘕疝诸病。"

黄 瓜

《本草拾遗》

【异名】胡瓜,刺瓜,青瓜,王瓜。

【来源】为葫芦科植物黄瓜的果实。

【性味归经】味甘,性凉。归胃、膀胱经。

【功用】清热,生津,利水。

1. 胸中烦热、口渴喜饮者可用本品调养。可选嫩者生啖,或作凉菜。

2. 水肿、小便不利者可用本品调养。取本品利水消肿之功,以黄瓜 1 个破开,水醋各半煮烂,取汁顿服,用于大腹水肿、小便不利者的调养(《备急千金要方》)。

3. 小儿热痢者可用本品调养。以嫩黄瓜蘸蜂蜜食 10 余枚,每日 2 次,用于湿热痢之轻者的调养(《海上名方》)。

【用法】宜生食、炒食或煮汤食用。

【成分】含维生素 C 和多种矿物质。

【使用注意】脾胃虚寒者不宜多食。

笔记

【参考文献】

1.《日用本草》:“除胸中热,解烦渴,利水道。”

2.《陆川本草》:“瓜干陈久者,补脾气,止腹泻。”

丝 瓜

《滇南本草》

【异名】天丝瓜,天罗,布瓜,絮瓜。

【来源】为葫芦科植物丝瓜和奥丝瓜的鲜嫩果实;或霜后干枯的老熟果实(天骷髅)。

【性味归经】味甘,性凉。归肺、胃、肝、大肠经。

【功用】清热化痰,凉血解毒。

1. 热病发热烦渴、咽喉痛者可用本品调养。以本品捣汁饮,用治喉痹肿痛(《普济方》)。

2. 肺热咳嗽有痰者可用本品调养。将本品烧灰存性(烧至外部焦黑,里面焦黄),研为细末,混以枣肉为丸,如弹子大,每服1丸,温酒送下,即化痰丸(《摄生众妙方》)。

3. 血热便血、痔疮出血者可用本品调治。将本品烧灰存性,温酒调下,空腹服用(《普济方》)。

【用法】宜捣汁、炒食或煮汤食用,或烧存性酒服。

【成分】含皂苷、木聚糖等生物活性物质。

【使用注意】脾胃虚寒、便溏腹泻者不宜过食。

【参考文献】

1.《本草备要》:“丝瓜络,消浮肿,稀痘疮。”

2.《本草征要》:“固气和胎,孕产如常。又能下乳,母子安康。”

3.《仁斋直指小儿方论》:“发疮疹,丝瓜连皮烧炭存性,百沸汤调下。”

辣 椒

《本草纲目拾遗》

【异名】番椒,秦椒,辣茄,腊茄。

【来源】为茄科植物辣椒的果实。

【性味归经】味辛,性热。归脾、胃、心经。

【功用】温中散寒,下气消食。

1. 痢疾腹泻者可用本品调养。以本品研末为丸,用热豆腐皮包裹吞服,用治泻下稀水(《医宗汇编》)。

2. 寒湿郁滞、身体困倦、肢体酸痛者可用本品调养。《药性考》记载本品能去冷癖,行痰逐湿,可用本品做菜或调味品食用。

3. 暴食多饮、脘腹胀满者可用本品调养。如《食物本草》记载本品消宿食,解结气,开胃口,可用青辣椒同豆豉炒食。

【用法】宜盐腌、生食、炒食或研末调服。

【成分】含胡萝卜素、维生素C、钙、磷等营养素,同时含辣味成分,主要为辣椒碱、二氢辣椒碱、挥发油等。

【使用注意】阴虚内热及患咳嗽、目疾者忌服。

笔记

【参考文献】

1.《评注饮食谱》:“温中燥湿,御风寒,杀腥消食,开血闭,快大肠。”

2.《百草镜》:“洗冻疮,浴冷疥,泻大肠经寒癖。”

（二）根茎类

白　萝　卜

《名医别录》

【异名】芦菔,地灯笼,寿星头。

【来源】为十字花科植物莱菔的新鲜根。

【性味归经】味辛、甘,性凉;煮熟味甘,性平。归脾、胃、肺、大肠经。

【功用】益胃消食,下气宽中,清热化痰,生津止渴,利尿通淋。

1. 食积不消、脘腹胀满、呕吐吞酸者日常调养。萝卜善行胃肠积滞,以萝卜2个,捣烂取汁,加入2匙蜂蜜、生姜25g切片,取汁饮之(《普济方》)。

2. 痰热咳喘者日常调养。如用桑白皮和本品,共一处,水煎,露一夜,清晨温热服之(《养生四要》)。又如以萝卜、白果水煮,化入饴糖同食(《简明医彀》)。

3. 热病口渴者日常调养。如萝卜粥(《饮膳正要》),将萝卜煮熟,绞取汁,再用粳米300g,同水煎汁,煮粥食之。

4. 热淋、石淋、小便不利者日常调养。如《本草纲目》记载人参、黄芪等分为末,萝卜切片蜜炙,以蜜炙萝卜片蘸药末服用,盐开水送下。

【用法】宜生食、凉拌、炒食或煮汤等。

【成分】含维生素C和膳食纤维等。

【使用注意】脾胃虚弱,大便溏薄者不宜多食、生食。

【参考文献】

1.《三元参赞延寿书》:“萝卜和羊肉食,下五脏一切气,令人肥白。”

2.《名医别录》:“可消积滞、化痰热、下气贯中、解毒,用于食积胀满、痰咳失音、吐血、衄血、消渴、痢疾、头痛、小便不利等症。”

胡　萝　卜

《绍兴校定经史证类备急本草》

【异名】黄萝卜,葫芦菔,红芦菔,红萝卜。

【来源】为伞形科植物胡萝卜的肉质根。

【性味归经】味甘、辛,性平。归脾、肝、肺经。

【功用】健脾和中,滋肝明目,化痰止咳,清热解毒。

1. 食积胀满、消化不良者可用本品调养。胡萝卜大者1个,配粳米300g煮食,可宽中下气,散肠胃邪滞(《寿世青编》)。

2. 肝血虚所致目暗、夜盲或目昏眼干者日常调养。可单用本品加猪脂煮食,或同猪肝煮汤食(《中医食疗学》)。

3. 小儿疹痘疮毒者调养。如《岭南采药录》记载以本品与荸荠、胡荽煎水饮,可发挥解毒消肿之效。本品鲜用及晒干用亦可。

【用法】生食或炒食、煮汤食用。

笔记

【成分】富含维生素 A 原。含有对羟基肉桂酸和花色苷等。

【使用注意】脾胃虚寒者不宜生食。

【参考文献】

1.《本草纲目》:"下气补中,利胸膈肠胃,安五脏,令人健食。"

2.《医林纂要》:"润肾命,壮元阳,暖下部,除寒湿。"

藕

《本草经集注》

【异名】光旁。

【来源】为睡莲科植物莲的肥大根茎。

【性味归经】味甘,性寒;熟用性微温。归心、肝、脾、胃经。

【功用】清热生津,凉血止血,散瘀。

1. 热病烦渴或消渴者日常调养。生藕捣绞取汁,加入蜂蜜搅匀,不计时候服用(《太平圣惠方》)。

2. 血热衄血、吐血、便血者可用本品食养。如藕汁饮子方(《太平圣惠方》),以生藕汁、生地黄汁、牛蒡根汁、蜂蜜搅匀,细细饮之,不限冷暖及食前后。

【用法】宜生食或制熟食用。

【成分】富含维生素 C。含有生物碱及鞣质等。

【使用注意】平素脾胃虚寒之人忌食生藕。

【参考文献】

1.《名医别录》:"主热渴,散血,生肌。久服令人心欢。"

2.《随息居饮食谱》:"以肥白纯甘者良,生食宜鲜嫩,煮食宜壮老。"

百合

《神农本草经》

【异名】重迈,摩罗,百合蒜,白百合。

【来源】为百合科植物卷丹百合或细叶百合的干燥肉质鳞叶。

【性味归经】味甘、微苦,性微寒。归心、肺经。

【功用】养阴润肺,清心安神。

1. 百合病之心肺阴虚内热者日常调养。本品甘而微寒,能清心润肺,对阴虚内热、虚烦不眠有良效。如《金匮要略》记载百合地黄汤,以百合 7 枚,煎水后去渣,加入生地黄汁,温服。

2. 肺脏壅热咳嗽者可用本品调养。以新鲜百合 150g,蜜和蒸软,时时含 1 片,吞津(《祖剂》)。

【用法】宜蒸、煮或熬粥食用。

【成分】含碳水化合物。含洋蓟素和水飞蓟素等生物活性物质。

【使用注意】风寒咳嗽及中寒便溏者忌服。

【参考文献】

1.《日华子本草》:"安心,定胆,益志,养五脏。"

2.《医林纂要》:"以敛为用,内不足而虚热、虚嗽、虚肿者宜之。"

笔记

蒟　蒻

《开宝本草》

【异名】魔芋，蒻头，白蒟蒻，鬼芋，鬼头。

【来源】为天南星科植物魔芋的块茎。

【性味归经】生者味辛、苦，性寒；制备后味苦，性凉。归脾、大肠经。

【功用】化痰消积，清热生津。

本品制备后，可作食物食用，能充实肠道，通利腑气。此外，消渴、痰嗽者可用本品调养。

【用法】依法制备为胶冻状物质，切块、片入肴。

【成分】含葡甘露聚糖、甘露聚糖等魔芋多糖。

【使用注意】不宜生服。误食生品或制备不当，易产生口舌咽喉灼热、痒痛、肿大等中毒症状。

【参考文献】

1.《本草纲目》："以酽灰汁煮十余沸，以水淘洗，换水更煮五六遍，即成冻子，切片，以苦酒五味淹食，不以灰汁则不成也。"

2.《开宝本草》："捣碎以灰汁煮成饼，五味调和为茹食，主消渴。"

（三）茎叶类

旱　芹

《履巉岩本草》

【异名】芹菜，南芹菜，香芹，蒲芹，药芹，野芹。

【来源】为伞形科植物旱芹的全草。

【性味归经】味甘、辛、微苦，性凉。归肝、胃、肺经。

【功用】清热平肝，利水，止血，解毒。

1. 小儿吐痢者可用本品调治。本品切细，煮熟饮汁，不拘多少，症状得缓则止（《证类本草》）。

2. 肺胃实热者可用本品调治。如《医心方》记载以芹菜汁疗肺胃实热，缓内热唇燥之症。

3. 小儿发热不退者可用本品调治。以本品配以车前子、麦芽煎服，共奏引热下行、益胃消食之效（《滇南本草》）。

【用法】宜凉拌、捣汁或煮汤。

【成分】富含维生素 C 和维生素 K。含有芹菜素、木犀草素等生物活性物质。

【使用注意】慢性腹泻者不宜多食。

【参考文献】

1.《食疗本草》："久食，除心下烦热。"

2.《本草从新》："疗鼠瘘瘰疬，结核聚气，下瘀血，止霍乱。"

水　芹

《本草经集注》

【异名】芹菜，水芹菜，野芹菜，马芹，河芹，小叶芹。

笔记

【来源】为伞形科植物水芹的全草。

【性味归经】味辛、甘，性平。归肺、肝、膀胱经。

【功用】清热解毒，利尿，止血。

1. 淋证、小便不利者可用本品调治。以本品去叶捣汁服，用于小便淋痛者，小便出血者亦可（《太平圣惠方》）。

2. 肝阳上亢、头晕胀痛者可用本品调理。本品性凉入肝，平抑肝阳。如用水芹煎汤，用于高血压患者（《庐山中草药》）。

【用法】宜捣汁、凉拌或煮食。

【成分】富含膳食纤维、维生素C。含黄酮类、酚类生物活性物质。

【使用注意】脾胃虚寒者，慎绞汁服。

【参考文献】

1.《神农本草经》："止血养精、保血脉、益气，令人肥健嗜食。"

2.《滇南本草》："能发汗，与麻黄同功。治妇人白带，又能损目。"

苋　菜

《本草经集注》

【异名】苋，三色苋，青香苋，秋红。

【来源】为苋科植物苋的全草。

【性味归经】味甘，性微寒。归大肠、小肠经。

【功用】清热解毒，通利二便。

1. 湿热泻痢、小便不利者可用本品调治。以本品加水煎汁，去渣，同粳米煮粥食，用于产前产后赤白痢，即紫苋粥（《寿亲养老新书》）。

2. 老人大便涩滞或肠燥便秘者可用本品调治。如《奇效简便良方》记载以苋菜叶煎汤服，用于伤寒大便秘结，一碗见效。

【用法】宜炒食或煮汤。

【成分】茎叶富含维生素A、维生素C及铁元素。红苋的叶中含有天然食用色素苋菜红。苋菜含有草酸。

【使用注意】脾胃虚弱、虚劳者忌食。不宜与高钙食物同食，婴幼儿、孕妇、骨折患者尽量少吃。

【参考文献】

1.《滇南本草》："青色，分气，除热利窍。赤者治痢，产妇食之易产；紫苋解毒。诸苋利大、小肠之热结。"

2.《食物考》："通肠导滞。妊妇食之，快产得效。"

黄芽白菜

《滇南本草》

【异名】黄芽菜，黄矮菜，花交菜，黄芽白，白菜，白菘。

【来源】为十字花科植物白菜的叶球。

【性味归经】味甘，性微寒。归肺、胃、膀胱经。

【功用】清热除烦，养胃和中，利小便。

笔记

1. 肺热咳嗽、心烦口渴者日常调养。可单用本品或与萝卜煮汤食，亦可绞取汁液，加白糖或蜂蜜和匀服(《中医食疗学》)。

2. 膀胱热结、小便不利者调养。如《食物与治病》记载以本品煮食喝汤，用于发热口渴、大小便不利的调养。绞汁服亦可。

【用法】宜鲜用绞汁、凉拌、炒或煮食。

【成分】富含维生素C。黄芽白菜所含有的芥子油苷是十字花科植物特有的生物活性物质。

【使用注意】脾胃虚寒、大便溏薄者慎用。

【参考文献】

1.《本草纲目拾遗》:"利肠胃，除胸烦，解酒渴，利大小便。"

2.《本草从新》:"治瘴气，止热气嗽，和中，利大小便。"

菘　菜

《名医别录》

【异名】小白菜，油白菜，小青菜。

【来源】为十字花科植物青菜的幼株。

【性味归经】味甘，性凉。归肺、胃、大肠经。

【功用】解热除烦，生津止渴，通利肠胃。

1. 肺胃有热者日常调养。如《医学入门》记载本品煮食或捣汁饮，可止热嗽、消食下气。

2. 饮酒过多、胸中烦热、口燥舌干者可用本品食养。如菘菜羹方(《太平圣惠方》)，以本品煮作羹，淡食之，除胸中烦热，解酒毒，亦可除积食。

【用法】宜鲜用凉拌、炒或炖食。

【成分】含多种维生素、矿物质及膳食纤维等。

【使用注意】脾胃虚寒，大便溏薄者慎服。

【参考文献】

1.《食疗本草》:"治消渴，又消食，亦少下气。"

2.《滇南本草》:"主消痰，止咳嗽，利小便，止咳嗽，清肺热。"

3.《随息居饮食谱》:"养胃，解渴生津。"

甘　蓝

《本草拾遗》

【异名】包心菜，洋白菜，卷心菜，包菜。

【来源】为十字花科植物甘蓝的叶。

【性味归经】味甘，性平。归肝、胃经。

【功用】清利湿热，散结止痛，益脾和胃。

1. 脾胃不和、脘腹拘急疼痛者调养。以本品绞汁饮，或切碎煮汤，去菜渣下米煮粥，日食2次，亦可作胃及十二指肠溃疡疗养之用(《民间验方》)。

2. 实热黄疸者可用本品调养。以本品煮水食用，可辅助清利湿热、退黄疸(《中医营养学》)。

笔记

【用法】宜鲜品绞汁饮、凉拌、炒或煮汤。

【成分】含葡萄糖、芸苔素、黄酮苷、绿原酸、异硫氰酸烯丙酯等生物活性物质。

【使用注意】胃有积滞者慎食。

【参考文献】

1.《备急千金要方·食治方》:"久食大益肾,填髓脑,利五脏,调六腑。"

2.《本草拾遗》:"经宿渍色黄,和盐食之,去心下结伏气。"

芸 薹

《名医别录》

【异名】油菜,青菜,红油菜。

【来源】为十字花科植物油菜的嫩茎叶。

【性味归经】味辛、甘,性平。归肺、肝、脾经。

【功用】凉血散血,解毒消肿。

1. 血痢腹痛者可用本品调养。以芸薹叶捣汁,入蜜调和,温服(《太平圣惠方》)。

2. 丹毒兼脾胃气郁者可用本品食养。以芸苔绞汁,和蜜服,并外敷(《本草纲目》)。

【用法】宜绞汁食或煮汤食。

【成分】含多种维生素、矿物质、膳食纤维,含少量槲皮素和维生素 K。

【使用注意】麻疹后、疮疥、目疾患者不宜食。

【参考文献】

1.《饮膳正要》:"主风热、丹肿、乳痈。"

2.《本草纲目》:"同甘草末服,治肠风脏毒。"

菠 菜

《履巉岩本草》

【异名】波棱菜,红根菜,赤根菜,鹦鹉菜,飞龙菜。

【来源】为藜科植物菠菜的全草。

【性味归经】味甘,性平。归肝、胃、大肠、小肠经。

【功用】养血,止血,平肝,润燥。

1. 消渴多饮者可用本品日常调养。菠菜根、鸡内金适量等份,为末,米汤饮服,日3次,以疗消渴引饮,日至一石者(《经验方》)。

2. 肝热目赤、目昏眼花者可用本品食养。以本品煮食,不加盐酱,日日常服,用于目赤生翳者的调养(《奇效简便良方》)。

3. 虚人、老人大便涩滞或肠燥便秘日常调养。以菠菜煮粥食,用于久病大便涩滞不通及痔漏者的调养,宜常食之(《儒门事亲》)。

【用法】宜凉拌、煮汤或炒食。

【成分】富含维生素 A 原、维生素 C,并含有多种矿物质。菠菜中含有草酸。

【使用注意】体虚便溏者不宜多食,肾炎和肾结石患者不宜食用。

【参考文献】

1.《鲁府禁方》:"菠菜叶,不拘多少,捣极烂取汁,扫敷在患处,治小儿遍身丹毒,

笔记

神效。”

2.《食鉴本草》:“多食滑大小肠,久食脚软腰痛。”

蕹　菜

《本草拾遗》

【异名】瓮菜,空心菜,空筒菜,无心菜,水蕹菜。

【来源】为旋花科植物蕹菜的茎、叶。

【性味归经】味甘,性寒。归肠、胃经。

【功用】清热凉血,利湿解毒。

1. 血热所致衄血、咳血、吐血、便血者可用本品调养。以本品合糖捣烂,冲入沸水服之(《岭南采药录》)。

2. 热淋、小便不利或湿热带下者调养。煮汤食,或捣烂取汁,和蜂蜜酌量服之(《闽南民间草药》)。

【用法】宜绞汁、炒食或煮汤食。

【成分】富含维生素A原,并含有多种矿物质。蕹菜含有草酸。

【使用注意】脾虚泄泻者不宜多食。

【参考文献】

1.《广州植物志》:“内服解饮食中毒,外用治一切胎毒,肿物和扑伤。”

2.《陆川本草》:“治肠胃热,大便结。”

韭　菜

《滇南本草》

【异名】起阳草,长生韭,壮阳草,扁菜。

【来源】为百合科植物韭菜的茎和叶。

【性味归经】味辛,性温。归肾、胃、肺、肝经。

【功用】补肾助阳,温中开胃,散瘀止痛。

1. 肾虚阳痿、遗精遗尿、腰膝酸软者可用本品日常调养。以本品、胡桃仁,用芝麻油炒熟,日食之,服1月(《方脉正宗》)。

2. 噎膈反胃、不思饮食者可用本品食养。以韭菜汁、牛乳、生姜汁加热和匀,温服,用治翻胃,即膈噎(乃翻胃之渐)(《丹溪心法》)。

3. 胸痹疼痛者日常调养。如《本草衍义补遗》记载以韭菜研汁冷饮,行下膈中瘀血,充肝气之功,可时时饮用。

【用法】宜绞汁、炒食。

【成分】含有维生素C。韭菜中含有硫化合物,是韭菜能够散发特殊香味的主要原因。

【使用注意】阴虚内热及疮疡、目疾患者忌食。

【参考文献】

1.《食医心鉴》:“韭作羹粥,煠炒,任食之,止水谷痢。”

2.《贵州民间方药集》:“治年久喘吼,又可通经催乳。”

笔记

茼　蒿

《备急千金要方》

【异名】同蒿，蓬蒿，蓬蒿菜，菊花菜，茼蒿菜。

【来源】为菊科植物茼蒿的全草。

【性味归经】味辛、甘，性凉。归心、脾、胃经。

【功用】和脾胃，消痰饮，安心神。

1. 脾胃不和、气滞食积者日常调养。如《本草纲目》记载以本品与蘑菇、山楂煎汤食，发挥消食祛痰之效。

2. 痰热咳嗽者可用本品调养。鲜茼蒿菜90g，水煎去渣，加冰糖适量溶化后分2次服(《食物中药与便方》)。

3. 心烦失眠者可用本品食养。鲜茼蒿菜、菊花脑(嫩苗)各60~90g。煮汤，日2次服(《食物中药与便方》)。

【用法】宜炒食或煮汤。

【成分】富含维生素A原，含有维生素C及铁。茼蒿主要活性成分为黄酮类、酚酸类。

【使用注意】泄泻者禁用，平人不宜频食。

【参考文献】

1. 《滇南本草》："行肝气……治偏坠气疼，利小便。"

2. 《本经逢原》："同蒿气浊，能助相火，禹锡言多食动风，气熏人心，令人气满。"

洋　葱

《药材学》

【异名】玉葱，浑提葱，洋葱头。

【来源】为百合科植物洋葱的鳞茎。

【性味归经】味辛、甘，性温。归肺、胃经。

【功用】祛痰，健胃理气，降血脂。

1. 胸闷脘痞者可用本品日常调养。可以本品切碎炒食或煮熟食，用于胸闷脘痞、咳嗽痰多浓稠者的调养。

2. 高脂血症患者可用本品日常食养。如《家庭食疗手册》记载以洋葱、菜籽油共炒，每日食，具有辅助降血脂的保健作用。

【用法】宜炒食。

【成分】含有多种维生素、矿物质、挥发油和氰化物。

【使用注意】湿热者慎食。

【参考文献】

1. 《药材学》："新鲜洋葱捣成的泥剂，应用于治疗创伤、溃疡及妇女滴虫性阴道炎。"

2. 《全国中草药汇编》："主治便秘。"

3. 《福建药物志》："祛湿消肿。"

笔记

葱 白

《神农本草经》

【异名】葱茎白,葱白头,大葱。

【来源】为百合科植物葱的鳞茎。

【性味归经】味辛,性温。归肺、胃经。

【功用】发汗解表,通阳散寒,解毒杀虫。

1. 外感风寒、头痛无汗者可用本品调养。以葱白一虎口,豉一升(淡豆豉200ml),煎汤,顿服取汗,即葱豉汤(《补缺肘后方》)。又如以葱白和米煮粥,入醋少许,热食取汗即解,用于时疾头痛发热者调养(《济生秘览》)。

2. 阴寒内盛者日常调养。葱白辛温,能通阳气而散阴寒,可同干姜煎汤服,用于阴寒内盛、阳气不振的寒凝腹痛、下利、脉微等症,亦可炒熟外熨脐腹(《全国中草药汇编》)。

3. 虫积腹泻者可用本品调养。如以老葱白5节,去皮须捣烂,麻油送服,或先服葱白汁,后服麻油,以助缓解疼痛、排出虫体,用治虫积卒心急痛,牙关紧闭欲绝(《瑞竹堂经验方》)。

【用法】宜生食、煮汤食或用为作料。

【成分】含有维生素C。葱白中含有甾体皂苷。

【使用注意】表虚多汗者慎服。

【参考文献】

1.《日用本草》:"能达表和里,安胎止血。"

2.《本草蒙筌》:"蛇伤、蚯蚓伤,和盐署即解。"

3.《圣济总录》:"以老葱、生蜜杵贴二时,疔出以醋汤洗之,治疔疮恶肿。"

芦 笋

《本草图经》

【异名】芦尖。

【来源】为百合科植物芦苇的嫩芽。

【性味归经】味甘,性寒。归肺、膀胱经。

【功用】清热生津,利水通淋。

1. 热病烦热、口干舌燥者可用本品日常调养。如以芦笋50g,生拌或煮熟食,收清肺止渴之效(《中国食疗大全》)。

2. 小便不利者可用本品调养。以芦笋30~60g煎汤,或鲜品捣汁服用(《中华本草》)。

【用法】宜炒、煎汤,或鲜品捣汁。

【成分】含硒、钼、铬、锰等多种微量元素。

【使用注意】脾胃虚寒者慎服。

【参考文献】

1.《本草纲目》:"解诸肉毒。"

2.《名医别录》:"治消渴客热,止小便利。"

笔记

苦 苣

《嘉祐本草》

【异名】野苣，兔仔菜，东北苦菜，褊苣。

【来源】为菊科植物苦苣的嫩叶。

【性味归经】味苦，性平。归肺、肝经。

【功用】清热解毒。

1. 胃热呕逆、吐泻者可用本品调治。如《嘉祐本草》记载以生苦苣捣汁饮之，虽冷，甚益人，可治霍乱后胃气逆烦。

2. 湿热蕴毒之子痈患者可用本品调治。《福建药物志》记载以鲜苦苣 30g、猪瘦肉 125g，水炖常服，用于睾丸炎患者的调养。

【用法】宜生食、炖食。

【成分】含维生素 C 和多种矿物质。

【使用注意】脾胃虚寒者慎服。

【参考文献】

1.《嘉祐本草》："折取茎中白汁，傅疔肿出根；又取汁滴痈上，立溃；碎茎、叶傅蛇咬。"

2.《本草衍义》："去中热，安心神。"

金 针 菜

《滇南本草》

【异名】萱草花，川草花，宜男花，黄花菜，萱萼。

【来源】为百合科植物黄花菜的花蕾。

【性味归经】味甘，性凉。归肺、大肠、小肠、膀胱经。

【功用】清热利湿，宽胸解郁。

1. 小便不利者可用本品饮食调养。如《奇效简便良方》记载单用金针菜煎水，多饮，用治小便不通。

2. 肝郁气滞、湿热内盛者可用本品调养。《本草图经》记载本品具有安五脏、利心志、明目之效，可腌制泡菜，频频食之，利胸膈。

【用法】宜腌制、炒食或煮汤食用。

【成分】含有多种维生素、微量元素及少量蛋白质、脂肪和碳水化合物等，其中胡萝卜素含量较多。

【使用注意】脾胃虚寒者不宜过食，久病与阴虚者忌服。

【参考文献】

1.《岭南采药录》："煎水饮之，治牙痛。"

2.《本草征要》："可使人安寐，用三茎煮水饮之有效。"

3.《随息居饮食谱》："甘平利膈，清热养心，解忧释忿，醒酒除黄。"

莴 苣

《食疗本草》

【异名】莴笋，千金菜，石苣，青笋，笋菜。

笔记

【来源】为菊科植物莴苣的茎和叶。

【性味归经】味苦、甘，性凉。归胃、小肠经。

【功用】利尿，通乳，清热解毒。

1. 产后无乳者可用本品日常调养。如《孙真人海上方》记载以莴苣3枚，研作泥，好酒调开服，行通乳之效。

2. 血热便血、痔疮出血者可用本品调养。以本品切片炒用，可用于痔漏阴肿下血、损伤作痛者的调养(《本草从新》)。

【用法】宜生食、炒食或煮汤食用。

【成分】含有碳水化合物、多种维生素、微量元素、膳食纤维等。

【使用注意】脾胃虚寒者不宜过食，久病与阴虚者忌服。

【参考文献】

1.《本草拾遗》:“利五脏，通经脉，开胸膈。”

2.《滇南本草》:“治冷积虫积，痰火凝结，气滞不通。”

芥　菜

《备急千金要方》

【异名】大芥，雪里蕻，春菜，辣菜，冲菜。

【来源】为十字花科植物芥菜的嫩茎叶。

【性味归经】味辛，性温。归肺、胃经。

【功用】祛痰利气，温中健胃，散寒解表。

1. 寒痰咳嗽、胸膈满闷者可用本品调养。《名医别录》记载本品久服温中，可治冷饮内盛、咳嗽痰滞、胸膈满闷，单用或配生姜炒食。

2. 风寒感冒、呕逆者可用本品调养。可与生姜、葱白煎汤或煮粥服(《中医食疗学》)。

【用法】宜捣汁、炒食或煮汤食用。

【成分】含有多种维生素和微量元素，以及少量碳水化合物、膳食纤维等。

【使用注意】平素体内热盛或疮疡、目疾、痔疮等患者忌食。

【参考文献】

1.《随息居饮食谱》:“御风湿，根味尤美；补元阳，利肺豁痰，和中通窍，腌食更胜。”

2.《食疗本草》:“主咳逆，下气，明目，去头面风。”

胡　荽

《食疗本草》

【异名】香菜，香荽，胡菜，原荽，芫荽，莚荽菜，满天星。

【来源】为伞形科植物芫荽的带根全草。

【性味归经】味辛，性温。归脾、胃、肺经。

【功用】健脾理气，发表透疹。

1. 脾胃不和、食欲不振者可用本品调养。可用本品作凉菜拌食，或作调味品。

2. 风寒感冒、微热无汗，或麻疹初起、透发不畅者可用本品调养。单用胡荽或配

笔记

以葱白煎汤服(《中医食疗学》)。

【用法】宜捣汁、煎汤或作调味料食用。

【成分】富含维生素C、维生素B_1、维生素B_2、钙、铁、磷、镁等,同时含有较多挥发油、胡萝卜素、正癸醛、芳樟醇等。

【使用注意】气虚者忌服,痧疹已透或虽未透出而热毒壅滞者忌服,口臭、狐臭、目疾者忌服。

【参考文献】

1.《食疗本草》:"利五脏,补筋脉,主消谷能食。"

2.《本草蒙筌》:"善通气小腹,能拔热四肢。开心窍,上止头疼;散沙疹,内消谷食。利五脏,顺二肠。"

3.《嘉祐本草》:"疗痧疹、豌豆疮不出,作酒喷之立出。"

椿　叶

《本草纲目》

【异名】椿木叶,春尖叶。

【来源】为楝科植物香椿的叶。

【性味归经】味苦,性平。归心、脾、大肠经。

【功用】祛暑化湿,解毒,杀虫。

1. 湿热泻痢、小便不利者可用本品调治。以本品100~200g,加水煎服,用于赤白痢的调养(《福建民间草药》)。

2. 疔疮肿毒者可用本品调治。如《岭南采药录》记载以本品捣烂,和酒饮之,用治唇上生疔。

【用法】宜生食、炒食或煎汤食用。

【成分】含胡萝卜素及B族维生素、维生素C。

【使用注意】气虚者、久病者忌服。

【参考文献】

1.《唐本草》:"煮水,洗疮疥,风疽。"

2.《随息居饮食谱》:"多食壅气动风,有宿疾者勿食。"

茭　白

《本草纲目拾遗》

【异名】菰菜,菰笋,菰手,茭笋,茭瓜,茭耳菜。

【来源】为禾本科植物菰的花茎经茭白黑粉的刺激而形成的纺锤形肥大的菌瘿。

【性味归经】味甘、淡,性凉。归胃、膀胱、大肠经。

【功用】清热生津,利尿除湿,通便。

1. 烦热口渴,或饮酒过度者可用本品调养。如《食疗本草》记载本品滋人齿,煮食止渴,亦可生食或捣汁饮。

2. 湿热小便不利者可用本品调养。以本品煮食或煎汤食,可用于小儿水痢调养(《本草拾遗》)。

3. 大便涩滞不利者可用本品调养。可生食或做菜肴食(《中医食疗学》)。

笔记

【用法】宜炒食或煮汤食用。

【成分】含维生素 C、钙、磷、铁及膳食纤维等。

【使用注意】脾虚泄泻者慎服。

【参考文献】

1.《本草拾遗》:"去烦热,止渴,除目黄,利大小便,止热痢,解酒毒。"

2.《子母秘录》:"治小儿风疮久不瘥,烧菰蒋节,末以敷上。"

毛 笋

《本草纲目拾遗》

【异名】茅竹笋。

【来源】为禾本科刚竹属植物毛竹的嫩苗。

【性味归经】味甘,性寒。归胃、大肠经。

【功用】化痰,消肿,透疹。

1. 咳唾脓痰、咳喘者可用本品食养。以本品微腌,汤煮熏干而成笋片,能利水豁痰,炒食或煮食(《本草纲目拾遗》)。

2. 痘疹透发不畅者可用本品调养。如《食物本草》记载本品治小儿痘疹不出,煮粥食之。

【用法】宜炒食或煮食。

【成分】含蛋白质、碳水化合物、维生素 C、铁、镁、钙、钠、钾、膳食纤维等。

【使用注意】脾胃虚弱者慎服。

【参考文献】

1.《随息居饮食谱》:"舒郁,降浊升清,开膈消痰。"

2.《本草纲目拾遗》:"利九窍,通血脉,化痰涎,消食胀。多食令人易饥。"

落 葵

《名医别录》

【异名】繁露,天葵,滑藤,软藤菜,红鸡屎藤,藤罗菜,篱笆菜,软姜菜。

【来源】为落葵科植物落葵的叶或全草。

【性味归经】味甘、微酸,性寒。归心、大肠、小肠经。

【功用】清热利湿,滑肠通便,凉血,解毒。

1. 淋证、小便不利者可用本品调养。如《泉州本草》记载以鲜落葵 60g,煎汤代茶频服,用于小便短赤者的调养。

2. 大便秘结者可用本品日常调养。以本品煮作菜食(《泉州本草》)。

【用法】宜炒食或煮汤食用。

【成分】含碳水化合物、膳食纤维、B 族维生素、维生素 C、钙、铁等,还含有葡聚糖、黏多糖、β-胡萝卜素等。

【使用注意】脾虚易泻者不宜过食。

【参考文献】

1.《备急千金要方》:"滑中,散热实,悦泽人面。"

2.《福建民间草药》:"治疔疮,鲜落葵十余片,捣烂涂贴,日换一至二次。"

笔记

3.《江苏植药志》："为妇科止血药。"

冬 葵 叶

《名医别录》

【异名】冬葵苗叶，蕃葵叶，冬苋菜，芪菜巴巴叶。

【来源】为锦葵科植物野葵及冬葵的嫩苗或叶。

【性味归经】味甘，性寒。归肺、心、大肠、小肠经。

【功用】清热润燥，利尿除湿，滑肠。

1. 肺热咳嗽、咽喉干痛者可用本品调养。可用本品煎汤或煮粥服。治小儿发斑，用本品绞汁服(《太平圣惠方》)。

2. 小便不利者可用本品调养。如《药性论》记载本品单用煎汤服，可用于调养热淋、湿热黄疸等。

3. 肠燥便秘者可用本品日常食养。可以本品煮粥或作菜食(《中医食疗学》)。

【用法】宜绞汁、炒食或煎汤食用。

【成分】含多种维生素和矿物质，还含有锦葵酸、苹婆酸、黏液质等。

【使用注意】脾虚易泻者不宜过食。

【参考文献】

1.《贵州民间方药集》："治小便不通，全身肿胀，又用以利便缓下，催生，催乳。"

2.《儒门事亲》："夫老人久病，大便涩滞不通者，可服神功丸、麻仁丸、四生丸则愈矣。时复服葵菜、菠菜、猪羊血，自然通利也。"

绿 豆 芽

《本草纲目》

【异名】豆芽菜。

【来源】为豆科植物绿豆的种子经浸罨后发出的嫩芽。

【性味归经】味甘，性凉。归胃、大肠、小肠经。

【功用】清热消暑，解毒利尿。

1. 暑热烦渴者日常调养。可绞汁、炒或煮汤，频频食之。

2. 热淋、小便不利者可用本品调养。《本草汇言》记载本品味甘性寒，煎汤食之，可用于小便热涩不利者的调养。

【用法】宜绞汁、炒食或煮汤食用。

【成分】含维生素 C、膳食纤维等。

【使用注意】脾胃虚寒者不宜过食、久食。

【参考文献】

1.《本草纲目》："解酒毒热毒，利三焦。"

2.《调疾饮食辩》："病人食物之佳品。"

三、野菜类

野菜类原料是可以作蔬菜或用来充饥的野生植物的统称。

野菜自古以来为我国人民所喜爱。如今，野菜以其较高的营养价值和医疗保健作

笔记

用成为了人们餐桌上的新宠。

野菜性多寒凉，具有清热、解毒、凉血、利尿等作用，主要用于热盛体质的调养。也可用于阴虚体质的调养或预防阴虚内热所致的泻痢、虚劳发热、目赤疼痛等症。

枸　杞　叶

《名医别录》

【异名】枸杞菜，枸杞苗，枸杞头，天精草。

【来源】为茄科植物枸杞的嫩茎叶。

【性味归经】味苦、甘，性凉。归肝、脾、肾经。

【功用】补虚益精，清热明目。

1. 肾虚耳鸣，腰膝酸软，房事衰弱者可用本品调养。本品味甘益肾。如枸杞粥（《太平圣惠方》），用枸杞叶50g、粳米100g，加豉汁500ml，配以少许葱白，调和食之。

2. 肝虚目涩，障翳夜盲，视物不清者可用本品调养。本品益肝明目，常与猪肝等同用。如针对视力减退及夜盲，用枸杞菜60g，柄猫草30g，夜明砂9g，猪肝120g，水煎服（《陆川本草》）。本品也常煎汤或炒食。

3. 妇人带下病可用本品调养。本品长于益肾，肾气固摄有力而止带。可将枸杞叶同鸡蛋炒食，作为妇人带下病的日常菜食（《滇南本草》）。

4. 内热消渴者可用本品调养。本品性凉，清热止渴。鲜枸杞叶250g（干品减半），淡豆豉60g，粳米250g。粳米洗净，同豉汁一同放入锅内，按常法煮粥；临熟，下洗净的枸杞叶，稍煮几沸，以植物油、葱、盐等调味即成（《太平圣惠方》）。

【用法】宜煮汤或做粥食。

【成分】枸杞叶富含维生素A、维生素C，并含有铁元素。枸杞叶含有绿原酸、类黄酮物质。

【使用注意】脾胃虚寒者不宜多食，大便滑泄之人忌食。

【参考文献】

1.《食疗本草》："坚筋能老，除风，补益筋骨，能益人，去虚劳。"

2.《药性论》："能补益精诸不足，易颜色，变白，明目，安神。和羊肉作羹，益人，甚除风，明目。若渴，可煮汁，代茶饮之。发热，诸毒烦闷，可单煮汁解之，能消热面毒。主患眼风障，赤膜昏痛，取叶捣汁注眼中。"

3.《生草药性备要》："明目，益肾亏，安胎宽中，退热，治妇人崩漏下血。"

荠　　菜

《备急千金要方》

【异名】荠，护生草，鸡心菜，净肠草，清明菜，地米菜。

【来源】为十字花科植物荠菜的全草。

【性味归经】味甘、淡，性凉。归肝、脾、膀胱经。

【功用】凉肝止血，平肝明目，清热利湿。

1. 肝火上炎、头晕目赤者可用本品调养。本品性凉清肝热。如针对暴发赤眼、疼痛碜涩，用荠菜根捣绞取汁，以之点目（《太平圣惠方》）。

2. 血热出血者可用本品调养。本品可凉血止血。如针对内伤吐血，用荠菜30g、

笔记

蜜枣 30g,水煎服(《湖南药物志》)。又如针对崩漏及月经过多,用荠菜 30g、龙芽草 30g,水煎服(《广西中草药》)。

3. 水肿者可用本品调养。本品味甘淡,渗湿利水通淋。如针对肿满腹大、四肢枯瘦、小便涩浊,用荠菜根、甜葶苈(隔纸炒)等份,为末,蜜丸如弹子大,每服 1 丸,陈皮汤嚼下(《三因极一病证方论》)。

4. 高血压者可用本品调养。本品可降血压,如用荠菜、夏枯草各 60g,水煎服(《全国中草药汇编》)。

【用法】煎汤、绞汁或入丸、散。

【成分】富含维生素 A 与维生素 C,含有铁元素。含有黄酮类化合物、芥子油苷等成分。

【使用注意】荠菜性味平和,诸无所忌。

【参考文献】

1.《名医别录》:“主利肝气,和中。”

2.《日用本草》:“凉肝明目。”

3.《滇南本草》:“清肺热,消痰,止咳嗽,除小肠经邪热,利小便。”

马 齿 苋

《本草经集注》

【异名】马齿草,马齿菜,马苋,耐旱菜,长寿菜。

【来源】为马齿苋科植物马齿苋的全草。

【性味归经】味酸,性寒。归大肠、肝经。

【功用】清热解毒,凉血止痢,除湿通淋。

1. 久痢不止者可用本品调养。本品性寒清肠热,凉血止痢。如马齿苋粥(《饮食疗法》),用鲜马齿苋 120g、绿豆 60g、粳米 100g。绿豆、粳米洗净,一同放入锅内,加水适量,武火煮开后,放入马齿苋,改用文火继续煮至豆烂米熟即成。

2. 血热出血者可用本品调养。本品性寒,凉血止血,味酸收敛止血。如针对尿血、便血,用鲜马齿苋绞汁,加藕汁等量,以米汤和服(《食物中药与便方》)。

3. 百日咳者可用本品调养。本品清热解毒,散肺热。可将马齿苋 30g、百部 10g,水煎,加白糖服(《四川中药志》)。

4. 赤白带下者可用本品调养。本品清热除湿。可将马齿苋捣绞汁三大合,和鸡子白 1 枚,先温令热,乃下苋汁,微温取顿饮之(《海上集验方》)。

【用法】宜绞汁、煮汤或做粥食。

【成分】富含维生素 A 原,含有维生素 C、多糖及黄酮类物质。

【使用注意】脾虚便溏者及孕妇慎服。

【参考文献】

1.《本草经疏》:“凉血益血。”

2.《滇南本草》:“益气,清暑热,宽中下气,润肠,消积滞,杀虫。疗(痔)疮红肿疼痛。”

3.《本草纲目》:“散血消肿,利肠滑胎,解毒通淋。”

笔记

鱼 腥 草

《名医别录》

【异名】折耳根，侧耳根，蕺菜，菹菜，臭腥草。

【来源】为三白草科植物蕺菜的新鲜全草或干燥地上部分。

【性味归经】味辛，性微寒。归肺、膀胱、大肠经。

【功用】清热解毒，消痈排脓，利尿通淋。

1. 肺热咳嗽，痰血脓臭者可用本品调养。本品益肺，可消痈排脓。将200g猪肺洗净切块，除沫，与60g鲜鱼腥草同煮汤，加食盐少许调味，分次饮汤，食猪肺(《饮食疗法》)。

2. 痰热壅肺所致胸痛喘咳，痰黄稠黏者可用本品调养。本品可化痰止咳。将鱼腥草、金银花、芦根、生石膏各30g，竹茹9g水煎，滤汁去渣，加粳米100g，共煮为稀粥，加冰糖30g，稍煮。每日1剂，分次食用(《中国药膳》)。

3. 热淋、白浊、白带者可用本品调养。本品性寒，可清热解毒，利尿通淋。将鱼腥草20~50g，水煎取汁，加白糖适量调服，每日1剂(《中国药膳大辞典》)。

4. 慢性鼻窦炎者可用本品调养。本品可消炎排脓。将鲜鱼腥草捣烂，绞取汁，每日滴鼻数次，另用鱼腥草20g水煎服(《陕西中草药》)。

【用法】煎汤或鲜品捣汁服。

【成分】富含钙、镁及维生素C。含有数种挥发油、生物碱、活性多糖、黄酮类物质、有机酸。

【使用注意】虚寒证及阴证疮疡忌服。含挥发油成分，不宜久煎。

【参考文献】

1. 《常用中草药手册》:“消炎解毒，利尿消肿。”

2. 《分类草药性》:“治五淋，消水肿，去食积，补虚弱，消臌胀。”

3. 《医林纂要》:“行水，攻坚，去瘴，解暑。”

苜 蓿

《名医别录》

【异名】光风草，连枝草，木蓿，牧蓿。

【来源】为豆科植物南苜蓿和紫苜蓿的全草。

【性味归经】味苦、微涩，性平。归脾、胃、肾经。

【功用】清热祛湿，利尿消肿。

1. 小便痛涩，膀胱结石者可用本品调养。本品味苦降泄，利水通淋排石。可将鲜苜蓿90~150g，捣汁服(《中草药手册》)。

2. 湿热所致小便不利、浮肿者可用本品调养。本品清热利小便。可将苜蓿叶25g(研末)、豆腐1块、猪油150g，炖熟一次服下，连续服用(《吉林中草药》)。

3. 湿热黄疸者可用本品调养。本品味苦，燥湿泻下而退黄疸。可将苜蓿、茵陈、车前草、萹蓄各15g，大枣10枚，水煎服(《青岛中草药手册》)。

4. 热病烦满，目黄赤，小便黄者可用本品调养。本品清热、利湿、退黄。可将苜蓿捣汁，服1升，令人吐利即愈(《新修本草》)。

笔记

【用法】煎汤、捣汁或研末服。

【成分】含有蛋白质、维生素、矿物质、黄酮类物质等，其中胡萝卜素含量较多。

【使用注意】不宜久食多食。

【参考文献】

1.《食疗本草》："利五脏，轻身。洗去脾胃间邪气，诸恶热毒。"

2.《本草药性大全》："祛诸恶，解热毒，退酒疸，利通小肠，安中益气。"

3.《本草衍义》："利大小肠。"

蕨　菜

《本草拾遗》

【异名】蕨，甜蕨，蕨儿菜，山凤尾，拳头菜。

【来源】为蕨科植物蕨的嫩叶。

【性味归经】味甘，性寒。归肝、胃、大肠经。

【功用】清热利湿，降气化痰，止血。

1. 湿热腹泻或痢疾、妇人湿热带下者可用本品调养。本品清热、解毒、利湿，焙干为末，每服 2 钱，米饮下(《太平圣惠方》)。

2. 肺结核咯血者可用本品调养。本品可降气化痰、止血。蕨菜 30g 加开水捣汁服(《湖南药物志》)。

3. 慢性风湿性关节炎，关节热痛者可用本品调养。本品可缓解风湿痹痛。蕨菜 15g，水煎服(《宁夏中草药手册》)。

【用法】内服煎汤，外用捣敷或研末撒。

【成分】含蛋白质、多种维生素、矿物质和膳食纤维等。

【使用注意】不宜生食、久食，脾胃虚寒及生疥疮者慎服。

【参考文献】

1.《本草拾遗》："去暴热，利水道。"

2.《本草药性大全》："寒能去暴热，甘以利小便，气壅经络者全旋，毒延筋骨者易去。"

3.《食疗本草》："补五脏不足，气壅经络筋骨间，毒气。"

四、食用菌类

食用菌类原料是指真菌类中无毒副作用的新鲜或干燥真菌的子实体。一般可分为野生和人工种植两大类。

食用菌类味道鲜美，历来受到大众喜爱，是餐桌上的美味佳肴，被誉为"山珍之王""庖厨珍品"。

食用菌类性味多甘平。甘，能补能缓，有扶正补虚、健脾开胃等功效；平，不寒不热，适用人群广泛。

猴 头 菌

《全国中草药汇编》

【异名】猬菌，刺猬菌，小刺猴头，猴菇，猴头菇。

【来源】为齿菌科真菌猴头菌、珊瑚状猴头菌的子实体。

【性味归经】味甘，性平。归脾、胃经。

【功用】健脾养胃，安神，抗癌。

1. 消化不良、脾虚食少者可用本品调养。本品行气消食，健脾开胃。可将猴头菌60g，水浸软后，切成薄片，水煎服，每日2次，黄酒为引（《全国中草药汇编》）。

2. 体虚乏力，神经衰弱者可用本品调养。本品滋补、安神。可将猴头菌（干品）150g切成片后与鸡共煮食用，每日1次（或用鸡汤煮食）（《全国中草药汇编》）。

3. 胃癌、食管癌、肝癌人群可用本品调养。可将猴头菌60g、藤梨根60g、白花蛇舌草60g，加水煎服（《中国药用孢子植物》）。

4. 胃溃疡者可用本品调养。本品健胃养胃，可用猴头菌（干品）30g，水煮食，日服2次（《中国药用真菌》）。

【用法】煮食或煎汤服。

【成分】干猴头菌富含蛋白质、磷和铁。含猴头菇多糖。

【使用注意】补虚健胃，食用安全。

【参考文献】

1.《全国中草药汇编》："利五脏，助消化。治消化不良，神经衰弱，身体虚弱。"

2.《中国药用真菌》："利五脏，助消化，滋补，抗癌，治胃溃疡。"

银　耳

《中国药学大辞典》

【异名】白木耳，白耳，白耳子，桑鹅，五鼎芝。

【来源】为银耳科真菌银耳的子实体。

【性味归经】味甘、淡，性平。归肺、胃、肾经。

【功用】滋补生津，润肺养胃。

1. 肺阴虚者可用本品调养。本品滋阴、润肺。可先将银耳、竹荪各6g用冷水泡发，然后加水1小碗及冰糖，猪油适量调和，最后取淫羊藿3g稍加碎截，置碗中共蒸，服时去淫羊藿渣，参、耳连汤内服（《贵州民间方药集》）。

2. 虚劳咳嗽、阴虚口渴者可用本品调养。本品滋养胃气，生津止渴。可用干银耳6g、糯米100g、冰糖10g，加水煮粥食用（《食疗粥谱》）。

3. 癌症放、化疗期人群可用本品调养。本品能增强肿瘤患者对放疗、化疗的耐受力。可用银耳12g，绞股蓝45g，党参、黄芪各30g，共煎水，取银耳，去药渣，加苡仁、大米各30g煮粥食。每日1剂，长期配合放疗、化疗，可防止白细胞下降（《药用寄生》）。

4. 大病或久病后期，口干舌燥、体倦乏力者可用本品调养。本品滋养胃气，生津止渴。可将银耳泡发后煮羹食用（《四川中药志》）。

【用法】煎汤或炖冰糖、肉类服。

【成分】干银耳富含蛋白质、钾和磷。银耳多糖是银耳中的主要活性物质。

【使用注意】风寒咳嗽者及湿热酿痰致咳者禁用。

【参考文献】

1.《本草再新》："润肺滋阴。"

2.《饮片新参》："清补肺阴，滋液，治劳咳。"

笔记

3.《本草问答》:"治口干肺痿,痰郁咳逆。"

木 耳

《神农本草经》

【异名】蕈耳,树鸡,黑木耳,木菌,云耳,耳子。

【来源】为木耳科真菌木耳、毛木耳及皱木耳的子实体。

【性味归经】味甘,性平。归肺、脾、大肠、肝经。

【功用】补气养血,润肺止咳,止血,降血压,抗癌。

1. 气虚血亏者可用本品调养。本品味甘,补气养血。如针对贫血,用黑木耳30g、红枣30枚,煮熟后加红糖调味服食(《太平圣惠方》)。

2. 大便干燥,痔疮出血者可用本品调养。本品润燥利肠。可将木耳5g、柿饼30g,同煮烂,随意吃(《长白山植物药志》)。

3. 高血压,眼底出血者可用本品调养。本品止血、降血压。可将木耳3~6g、冰糖5g,加清水适量,慢火炖汤,于睡前顿服。每日1剂,10日为一个疗程(《药用寄生》)。

4. 子宫颈癌、阴道癌人群可用本品调养。本品可提高人体免疫力,具有很好的抗癌作用。可用黑木耳10g,除去杂质,与当归、白芍、黄芪、甘草、陈皮、龙眼肉各3g一并加水适量,煎煮2次,每次30分钟,合并两次煎液约1L,分两次服完(《民间验方》)。

【用法】煎汤、炖汤或烧炭存性研末服。

【成分】干木耳富含蛋白质、锰,以及多种矿物质。木耳多糖是木耳中的活性物质。

【使用注意】虚寒溏泻者慎服。

【参考文献】

1.《神农本草经》:"益气不饥,轻身强志。"

2.《饮膳正要》:"利五脏,宣肠胃……不可多食。"

3.《随息居饮食谱》:"补气耐饥,活血。"

蘑 菇

《医学入门》

【异名】蘑菰,麻菰,鸡足蘑菇,肉蕈。

【来源】为蘑菇科真菌双孢蘑菇及四孢蘑菇的子实体,尤以菌蕾为佳。

【性味归经】味甘,性平。归肠、胃、肺经。

【功用】健脾开胃,平肝透疹。

1. 消化不良、食欲不振者可用本品调养。本品健脾助其运化,和胃助其受纳腐熟。如针对消化不良,用鲜蘑菇炒食、煮食均可(《中国药用真菌》)。

2. 小儿麻疹透发不畅者可用本品调养。本品透发麻疹。可将鲜蘑菇50g、鲜鲫鱼1条,清炖(少放盐),喝汤(《食物中药与便方》)。

3. 高血压者可用本品调养。本品可用于高血压的膳食调理、辅助治疗。将蘑菇鲜品180g煮食,分2次食用(《中国药用真菌》)。

4. 头晕目眩或头胀痛者可用本品调养。本品能平抑肝阳,可炒食或煮汤食用。

【用法】炒食、煮食或煎汤服。

笔记

【成分】干蘑菇富含蛋白质、钙、磷等。含有蘑菇多糖。

【使用注意】气滞者慎服;蘑菇性滑,便溏或泄泻者慎食;禁食有毒野蘑。

【参考文献】

1.《医学入门·本草》:“悦神,开胃,止泻,止吐。”

2.《全国中草药汇编》:“消食,清神,平肝阳。”

3.《本草纲目》:“益肠胃,化痰理气。”

香　菇

《随息居饮食谱》

【异名】香蕈,冬菇,菊花菇,香信。

【来源】为白蘑科真菌香菇的子实体。

【性味归经】味甘,性平。归肝、胃经。

【功用】扶正补虚,健脾开胃,祛风透疹,化痰理气,解毒,抗癌。

1. 食欲不振者可用本品调养。本品健脾开胃。可将香菇20g洗净、去蒂、切碎,和粳米50g一起放入砂锅中,加水适量,文火熬成粥,每日1~2次,温服(《中国药膳学》)。

2. 水肿者可用本品调养。本品利尿消肿。可将香菇(干品)16g,鹿衔草、金樱子根各30g,水煎服,每日2次(《中国药用真菌》)。

3. 气虚盗汗者可用本品调养。本品扶正补虚。可将香菇15g、酒酌量,炖后调白糖服(《福建药物志》)。

4. 麻疹透发不畅者可用本品调养。本品祛风透疹。可将香菇柄15g、桂圆肉12g,水煎服(《福建药物志》)。

【用法】煮食、煎汤服。

【成分】干香菇富含蛋白质、钙、磷等。含有香菇多糖。

【使用注意】脾胃寒湿气滞者禁服。

【参考文献】

1.《日用本草》:“主益气不饥,治风破血。”

2.《本草求真》:“大能益胃助食,及理小便不禁。”

3.《食物考》:“开胃,通秘,破血,引毒。”

五、果品类

果品分为鲜果、干果两大类,鲜果类主要有梨、桃、柿子、杏、枇杷、无花果、石榴、橘、苹果、葡萄、香蕉、橄榄、甘蔗、荔枝、西瓜、柚、猕猴桃、荸荠、桑椹等。干果类主要有落花生、胡桃仁、海松子、白果、黑芝麻、莲子、大枣、桂圆、山楂等。一般作为副食用,辅助主食,如《素问·藏气法时论》所言“五果为助”。

鲜果食养起源很早,与一般食品起源相当,我国现存最早的医学典籍《黄帝内经》中即有记载,历代医药著作中也多有记载。在一般食疗和食养中,鲜果种类繁多,味道以酸甜为多,性寒凉温热各异,多具益气养阴、生津除烦、止咳化痰、开胃消食、润肠通便等作用,病后体虚、咳嗽、咯痰、津伤烦渴、食欲不振、肠燥便秘者可用其调养。

笔记

（一）鲜果类

梨

《名医别录》

【异名】快果，果宗，玉乳，蜜父，马安梨，野梨，白挂梨，山梨，沙果梨，甘棠。

【来源】为蔷薇科植物白梨、沙梨或秋子梨等的成熟果实。

【性味归经】味甘、微酸，性凉。归肺、胃、心经。

【功用】清肺化痰，生津止渴，润肠通便，养血生肌，消痰醒酒。

1. 肺热燥咳或痰热咳嗽者可用本品调养。梨性凉，善清肺热，味酸甘化阴，润肺生津，化痰止咳。可用本品配伍浙贝母水煎食用。

2. 热病心烦口渴者可用本品调养。本品性凉味甘，养阴生津而止渴。如雪梨浆（《温病条辨》），用大甜水梨一个，切薄片，捣汁频饮，用治太阴温病口渴甚。

3. 肺热津伤、失音咽干、肠燥便秘或下血者可用本品调养，多连皮生食。

4. 痰热内盛、疮疡肿毒或饮酒神昏者可用本品调养。

【用法】煮食、生食或制成果脯。

【成分】梨的表皮含有花青素。梨含有异鼠李素、槲皮素、山柰酚。

【使用注意】脾胃虚寒、风寒咳嗽者及产妇慎食。

【参考文献】

1. 《备急千金要方》："除客热气，止心烦。"

2. 《本草原始》："润肺凉心，消痰降火，解疮毒、酒毒。"

桃

《日用本草》

【异名】桃子，桃实。

【来源】为蔷薇科植物桃或山桃的果实。

【性味归经】味甘、酸，性温。归肺、肝、大肠经。

【功用】生津，润肠，活血，消积，益气血，润肤色。

1. 平日津少口渴、肠燥便秘者常用本品调养。桃味酸甘化阴，生津止渴、润肠通便。鲜品适量食之即可，或配伍蜂蜜以润滑肠道，效果更佳。

2. 虚劳喘咳、气血不足者可用本品调养。例如用鲜桃（去皮）3 个，隔水炖烂，加冰糖 30g，去核食之，每日 1 次，用治喘咳劳嗽（《药用果品》）。

3. 小儿疮肿或女性积聚、闭经者均可用本品调养。本品可以活血消积，如《普济方》记载治小儿疮方，用桃捣汁，以醋和涂之。

【用法】生食、做果酱、榨汁或做桃脯。

【成分】含有绿原酸。

【使用注意】本品性温，不宜多食，多食易生内热。

【参考文献】

1. 《随息居饮食谱》："补心活血，解渴充饥。"

2. 《食经》："食之令下利，益面色，养肝气。"

3. 《饮膳正要》："利肺气，止咳逆上气，消心下坚积，除卒暴击血，破癥瘕，通月

笔记

水，止痛。”

苹 果

《滇南本草》

【异名】平波，频果，柰，柰子，天然子。

【来源】为蔷薇科苹果属植物苹果的成熟果实。

【性味归经】味甘、酸，性凉。归脾、胃、心经。

【功用】生津止渴，解暑除烦，健脾开胃，醒酒。

1. 热病口渴、胸中烦闷、灼热不适者可用本品调养。苹果性凉味酸甘，可清热生津、润燥止渴、解热除烦。可配伍西瓜、梨，切丁，再配以菊花、冰糖水食用，或本品单独鲜食。

2. 素有脾虚大便溏泄者可用本品调养。本品味甘健脾，味酸涩肠，共收健脾止泻之功。

3. 脾胃虚弱而见食欲不振、倦怠乏力者可用本品调养。本品味酸、甘，健脾开胃，但不宜过量食用。

4. 苹果尚有醒酒之效，故饮酒略多者可用本品辅助醒酒调养。

【用法】宜生食、做果酱、熬膏或制成苹果干。

【成分】富含维生素 C、碳水化合物、微量元素，还有糖类、钙、磷、钾等。

【使用注意】本品不宜多食，过量易致腹胀；阳气不足者应少食。

【参考文献】

1. 《食疗本草》：“益心气，主补中焦诸不足气，和脾；卒患食后气不通，生捣汁服之。”

2. 《医林纂要》：“止渴，除烦，解暑，去瘀。”

3. 《随息居饮食谱》：“润肺悦心，生津开胃，耐饥醒酒，辟谷救荒。”

橘

《神农本草经》

【异名】橘子，黄橘。

【来源】为芸香科柑橘属植物橘及其栽培变种福橘、朱橘、茶枝柑和四会橘等的成熟果实。

【性味归经】味甘、酸，性温。归肺、胃经。

【功用】润肺生津，理气和胃。

1. 肺燥咳嗽，咳痰不爽者日常食用。因鲜橘汁多质润，味甘酸，可化阴生津，润肺化痰而止咳嗽。宜果肉连橘络一起食用。

2. 胃气失和引起的食欲不振、呕逆者可食用本品调养。本品味甘能和胃气，酸则开胃消食。宜鲜食，或连橘皮煎水食用。

【用法】鲜品宜生食或榨汁饮，亦可做橘饼食用。

【成分】富含维生素 C，还含有橙皮苷、柠檬酸等。

【参考文献】

1. 《本草拾遗》：“甜者润肺。”

笔记

2.《医学入门》:“润肺止渴,开胃宽胸。”

3.《饮膳正要》:“止呕,下气,利水道,去胸中瘕热。”

柚

《本草经集注》

【异名】柚子、胡柑、朱栾、香栾、沙田柚、香柚、文旦。

【来源】为芸香科柑橘属植物柚的成熟果实。

【性味归经】味甘、酸,性寒。归肺、脾、胃经。

【功用】消食开胃,健脾化痰,理气,醒酒。

1. 痰热咳嗽、痰稠色黄者可用本品调养。本品性寒,归肺经,故可以用于痰热壅肺者的调养。宜鲜食或榨汁饮用,可配伍梨煎水服用。

2. 素有脾虚食积、腹胀纳呆,甚至恶心呕吐者可用本品调养。本品味酸而甘,气味芳香,可健脾开胃,消食除胀。可配伍麦芽、陈皮、生姜、山楂等煎水服用。

3. 素日常饮酒、吸烟致口臭者可用本品调养。本品性寒,气味芳香,可健脾除湿,故口臭者可食用本品,并常配伍薄荷食用。

【用法】鲜品宜生食或榨汁饮。

【成分】含多种维生素、矿物质,还含有柚皮苷、新橙皮苷等。

【参考文献】

1.《日华子本草》:“治妊孕人食少并口淡,去胃中恶气,消食,去肠胃气,解酒毒,治饮酒人口气。”

2.《食经》:“多食之,令人有痰。”

3.《食物中药与便方》:“下气快膈化痰,是芳香健胃、消食、化痰药。”

樱　桃

《吴普本草》

【异名】含桃,荆桃,朱樱,朱果,朱桃,樱珠,家樱桃,山朱樱,楔桃,英桃,紫桃,莺桃。

【来源】为蔷薇科植物樱桃的果实。

【性味归经】味甘、酸,性温。归脾、胃、肾经。

【功用】健脾益肾,祛风除湿,通络止痛。

1. 素有脾气虚弱致纳呆、泄泻者可用本品调养。樱桃味酸甘,归脾、胃经,具有健脾开胃、止泻之功。可用本品与山药、薏苡仁同煮食用,或单用本品生食。

2. 肾精亏虚,腰膝酸软或有遗精滑泄者可用本品调养。樱桃有补肾益精、固精止遗之功,可用本品配伍山茱萸水煎服用。

3. 素有关节痹痛,感受风湿而加重者可用本品调养。樱桃具有祛风除湿、通络止痛之功,可用本品浸酒涂擦或捣敷局部。

【用法】内服或浸酒涂擦或捣敷。

【成分】含维生素 A 原、维生素 C 等。

【使用注意】不宜多食,发热者慎食。

【参考文献】

1.《吴普本草》:“主调中,益脾气,令人好颜色。”

笔记

2.《滇南本草》:“治一切虚症。能大补元气,滋润皮肤。久服延年益寿。浸酒服之,治左瘫右痪,四肢不仁,风湿腰腿疼痛。”

3.《食疗本草》:“补中益气,主水谷痢,止泄精。”

荔 枝

《本草拾遗》

【异名】荔支,物荔,离枝,丽枝,勒荔,大荔,离支,丹荔。

【来源】为无患子科荔枝属植物荔枝的成熟果实。

【性味归经】味甘、微酸,性温。归脾、肝经。

【功用】健脾益气,养血润肤。

1. 素有脾气虚弱而见倦怠乏力、食少泄泻者可用本品调养。本品健脾益气、助运止泻,可用荔枝干配伍炒山药、莲子、薏苡仁、粳米等熬粥食用。

2. 素日有面色少华或萎黄、肌肤干燥或头晕目眩等症者可用本品调养。本品甘温益气养血,可润肤养颜。宜干品煮水食用,也可配伍猪肝、大枣、桑椹等同食调养。

【用法】鲜品宜生食,干品可煎汤。

【成分】富含碳水化合物和矿物质等。

【使用注意】阴虚阳盛者不宜多食。

【参考文献】

1.《食疗本草》:“食之通神益智,健气及颜色,多食则发热。”

2.《泉州本草》:“壮阳益气,补中清肺,生津止渴,利咽喉。”

3.《全国中草药汇编》:“益气补血,主治病后体弱,脾虚久泻。”

青 梅

《宝庆本草折衷》

【异名】生梅子,梅实,梅子,红梅。

【来源】为蔷薇科杏属植物梅的未成熟果实。

【性味归经】味酸、涩,性平。归肺、胃、大肠经。

【功用】生津利咽,涩肠止泻,利筋脉。

1. 肺热津伤口渴、咽痛者可用本品调养。青梅味酸归肺经且富有汁液,具有养阴生津、利咽止渴之功。可用本品嚼食或噙咽津液。

2. 久泻久痢者可用本品调养。青梅味酸涩,归大肠经,具有涩肠止泻之功。可用本品配伍山药、薏苡仁等煮食,具有健脾利湿、涩肠止泻之功。

3. 素有筋骨疼痛者可用本品调养。青梅可利筋脉、止痹痛。可用本品泡酒局部外敷或少量饮用。

【用法】内服或噙咽津液,或入丸剂,或浸酒擦。

【使用注意】不宜多食久食,有实邪者忌食。

【成分】含枸橼酸、苹果酸、琥珀酸和延胡索酸等。

【参考文献】

1.《本草省常》:“涩肠敛肺,消肿解毒,醒酒杀虫。”

笔记

2.《随息居饮食谱》:"梅,生时宜蘸盐食,温胆生津,孕妇多嗜之。以小满前肥脆而不带苦者佳……多食损齿,生痰助热。"

小贴士

从望梅止渴看水果性味

成语"望梅止渴"出自南朝宋刘义庆《世说新语·假谲》,文中言:"魏武行役,失汲道,军皆渴,乃令曰:前有大梅林,饶子,甘酸可以解渴。士卒闻之,口皆出水,乘此得及前源。"水果类食材以酸甘味为主,多具有生津止渴、益气养阴之功;其性有温有寒,寒性居多,因此还常具有清热解毒、润肠通便之效。现代医学认为水果常常含有较多糖类,虽能生津止渴,但糖尿病患者应注意水果的摄入量与食用的时间;中医辨证属脾胃虚寒及便溏腹泻者亦慎用。

柿　子

《滇南本草图说》

【异名】红柿,牛心柿,蒸饼柿,朱柿,塔柿,金柿,米柿,水柿,米果,猴枣。

【来源】为柿树科柿树属植物柿的成熟果实。

【性味归经】味甘、涩,性凉。归心、肺、大肠经。

【功用】清热生津,润肺止咳,涩肠止血,解毒。

1. 热病烦渴者可用本品调养。柿子性凉清热,甘凉生津而止渴,宜鲜品食之。

2. 肺燥咳嗽者可用本品调养。本品甘凉生津,可润肺燥止咳。若与梨配伍,可增强润燥化痰止咳的作用。亦可用柿子与粳米煮粥食用。

3. 燥热损伤血络所致咯血、便血、血淋者可用本品调养。本品味甘性凉,可凉血润燥,也可辅以收涩止血。

【用法】宜生食或做柿饼、煮粥食用。

【成分】富含碳水化合物、维生素 C,并含有微量元素锰。含有的鞣酸、果胶易与胃酸、蛋白质结合生成结石。

【参考文献】

1.《食疗本草》:"主通鼻、耳气,主补虚劳不足。"

2.《日华子本草》:"润心肺,止渴,涩肠,疗肺痿,心热嗽,清痰,开胃,亦止吐血。"

3.《现代实用中药》:"开胃消痰,清胸中烦热,止咳,润心肺,清肠胃,治痔疮、赤痢下血。"

枇　杷

《本草纲目拾遗》

【异名】金丸,琵琶果,枇杷子,卢橘。

【来源】为蔷薇科枇杷属植物枇杷的成熟果实。

【性味归经】味甘、酸,性凉。归脾、肺经。

【功用】润肺止咳,清热止渴,降逆止呕。

笔记

1. 肺热燥咳、痰少难咯者可用本品调养。枇杷性凉质润，可清热润燥而止咳嗽。可用鲜枇杷肉、百合、冰糖，水煎服，治肺热咳嗽。

2. 胃热内盛致胃气不降，恶心呕吐者可用本品调养。本品性凉，清泄胃热，生津止渴，降逆止呕，可鲜品食用。

3. 素体热盛，口干烦渴者可用本品调养。枇杷性凉，酸甘化阴，可作为养阴清热之品调养。

【用法】鲜品生食，或制果脯、果酱食用。

【成分】含有以单糖、双糖为主的碳水化合物、维生素 C、胡萝卜素等。枇杷核中含有苦杏仁苷。

【使用注意】脾胃虚寒者不宜多食。

【参考文献】

1.《本草元命苞》："除肺热在上焦，止吐逆于胸膈。"

2.《日用本草》："治脚气，润脏下气，止吐逆，渴疾。"

3.《本草求原》："其实极熟黄色，则甘而止渴，下痰气，润五脏，止血。"

酸石榴

《本草纲目》

【异名】安石榴，金庞，若榴，丹若，金罂，天浆，涂林。

【来源】为石榴科石榴属植物石榴的味酸果实。

【性味归经】味甘、酸、涩，性温。归肺、脾、肾经。

【功用】生津止渴，涩肠，止血，杀虫。

1. 咽喉炎、口干、喑哑者可用本品调养。石榴味酸甘而化阴，阴液亏虚者可用之调养，生食。

2. 脾肾不足之久泻滑脱、小便失禁、滑精、崩漏带下者可用本品调养。酸石榴味甘则补，酸则能敛，归脾、肾经，有助于脾肾固涩，凡脾肾不足之滑脱诸证皆宜服食之。

【用法】宜生食、榨汁饮或水煎服用。

【成分】富含维生素 E、碳水化合物，含有膳食纤维。石榴含有的花青素使其呈现紫红色，还含有槲皮素、山柰酚。

【参考文献】

1.《名医别录》："主咽燥渴……其酸实壳，治下利，止漏精。"

2.《本草蒙筌》："子啖生津，大能解渴。"

3.《种杏仙方》："止泻痢，下血，崩带，脱肛。"

香蕉

《本草纲目拾遗》

【异名】蕉子，蕉果，甘蕉，弓蕉，香牙蕉，牙蕉。

【来源】为芭蕉科芭蕉属植物大蕉或香蕉的成熟果实。

【性味归经】味甘，性寒。归肺、脾、大肠经。

【功用】清热润肺，滑肠通便。

1. 肺热燥咳，痰黏难咯者可用本品调养。香蕉甘寒，清肺热润肺燥。可取香蕉

笔记

2 根，加冰糖炖服，连服数日，用于久咳不愈（《食物中药与便方》）；也可配伍百合、川贝、梨或麦冬等煎水服食。

2. 素有大便秘结不下者可用本品调养。本品质润滑肠，经常食用，有助于大便通畅。可用本品配伍蜂蜜或芝麻油适量服食，共奏润肠通便之效。

【用法】鲜品多生食，也可熟食；或制成香蕉干食用。

【成分】含维生素 A 原、维生素 C 等多种维生素和钾、钙、磷等多种矿物质，还含有糖醛酸、乙酸异戊酯、多巴胺、枸橼酸等。

【使用注意】凡女子经期或脾胃虚寒便溏泄泻者慎食。本品不宜空腹食用。

【参考文献】

1.《本草求原》："止渴润肺解酒，清脾滑肠；脾火盛者食之，反能止泻止痢。"

2.《本草纲目》："生食，止渴润肺。蒸熟晒裂，春取仁食，通血脉，填骨髓。"

3.《福建药物志》："治大便秘结，痢疾，扁桃体炎。"

葡　萄

《神农本草经》

【异名】草龙珠，蒲桃，索索葡萄，蒲萄。

【来源】为葡萄科植物葡萄的成熟果实。

【性味归经】味甘、酸，性平。归肺、脾、肾经。

【功用】补益气血，强壮筋骨，生津止渴，利水渗湿。

1. 气血虚弱者可用本品调养。葡萄味甘益气，气能生血，故本品可双补气血，多用干品。

2. 素日口干舌燥者可适当采用本品调养。本品酸甘化阴，故可生津而止渴，但不宜多食，多食反助热。鲜食、榨汁或水煎均可。

3. 津液不足，热邪下注之淋证，小便涩痛者可用本品调养。本品不仅可以生津止渴，而且能利水渗湿而通淋。如用葡萄汁、生藕汁、生地黄汁各等份，加入蜂蜜，和匀，煎为稀饧，可用治热淋、小便涩少、碜痛沥血（《太平圣惠方》）。注意用量，多食助热。

【用法】宜鲜品生食或榨汁，或晒为葡萄干食用，或制酒。

【成分】富含碳水化合物，含有黄酮类物质、白藜芦醇。葡萄籽中含有原花青素。

【使用注意】阴虚内热、阳热偏盛者慎食或少食。

【参考文献】

1.《神农本草经百种录》："主筋骨湿痹，益气倍力，强志，令人肥健耐饥，忍风寒。久服轻身，不老延年。可作酒。"

2.《玉楸药解》："清金解渴，利水除淋……治烦渴热淋，疗胎气冲心。"

3.《随息居饮食谱》："甘平补气，滋肾液，益肝阴……强筋骨，通淋逐水，止渴安胎。"

橄　榄

《日华子本草》

【异名】青果，橄榄子，榄核。

【来源】为橄榄科橄榄属植物橄榄的成熟果实。

笔记

【性味归经】味甘、酸、涩，性平。归肺、胃经。

【功用】清热利咽，生津止渴，解毒除烦。

1. 肺热咳嗽，痰中带血者可用本品调养。橄榄酸甘化阴，燥热伤肺之咳嗽咯血者可食用鲜品，如与梨配伍，则清热止咳之效更佳。

2. 热邪伤津引起的口干舌燥、烦渴欲饮及咽喉肿痛者可用本品调养。橄榄可清肺胃之热而利咽喉，酸甘化阴而生津止渴。

3. 豚、鱼、鳖等中毒，疮疡肿痛者可用本品调养。橄榄清热解毒，味甘和解毒性。单用或配伍他药皆可。

【用法】水煎、腌制、熬膏、嚼服均可。

【成分】含有不可溶性纤维素、微量元素锰，富含碳水化合物。油橄榄果实含有果油，能够制成食用橄榄油，可提供不饱和脂肪酸。

【参考文献】

1.《本草从新》："清肺开胃，下气除烦。"

2.《滇南本草》："治一切喉火上炎、大头瘟症，能解湿热春温，生津止渴，利痰，解鱼毒、酒积滞，神效。"

3.《本草纲目》："生津液，止烦渴，治咽喉痛。咀嚼咽汁，能解一切鱼鳖毒。"

桑 椹

《新修本草》

【异名】桑实，乌椹，桑果，桑枣，桑椹子。

【来源】为桑科植物桑的成熟果穗。

【性味归经】味甘、酸，性寒。归心、肝、肾经。

【功用】滋阴补血，生津润燥。

1. 素日肝肾不足或阴血亏虚引起的失眠多梦、眩晕、耳鸣、耳聋、须发早白者可用本品调养。桑椹汁多质润，味甘酸，有滋阴补血之效，可滋补肝肾，濡养头目。干品煎煮饮服为宜。

2. 津伤口渴或消渴者可用本品调养。本品味甘酸性寒，酸甘化阴以补津液，性寒以清热。可配伍麦冬、百合等水煎调养，或选用鲜品生食。

3. 肠燥便秘者可用本品调养。本品滋阴养血，润肠通便。可配伍麻子仁、落花生等。

【用法】宜鲜食或榨汁饮服，或加蜜熬膏。

【成分】富含蛋白质、维生素 C 和矿物质硒，含黄酮类化合物。

【参考文献】

1.《新修本草》："单食，主消渴。"

2.《滇南本草》："益肾脏而固精，久服黑发明目。"

3.《本草纲目》："捣汁饮，解中酒毒。酿酒服，利水气，消肿。"

猕 猴 桃

《开宝本草》

【异名】藤梨，大零核，山洋桃，洋桃果，猕猴梨，狐狸桃，猴子桃，阳桃。

笔记

【来源】为猕猴桃科猕猴桃属植物猕猴桃的成熟果实。

【性味归经】味甘、酸，性寒。归胃、肝、肾经。

【功用】解热，止渴，除胀，通淋。

1. 素有胃纳不下，脘腹胀闷或食欲不振者可用本品调养。本品味甘可益胃下气、调中除胀，酸则开胃消食。生食或干品配伍麦芽、陈皮、山楂水煎调养。

2. 热病烦渴或阴虚消渴者可用本品调养。本品性寒清热，味酸甘化阴，有助于解热生津而止渴，宜生食。

3. 素有肝胆湿热或湿热下注而见黄疸、小便淋沥涩痛等症者可用本品调养。本品性寒味甘，有助于清利肝胆湿热兼通淋浊。可单用本品水煎服食或配伍冬瓜、赤小豆等水煎调养。

【用法】宜生食或榨汁，也可干品食用。

【成分】含有一定量的碳水化合物、维生素、微量元素等，其中维生素 C 含量较多。

【使用注意】脾胃虚寒者慎食。

【参考文献】

1.《食经》："和中安肝。主黄疸，消渴。"

2.《开宝本草》："止暴渴，解烦热……压丹石，下石淋，热壅反胃者，取汁和生姜汁服之。"

3.《全国中草药汇编》："调中理气，生津润燥，解热除烦。治消化不良、食欲不振、呕吐、烧烫伤。"

草　莓

《台湾药用植物志》

【异名】荷兰草莓，凤梨草莓，红莓，洋莓。

【来源】为蔷薇科植物草莓的成熟果实。

【性味归经】味酸、甘，性凉。归肺、脾、胃经。

【功用】清热润肺，生津止渴，开胃消食。

1. 肺热津伤致口渴、咽干者可用本品调养。草莓味酸甘性凉，归肺经，酸甘化阴，所以具有清肺热、润肺燥的作用。鲜品食用即可，也可配伍梨、麦冬等食用。

2. 食欲不振、脘腹胀闷者可用本品调理。草莓味甘益胃健脾，酸则开胃消食。鲜品食用或干品泡水饮用即可。

【用法】鲜品食用或晾干泡水饮用、制果酱食用均可。

【成分】含维生素 C 和有机酸等。

【使用注意】肺寒痰白量多者、脾胃虚寒易泄泻者慎用；结石患者不宜多食。

【参考文献】

《台湾药用植物志》："清凉止渴，滋养。"

菠　萝

《中国中药资源志要》

【异名】番梨，露兜子，地菠萝，草菠萝，凤梨，番菠萝。

笔记

【来源】为凤梨科植物凤梨的果实。

【性味归经】味甘、酸、微涩，性平。归胃、肾经。

【功用】止渴除烦，开胃消食。

1. 热盛津伤致口渴心烦者可用本品调养。菠萝味酸甘，可滋阴生津、润燥止渴，鲜品食用即可。

2. 食欲不振、纳呆或食积、腹泻者可用本品调养。菠萝味酸，可开胃消食，味微涩还可涩肠止泻。可用鲜品去皮绞汁，每次 30ml，每日 2~3 次，冷开水冲服。

【用法】生食或绞汁服、晾干食用。

【成分】含碳水化合物、维生素 A 原及膳食纤维等。

【使用注意】食用前应将果皮和果刺削净，将果肉切成块状，在稀盐水或糖水中浸渍少时再食用。特禀质者慎用。

【参考文献】

1.《云南中药资源名录》："生津止渴，助消化，止痢疾。"

2.《中医食疗学》："生津和胃，补脾胃，消肿祛湿。"

3.《岭南本草集锦》："清热解暑，利小便。"

柠　　檬

《岭南采药录》

【异名】黎檬子，宜母子，宜母果，里木子，黎檬干，柠果，药果，檬子。

【来源】为芸香科植物黎檬或洋柠檬的成熟果实。

【性味归经】味酸、甘，性凉。归肺、胃经。

【功用】生津解暑，和胃安胎，止咳化痰。

1. 素有胃热津伤或伤暑致口燥咽干、喜饮冷者可用本品调养。柠檬味酸甘性凉，归胃经，酸甘化阴，性凉清热，故可清热解暑、生津止渴。可用本品切片泡水饮用。

2. 恶心呕吐、妊娠恶阻者可用本品调养。柠檬可和胃降逆、健胃消食。可用鲜柠檬 500g，去皮核切块，用白糖 250g 浸渍 1 日，用文火煎熬至水分将干时停火冷却，再加入白糖适量，装瓶食用。

3. 感受燥热之邪致咳嗽咳痰、口干者可用本品调养。柠檬可清热化痰，生津止渴。可用梨、浙贝母水煎取汁，然后泡入柠檬片服用。

【用法】生食、代茶饮、榨汁服用或切片晾干备用。

【成分】含多种有机酸和橙皮苷、柚皮苷、柠檬苦素等生物活性物质。

【使用注意】胃酸过多者不宜多食。

【参考文献】

1.《药性考》："浆饮渴瘳，孕妇宜食，能辟暑……孕妇食之，能安胎。"

2.《粤语》："以盐腌，岁久色黑，可治伤寒痰火。"

3.《本草纲目拾遗》："腌食，下气和胃。"

椰　子　瓤

《本草衍义》

【异名】椰子又称越王头，椰栗，胥耶。

【来源】为棕榈科植物椰子的果肉。

【性味归经】味甘,性平。归肺、脾经。

【功用】益气健脾,消肿,杀虫,消疳。

1. 素有脾气虚弱致倦怠乏力、腰膝酸软者可用本品调养。椰子瓤味甘,入脾,具有健脾益气之功。可用椰子瓤配伍党参,水煎服食。

2. 小儿疳积或姜片虫病可用本品调养。可用本品与槟榔同食,加强驱虫作用。

3. 素有脾气不足致水肿者可用本品调养。本品味甘,入脾经,具有健脾利水之功。可用椰子瓤配伍薏苡仁,水煎服食以健脾益气、利水消肿。

【用法】生食、煮食均可,或压滤取汁。驱虫多在清晨空腹时服,服后数小时再进食物。

【成分】含有椰子油、碳水化物、维生素 C、蔗糖、葡萄糖等。

【使用注意】特禀质慎用。

【参考文献】

1.《本草纲目》:“令人面泽。”

2.《本草求原》:“消疳积白虫,小儿青瘦,合蜜食。”“患疮疥、喘咳者忌。”

3.《开宝本草》:“益气,去风。”

椰 子 浆

《海药本草》

【异名】椰酒。

【来源】为棕榈科植物椰子胚乳中的浆液。

【性味归经】味甘,性凉。归肺、脾经。

【功用】生津,利尿,止血。

1. 素有阴虚或津伤口渴者可用本品调养。椰子浆甘凉,可清热养阴、生津止渴,单用本品饮用即可。也可取麦冬煎水兑入本品饮用。

2. 热盛津伤致小便黄赤、尿血或燥热灼伤血络致衄血者可用椰子浆调养。本品性凉,清热凉血、生津利尿。单用本品饮用即可。

3. 素有阴虚火旺,血络受损致口燥咽干、鼻衄咯血者可用本品调养。本品味甘性凉,且归肺经,具有养肺阴、润肺燥之功,可生津止血。单取本品饮用即可,也可取北沙参、麦冬等煎水后兑入本品饮用。

【用法】内服:75~100ml。

【成分】含葡萄糖、果糖、蔗糖、脂肪、蛋白质、铁、磷、钙、钾、镁及维生素 C。

【使用注意】特禀质慎用。

【参考文献】

1.《海药本草》:“主消渴,吐血,水肿,去风热。”“多食动气。”

2.《中国药用植物图鉴》:“滋补,清暑,解渴。”

3.《开宝本草》:“涂头,益发令黑。”

芒　果

《岭南采药录》

【异名】杧果，菴罗果，香盖，望果，蜜望，沙果梨，蜜望子，莽果，檬果，马蒙。

【来源】为漆树科杧果属植物杧果的果实。

【性味归经】味甘、酸，性微寒。归肺、胃经。

【功用】益胃生津，止渴，止呕。

1. 胃热津伤致口干、口渴者可用本品调养。芒果味酸甘，性微寒，故有养阴生津、止渴之功。单用鲜品食用或绞汁服用。

2. 胃热呕吐或晕车(船)者可用本品调养。芒果具有益胃清热、止呕之功，可配伍生姜水煎服。

【用法】鲜食或绞汁服用。

【成分】含碳水化合物、维生素A原和膳食纤维等。

【使用注意】特禀质慎用。

【参考文献】

1.《本草纲目拾遗》："止船晕。"

2.《食物考》："清胃生津。"

3.《全国中草药汇编》："止渴、健胃、行气。治咳嗽、食欲不振。"

甜　瓜

《开宝本草》

【异名】甘瓜，香瓜，果瓜，熟瓜，穿肠瓜，梨瓜。

【来源】为葫芦科植物甜瓜的果实。

【性味归经】味甘，性寒。归心、胃经。

【功用】清暑热，解烦渴，利小便。

1. 感受暑热或邪热内盛致烦渴引饮者可用本品调养。甜瓜味甘性寒，具有清胃热、生津止渴之功。单用鲜品食用或配伍西瓜食用。

2. 湿热下注膀胱或心火下移小肠致小便淋涩不畅、灼热疼痛者可用本品调养。甜瓜性寒，归心、胃经，具有清心泻火、利水通淋之功。单用鲜品食用或连皮食用。

【用法】一般鲜品生食，皮可水煎服或做羹食用。

【成分】含碳水化合物、维生素和矿物质等。

【使用注意】脾胃虚寒，腹胀便溏者忌服。

【参考文献】

1.《食疗本草》："上止渴，益气，除烦热……利小便，通三焦间壅塞气。"

2.《随息居饮食谱》："甘寒涤热，利便除烦，解渴疗饥，亦治暑痢。"

3.《玉楸药解》："甜瓜甘寒疏利，甚清暑热，但泻胃滑肠，阳衰土湿者食之必泄利，生冷败脾，以此为最。"

笔记

西　瓜

《日用本草》

【异名】寒瓜。

【来源】为葫芦科西瓜属植物西瓜的成熟果瓤。

【性味归经】味甘,性寒。归心、胃、膀胱经。

【功用】清热解暑,生津止渴,利尿,除烦。

1. 暑热引起的口渴烦热、小便短赤者常用本品调养。西瓜为夏季当季水果,性寒能清暑热,多汁能生津止渴,常用来清热解暑。

2. 水肿、小便不利者可用本品利水消肿。

3. 心火上炎导致的口疮可用本品调治。本品性寒,归心经,能清心火、利小便。

【用法】宜生食、榨汁或制霜用。

【成分】富含维生素 A 原、维生素 C 和瓜氨酸,含有黄酮类化合物、类胡萝卜素、三萜类化合物等。

【使用注意】脾胃虚寒、寒湿内盛者不宜多食。

【参考文献】

1.《饮膳正要》:"主消渴,治心烦,解酒毒。"

2.《本草纲目》:"消烦止渴,解暑热……宽中下气,利小水,治血痢。"

3.《随息居饮食谱》:"清肺胃,解暑热,除烦止渴,醒酒凉营,疗喉痹口疮,治火毒时证。"

荸　荠

《日用本草》

【异名】乌芋,葃菇,水萍,葧脐。

【来源】为莎草科荸荠属植物荸荠的球茎。

【性味归经】味甘,性寒。归肺、胃、肝、大肠经。

【功用】清热化痰,生津止渴,开胃消食。

1. 痰热咳嗽、大肠下血或血痢者可用本品调养。荸荠性寒,归肺及大肠经,可以清热化痰、凉血解毒,对热邪蕴结肺与大肠而咳嗽、痰黄、大便下血者具有辅助治疗作用。

2. 热病口渴、消渴、咽喉肿痛者可用本品调养。荸荠性寒质润,可养阴清热、生津止渴。

3. 湿热内蕴而见黄疸、热淋、崩漏下血、目赤肿痛者可用本品调养。本品可辅助清泻肝胆湿热。

【用法】煮食、炒、煨、炸食,或捣汁,或澄粉均可。

【成分】含有淀粉、磷和钾。

【参考文献】

1.《名医别录》:"主治消渴,痹热,热中,益气。"

2.《日用本草》:"消风毒,下五淋,泻胃热,治黄疸,助酒力。"

笔记

3.《本草纲目》:“主血痢、下血、血崩,辟蛊毒。”

菱　角

《名医别录》

【异名】水栗,芰,芰实,菱,水菱,沙角,菱实。

【来源】为菱科植物菱、乌菱、无冠菱及格菱等的果肉。

【性味归经】味甘、涩,性凉。归脾、胃、大肠经。

【功用】健脾益胃,除烦止渴,清暑解毒。

1. 素体脾胃虚弱致食少便溏、倦怠乏力、胃脘不舒者可用本品调养。菱角味甘,归脾、胃、大肠经,具有健脾益气、和中止泻之功。可用本品配伍薏苡仁、山药水煎服食。

2. 感受暑热之邪致烦渴、倦怠、咽干者可用本品调养。本品甘凉,具有清暑解热、止渴除烦之功。可用本品生食或煮水服用;或与西瓜、甜瓜同食以加强其功。

【用法】清暑热、除烦渴宜生用;补脾益胃宜熟用。

【成分】含碳水化合物和4,6,8(14),22-麦角甾四甾四烯-3-酮等。

【使用注意】脾胃虚寒或脾胃气滞者慎用。

【参考文献】

1.《医林纂要》:“止渴,除烦,清暑。”

2.《名医别录》:“主安中补脏,不饥轻身。”

3.《本草衍义》:“有人食生芰多则利及难化,是亦性冷。”

甘　蔗

《名医别录》

【异名】薯蔗,干蔗,糖梗,竿蔗。

【来源】为禾本科甘蔗属植物甘蔗的新鲜茎秆。

【性味归经】味甘,性寒。归肺、脾、胃经。

【功用】清热生津,润燥和中,解毒通便。

1. 胃热口渴、反胃呕逆者可用本品调养。本品性寒清热,和中降逆,止呕哕。鲜品咀嚼咽汁或捣汁饮。

2. 阴虚肺燥,痰黏难咯、干咳者可用本品调养。本品甘寒,生津润燥。取鲜甘蔗洗净,去皮,捣烂绞汁,频饮。

3. 肠燥便秘、疮疡酒毒者可用本品调养。本品甘寒生津,润燥通腑,清热解毒。

【用法】鲜品生服或榨汁饮。

【成分】富含大量蔗糖。甘蔗汁中含有黄酮类及酚类化合物。

【使用注意】脾胃虚寒者慎用。发霉变质的甘蔗禁食。

【参考文献】

1.《食疗本草》:“主补气,兼下气,不可与酒共食,发痰。”

2.《急救广生集》:“胃寒呕吐,中满滑泻者忌之。”

3.《备急千金要方》:“下气和中,补脾气,利大肠。止渴去烦,解酒毒。”

笔记

小贴士

去除水果农药残留的几种家用方法

1. 储藏 一些可以放置的水果,如苹果、梨、桃等,可以在空气中或冷藏环境中放置适当时间再食用,以促进其表面残留农药的分解。

2. 浸泡 由于不同的浸泡液对不同农药去除程度不同,所以应根据需要使用清水、热水、盐水、淘米水、洗洁精等浸泡。一般采用1‰盐水浸泡10~20分钟,操作简单,并且优于清水浸泡效果。

3. 去皮 尽管可能造成一定的营养损失,但对于苹果、梨、桃子等水果建议采用去皮食用的方法,以减少残留农药对人体的损害。

(二)干果类

落 花 生

《滇南本草图说》

【异名】花生,番豆,土露子,长生果,落地生,及地果,落地松,万寿果。

【来源】为豆科植物落花生属落花生的成熟种子。

【性味归经】味甘,性平。归脾、肺经。

【功用】健脾养胃,润肺化痰,下乳。

1. 素日脾胃虚弱,食少、反胃不舒者可用本品调养。落花生味甘,健脾养胃以助纳运,可水煮服用调养。

2. 肺燥咳嗽,痰少难咯者可用本品调养。落花生质润,归肺经,可润肺化痰止咳,常配梨、百合等水煮服食。

3. 产后乳少者可用本品调养。落花生可健脾养胃,使气血生化有源而调养乳少。可配伍猪蹄炖食。

【用法】可生食、煮炖、炒食,或制酱等食用。

【成分】富含蛋白质和单不饱和脂肪酸。

【使用注意】脾胃虚寒及湿邪内盛者慎食。霉变花生不可食用。

【参考文献】

1.《滇南本草图说》:"补中益气,多则滞气,盐水煮食养肺。"

2.《随息居饮食谱》:"煮食甘平,润肺,解毒,化痰;炒食甘温,养胃调气,耐饥。"

3.《滇南本草》:"盐水煮食,治肺痨…炒用,燥火行血。治一切腹内冷积肚疼。"

胡 桃 仁

《七卷食经》

【异名】核桃仁,胡桃,核桃,胡桃肉,羌桃。

【来源】为胡桃科植物胡桃的成熟种仁。

【性味归经】味甘、涩,性温。归肾、肺、大肠经。

【功用】补肾益肺,纳气定喘,润肠通便。

笔记

1. 素体肺肾亏虚，见咳嗽喘息时可用本品调治。胡桃仁补肺平喘、补肾纳气。单用，生、熟食均可。

2. 素日肾虚尿频遗尿、滑精带下者可用本品调养。胡桃仁甘温，善补肾固摄，涩精止遗。如用胡桃煨熟，卧时嚼之，温酒送下，可治小便频数(《本草纲目》)。

3. 素日肠燥便秘者可用本品调养。本品富含油脂，质地滋润，具有润肠通便之效。若配伍蜂蜜、松子仁、麻子仁等，效果更佳。

4. 由于胡桃肉具有补肾益精之功，常食本品，可以润肤、乌发、益智。

【用法】宜生食，或炒食、煎汤。定喘止咳宜连皮食用，润肠通便宜去皮食用。

【成分】富含蛋白质、纤维素和不饱和脂肪酸，含有生物素和 γ-生育酚。

【使用注意】阴虚火旺、痰热咳嗽或便溏者不宜食用。

【参考文献】

1.《食疗本草》："除去风，润脂肉，令人能食……通经络气，(润)血脉，黑人鬓发。"

2.《玉楸药解》："止嗽定喘，利水下食。"

3.《医林纂要》："补肾，润命门，固精，润大肠，通热秘，止寒泻、虚泻。"

黑 芝 麻

《本草纲目》

【异名】巨胜子，黑油麻，脂麻，胡麻，巨胜，乌麻子，黑脂麻，油麻，小胡麻。

【来源】为胡麻科胡麻属植物芝麻的成熟黑色种子。

【性味归经】味甘，性平。归肝、肾、大肠经。

【功用】补益肝肾，益精养血，润燥滑肠。

1. 由于肝肾不足引起的须发早白、头晕耳鸣、腰膝酸软可用本品调养。黑芝麻补肝养血，滋肾益精，常配伍大枣、蜂蜜、桑椹等食用。

2. 产妇乳汁不足可用本品调养。黑芝麻味甘，益精养血以资乳汁化生，常配伍落花生、猪蹄等食用。

3. 肠燥便秘者可用本品调养。本品质地滋润、油脂丰富，可滑利肠道而通行大便，可与胡桃仁、柏子仁、粳米等煮粥食用，或直接服食芝麻油少许。

4. 本品益精养血，经常适量食用，可收润肤、乌发之功。

【用法】多炒熟研粉、做糊、制酱、榨油等食用；也可作为蒸馒头、烙饼、烤面包、做汤圆或月饼的配料。

【成分】富含必需脂肪酸，含芝麻素、卵磷脂等。

【使用注意】大便溏泻者慎食。

【参考文献】

1.《神农本草经》："主伤中，虚羸，补五内，益气力，长肌肉，填脑髓。久服轻身不老。"

2.《本草备要》："补肝肾，润五脏，滑肠。""明耳目……乌须发，利大小肠，逐风湿气。"

笔记

3.《玉楸药解》:"补益精液,滋润肝脏养血舒筋。"

海 松 子

《开宝本草》

【异名】松子,松子仁,新罗松子,红果松。

【来源】为松科植物红松的成熟种子。

【性味归经】味甘,性微温。归肝、肺、大肠经。

【功用】润燥,养血,祛风。

1. 素有肺燥,干咳少痰者可用本品调养。海松子味甘质润,能润肺,可配伍百合、麦冬、梨等服食调养。

2. 素日有肠燥便秘者可用本品调养。生食或炒食,也可配伍柏子仁、郁李仁、当归、蜂蜜等服食。

3. 素有血虚,皮肤干燥、毛发枯槁者可用本品调养。本品味甘质润,具有养血润燥、润肤养发之功,可配伍当归、黑芝麻等一同服食。

【用法】多炒食或煎汤,也可炒熟食用。

【成分】富含不饱和脂肪酸,含有少量蛋白质、碳水化合物、多种维生素及矿物质等。

【使用注意】便溏、滑精及痰饮者慎用。

【参考文献】

1.《本经逢原》:"益肺清心,止嗽润肠,兼柏仁、麻仁之功,温中益阴之效。心肺燥痰干咳之良药也。"

2.《玉楸药解》:"松子仁与柏子仁相同,收涩不及而滋润过之,润肺止咳,滑肠通秘,开关逐痹,泽肤荣毛。"

3.《本草通玄》:"益肺止嗽,补气养血,润肠止渴,温中搜风,润皮肤,肥五脏。"

南 瓜 子

《本草纲目》

【异名】南瓜仁,白瓜子,金瓜米,窝瓜子,倭瓜子。

【来源】为葫芦科植物南瓜的种子。

【性味归经】味甘,性平。归大肠经。

【功用】杀虫,下乳消肿,止百日咳。

1. 素有虫积者可用本品调养。南瓜子具有杀虫之功,如取新鲜南瓜子仁,研碎加水制成乳剂,加冰糖或蜂蜜空腹顿服;也可配伍槟榔食用去除虫积。

2. 百日咳患者可用本品调养。将南瓜子炒熟研细粉,加红糖少许开水冲服。

3. 产后缺乳或后手足浮肿者也可用本品调养。

【用法】生食、炒食、研粉或水煎服均可。

【成分】含蛋白质、不饱和脂肪酸、维生素 A、维生素 B_1、维生素 B_2、维生素 C、多种矿物质等,还含有胡萝卜素、南瓜子氨酸等。

笔记

【使用注意】阴虚火旺者慎用。

【参考文献】

1.《本草纲目拾遗》:"多食壅气滞膈。"

2.《中国药植图鉴》:"炒后煎服,治产后手足浮肿,糖尿病。"

3.《现代实用中药》:"驱除绦虫。"

莲　子

《本草经集注》

【异名】藕实,水芝丹,莲蓬子,莲实,莲肉。

【来源】为睡莲科莲属植物莲的成熟种子。

【性味归经】味甘、涩,性平。归脾、肾、心经。

【功用】健脾止泻,益肾固精,养心安神。

1. 素日脾虚腹泻、下利常作者可用本品调养。常配伍炒山药、炒薏苡仁、粳米熬粥食用。

2. 本品具有补肾固涩作用,小便失禁或男性梦遗、滑精者可用本品调养。

3. 素日虚烦失眠者可用本品调养。本品能养心益肾、交通心肾,可配伍柏子仁、百合等食用。

4. 女子带下清稀量多者可用本品调养。本品有健脾益肾、涩精止带之功,常配伍炒山药服食。

【用法】用作配菜、生食、蒸食、煮粥做羹、炖汤、做糕点等。

【成分】富含蛋白质及多种矿物质,含有莲子多糖和莲心碱、非结晶性生物碱Nn-9等。

【参考文献】

1.《神农本草经》:"补中养神,益气力,除百疾。"

2.《日华子本草》:"主益气,止渴,助心,止痢。"

3.《本草纲目》:"交心肾,厚肠胃,固精气,强筋骨,补虚损,利耳目,除寒湿,止脾泄久痢,赤白浊,女人带下崩中诸血病。"

芡　实

《本草纲目》

【异名】鸡头米,鸡头,雁喙实。

【来源】为睡莲科植物芡的干燥成熟种仁。

【性味归经】味甘、涩,性平。归脾、肾经。

【功用】益肾固精,补脾止泻,祛湿止带。

1. 延年益寿。本品久服可以益精气,强志意,老人常用可益精强肾、聪耳明目。如芡实散(《回生集》),以芡实粉、金银花、干藕等量蒸熟,晒干为末,汤水调服。

2. 梦遗滑精者可用本品调养。本品既能补益,又能固涩,常与山药同用,两者为末,每日以米汤送服,用于遗精日久,神衰形惫。或以芡实、山药、白糖、花椒、糯米5味为末,米汤冲调服食,用于预防梦遗。

3. 脾虚久泻者可用本品调养。本品能补脾止泻,常与山药、茯苓、莲子肉、白扁豆、薏苡仁等同用,炒干磨细,米汤调服或入羹粥。

4. 脾肾两虚、带下色黄白者可用本品调养。本品益肾固精,健脾祛湿,收涩止带,常与车前子、白果同用,方如易黄汤。

【用法】宜炒黄磨细后制粥、羹、糕、丸等。

【成分】富含淀粉,含有亚油酸等成分。

【使用注意】本品味涩,小便不利者禁服,食滞不化者慎服。

【参考文献】

1.《食疗本草》:"补中焦,益精,强志意,耳目聪明。作粉食之,甚好,此是长生之药。"

2.《本草思辨录》:"藕气寒而鸡头气温,藕性润而鸡头性燥。"

桂 圆

《开宝本草》

【异名】龙目,龙眼肉。

【来源】为无患子科龙眼属植物龙眼的成熟果实。

【性味归经】味甘,性温。归心、脾经。

【功用】补心脾,益气血,安心神。

1. 心脾两虚引起的不思饮食、心悸失眠、泄泻者可用本品调理。桂圆味甘,健脾助运,化生气血,宁心安神,可配伍粳米、大枣、山药等煮粥服食。可用于思虑过度、劳伤心脾、虚烦不眠者的调养。

2. 久病或脾虚气血不足所致的面色萎黄少华、倦怠乏力或月经不调者可用本品调养。本品甘温,益气养血,单味常食即有效。

【用法】鲜品宜生食,干品可煎汤。

【成分】含有丰富的碳水化合物、维生素和矿物质。

【使用注意】湿滞中满、痰火停饮者慎食。

【参考文献】

1.《本草纲目》:"开胃益脾,补虚长智。"

2.《神农本草经》:"主治五脏邪气,安志厌食。久服强魂魄,聪明,轻身不老,通神明。"

3.《随息居饮食谱》:"补心气,安志定神;益脾阴,滋营充液。"

山 楂

《本草衍义补遗》

【异名】红果,赤爪实,棠球子,大山楂,山里红果。

【来源】为蔷薇科山楂属植物山里红或山楂的成熟果实。

【性味归经】味酸、甘,性微温。归脾、胃、肝经。

【功用】活血化瘀,消食散积。

笔记

1. 暴饮暴食致饮食积滞、脘腹胀满者可用本品调养。本品健脾开胃，长于消肉食、油腻食积，可单用本品或配伍麦芽水煎调养。

2. 女子产后瘀血内阻，恶露不尽、少腹疼痛者可用本品调养。本品温通血脉，味甘缓急止痛。

3. 素有疝气或睾丸肿痛者可用本品调养。本品性温散寒，味甘缓急止痛。

【用法】生食、代茶饮、制片、做膏、水煎皆可。

【成分】富含氨基酸、维生素，含有绿原酸及金丝桃苷等生物活性物质。

【使用注意】脾虚食少无积滞或反酸者慎食。

【参考文献】

1.《日用本草》："化食积，行结气，健胃宽膈，消血痞气块。"

2.《滇南本草》："消肉积滞，下气，吞酸，积块。"

3.《本草纲目》："化饮食，消肉积，癥瘕，痰饮，痞满，吞酸，滞血痛胀。"

大　枣

《神农本草经》

【异名】干枣，红枣，美枣，大红枣。

【来源】为鼠李科枣属植物枣的成熟果实。

【性味归经】味甘，性温。归心、脾、胃经。

【功用】补中益气，养血安神，调和药性。

1. 素日脾虚、体倦乏力、头晕、食少便溏者可用本品调养。本品味甘能补，健脾益气，常与山药、薏苡仁、粳米、黄豆等配伍，熬粥调补脾胃。

2. 素日心悸气短、失眠多梦、心神不宁者可用本品调养。本品可益气养血，宁心安神。如用大枣 20 枚、葱白若干，水煎去渣顿服，治虚劳烦闷不得眠（《备急千金要方》）。

3. 血虚证见面色萎黄及妇女脏躁精神不安、汗出者可用本品调养，并常配伍小麦、甘草等，如甘麦大枣汤。

4. 本品常与甘草配伍用于缓急止痛、调和药性。另外还用于方剂配伍，以缓和药物的峻烈之性。

【用法】鲜品多生食；干品多掰开煎汤、煮粥食用。

【成分】富含维生素 C 和矿物质钙、铁，含有环磷酸腺苷、有机酸等。

【使用注意】中满湿盛、痰热咳嗽者慎用或禁用。

【参考文献】

1.《神农本草经》："治心腹邪气，安中养脾……久服轻身长年。"

2.《汤液本草》："生者多食，令人腹胀，注泄；蒸熟食，补肠胃，肥中益气。"

3.《本草汇言》："补中益气，壮心神，助脾胃，养肝血，保肺气，调营卫。东垣：生津之药也。"

栗　子

《备急千金要方》

【异名】板栗，栗果，大栗，栗实。

笔记

【来源】为壳斗科植物栗的种仁。

【性味归经】味甘、微咸，性平。归脾、胃、肾经。

【功用】益气健脾，补肾强筋，活血消肿，止血。

1. 素有脾胃虚弱，纳食后易吐或纳多泄泻者可用本品调养。栗子味甘，可健脾止泻，可用本品与山药一起煮食；纳后反胃者可用本品与生姜一起煮食。

2. 年老体衰、素有腰膝酸软者可用本品调养。栗子味微咸入肾，与猪肾同煮食用，可补肾强筋，对于年老精亏腰脚痿弱无力者有所裨益。

3. 素有脾气虚弱，月经量多、衄血、便血者可用本品调养。栗子具有健脾益气、补气摄血作用，可配伍茯苓、槐花等一起煮食。

【用法】本品生食、煮食、炒食均可。

【成分】含碳水化合物、蛋白质、脂类，以及钙、磷、铁、钾等矿物质和多种维生素等。

【使用注意】脾虚食积或脘腹胀满痞闷不适者不宜食用，小儿尤不宜多食。

【参考文献】

1.《本草衍义》："小儿不可多食。生者难化，熟即滞气、隔食、生虫，往往致小儿病。"

2.《名医别录》："主益气，厚肠胃，补肾气，令人耐饥。"

3.《玉楸药解》："补中助气，充虚益馁，培土实脾，诸物莫逮。但多食则气滞难消，少啖则气达易克耳。"

榧　子

《新修本草》

【异名】柀子，榧实，玉山果。

【来源】为红豆杉科植物榧的干燥成熟种子。

【性味归经】味甘、涩，性平。归大肠、胃、肺经。

【功用】杀虫消积，润燥通便。

1. 素有虫积腹痛者可用本品调养。榧子具有杀虫消积之功，可用本品配伍使君子、大蒜等煎服。

2. 素有肠燥便秘者可用本品调养。榧子富含油脂，能润肠通便，可与海松子等交替嚼食，或煎水配入适量蜂蜜服用。

【用法】水煎服或炒熟取种仁嚼食均可。

【成分】富含不饱和脂肪酸。

【使用注意】脾虚泄泻或肠滑大便不实者慎用。

1.《本草再新》："治肺火，健脾土，补气化痰，止咳嗽，定呵喘，去瘀生新。"

2.《随息居饮食谱》："多食助火，热嗽非宜。"

3.《本草经疏》："榧实，《本经》味甘无毒，然尝其味，多带微涩，详其用，应是有苦，气应微寒。五痔三虫，皆大肠湿热所致，苦寒能泻湿热，则大肠清宁而二证愈矣。"

笔记

白　果

《日用本草》

【异名】银杏，灵眼，佛指柑，鸭脚子。

【来源】为银杏科植物银杏属银杏的成熟种子。

【性味归经】味甘、苦、涩，性平。归肺、肾经。有小毒。

【功用】敛肺定喘，止带缩尿。

1. 素有肺虚咳喘者可用本品调养。本品能敛肺益气、止咳平喘，多炒熟食用。

2. 素体肾虚不固，遗精、带下、小便清长、尿频失禁者可用本品调养。本品能涩精止遗、缩尿止带。如用白果3枚，酒煮食连服4~5日，治梦遗(《湖南药物志》)。

【用法】宜制熟食用，或煎汤、炒食。

【成分】含有蛋白质、脂类和矿物质，以及多糖和黄酮类化合物。

【使用注意】白果仁有毒，不宜生食、多食，小儿尤当注意。咳嗽痰稠者不宜食用。

【参考文献】

1.《本草便读》："上敛肺金除咳逆，下行湿浊化痰涎。"

2.《本草纲目》："熟食温肺益气，定喘嗽，缩小便，止白浊；生食降痰，消毒杀虫……然食多则收令太过。"

3.《医林纂要》："炒食补肺，泄逆气，固肾，除邪湿。"

知识拓展

果品宜忌

果品宜忌的理论早在《黄帝内经》中已有论述，如《素问·藏气法时论》云："毒药攻邪，五谷为养，五果为助，五畜为益，五菜为充，气味合而服之，以补精益气。此五者，有辛酸甘苦咸，各有所利，或散或收，或缓或急，或坚或软，四时五藏，病随五味所宜也。"明确指出尽管五谷、五果、五畜、五菜乃百姓之所饮食，但随其性味不同，其用不同，宜斟酌使用。而在《素问·生气通天论》中则云："阴之所生，本在五味；阴之五宫，伤在五味。是故味过于酸，肝气以津，脾气乃绝……是故谨和五味，骨正筋柔，气血以流，腠理以密，如是则骨气以精。谨道如法，长有天命。"对于果品的宜忌在历代的食疗食养著作中则多为分别论述。如《本草纲目》认为梅子："敛肺涩肠，止久嗽，泻痢，反胃噎膈，蛔厥吐利，消肿涌痰，杀虫，解鱼毒、马汗毒、硫磺毒。"而在《日华子本草》则云："多啖伤骨，蚀脾胃，令人发热。"又如白果，《本草纲目》指出："熟食温肺益气，定喘嗽，缩小便，止白浊；生食降痰，消毒杀虫……然食多则收令太过。"大枣的食用也应注意方法，如《汤液本草》云："生者多食，令人腹胀注泄。蒸熟食，补肠胃，肥中益气。"

可见无论水果还是干果，均应熟悉其食用宜忌，合理使用，并做到有所节制，如《卫生宝鉴》所言："食物无贪于多，贵在有节。"

笔记

小贴士

干果的存放

干果存放的关键是干燥、低温、防氧化。如果家庭中要存放干果，需注意防潮，并防止与空气过多接触。因此，最好放在玻璃瓶中密封，放置干燥剂或茶叶除湿，置于15℃以下的环境中，低温条件在一定程度上限制微生物的繁殖。尽量减少使用塑料器皿或铁罐等金属器皿储存，因为干果富含不饱和脂肪酸，金属物质会加速其氧化，而塑料器皿密封及防潮能力较差，潮湿容易使干果霉变，与空气接触过多易发生氧化酸败，产生黄曲霉素等强致癌物，所以，只要有哈喇味或发生霉变的干果，是绝不可食用的。

六、禽类

“禽”为野生或人工饲养的鸟类的通称。禽类食物主要包含禽类的肉和内脏，是我国传统膳食中重要的组成部分。

禽类食物味多甘咸，性平，其次为甘温。甘平益气，甘温助阳，功效以补益居多。禽肉细嫩易消化，加工烹调后汤味鲜美，对体弱年老者、儿童尤为适宜。

鸡　肉

《神农本草经》

【异名】丹雉鸡，烛夜，家鸡。

【来源】为雉科雉属动物家鸡的肉。

【性味归经】味甘，雄鸡性微温，雌鸡性平。归脾、胃经。

【功用】益气温中，补精填髓。

1. 产后体虚者的调养。宜选用雌鸡肉，益阴血、补气益脾。以黄雌鸡1只，去毛及肠肚，将粳米、百合填入鸡腹，线缝，酌加配料煮鸡令熟，开肚取百合及粳米饭，和鸡汤、鸡肉食用（《圣济总录》）。

2. 老人脾胃虚弱之萎黄瘦弱者的调养。选用雌鸡补益脾胃，以黄雌鸡1只，以食盐、醋涂，煮熟空心食之（《食医心鉴》）。

3. 脾胃虚弱之水肿的调养。选用雄鸡温中补脾，常与赤小豆等补脾利水之品同用利尿。如针对脾虚引起的水气浮肿，用白雄鸡1只，赤小豆1kg，水30L，煮熟食之（《肘后救急方》）。

【用法】炖汤或烧制、炒食。

【成分】富含蛋白质和9种必需氨基酸、多种矿物质，含有B族维生素。

【使用注意】实证、邪毒未清者慎食。多食易生热动风。

【参考文献】

1.《食疗本草》：“乌雌鸡：……治反胃，安胎及腹痛，踒折骨疼、乳痈。”

2.《神农本草经》：“丹雄鸡……治女人崩中漏下赤白沃，补虚温中，止血通神，杀毒。”

3.《医林纂要·药性》：“肥腻壅滞，有外邪者皆忌食之。”

笔记

鸡 肝

《名医别录》

【异名】鸡肝脏。

【来源】为雉科雉属动物家鸡的肝脏。

【性味归经】味甘、苦，性温。归肝、肾、脾经。

【功用】补肝益肾，养血明目，消疳杀虫。

1. 肝肾不足之筋骨痿弱、阳痿、早泄者的调养。将鸡肝切细，与菟丝子15g、粟米100g同煮为粥，粥将熟时加入葱白2根、盐及胡椒粉适量调和，再煮沸即成，空腹食用(《太平圣惠方》)。

2. 肝虚目暗、视力下降者的调养。将鸡肝切碎，以米熬粥食之(《寿亲养老新书》)。

3. 小儿疳积之虫积腹痛、面黄肌瘦、视物模糊者的调养。如将鸡肝、使君子、雷丸做成散剂，每服1.5g，米饮或开水调下，每日2次(《常用中成药》)。

【用法】煎汤或入丸、散。

【成分】含蛋白质、钙、磷、铁、锌、维生素A、B族维生素，其中，铁元素和维生素A含量较高。

【使用注意】病鸡肝和变色变质鸡肝勿食。

【参考文献】

1.《本草汇言》:“鸡肝，补肾安胎，消疳明目之药也。王嘉生曰，目乃肝窍，疳本肝疾，小儿肝热致虚，故成疳疾，目暗者，以鸡肝和药服，取其导引入肝，气类相感之用也。妇人胎妊虽系胞中，而实厥阴肝藏主之，今胎妊有不安而欲堕者，以鸡肝入养荣诸丸，取其保固胞蒂，养肝以安藏血之脏也。”

2.《现代实用中药》:“适用于痿黄病，妇人产后贫血，肺结核，小儿衰弱。”

白 鸭 肉

《名医别录》

【异名】鹜肉，舒凫，水鸭。

【来源】为鸭科鸭属动物家鸭的肉。

【性味归经】味甘、微咸，性平。归肺、脾、肾经。

【功用】补益气阴，利水消肿。

1. 阴虚劳热，咳嗽咯血者的调养。本品滋阴血，退虚热，可配伍北沙参、百合等煮汤食。

2. 脾胃虚弱之水肿兼小便不利者的调养。本品益气安中，脾虚水湿不运者，可与冬瓜、薏苡仁配伍煮熟食。如青鸭羹(《饮膳正要》)，取青头雄鸭1只，与赤小豆200g、草果5枚煮羹食。

3. 病后浮肿实证者的调养。选鸭之年久者，加厚朴蒸食之，极有效。唯体虚者勿服(《华佗神医秘传》)。

【用法】炖汤或烧制、炒食。

【成分】富含蛋白质、维生素E、矿物质钾，含烟酸、核黄素、维生素B_1等。

笔记

【使用注意】外感初起或便溏者不宜食用。

【参考文献】

1.《本草备要》:“入肺肾血分,滋阴补虚,除蒸止嗽,利水道。治热痢。白毛乌骨者,为虚劳圣药。”

2.《医林纂要》:“鸭(肉)能泻肾中之积水妄热,行脉中之邪湿痰沫,故治劳热骨蒸之真阴有亏,以至邪湿之生热者,其长固在于滋阴行水也。去痨热,故治咳嗽,亦治热痢。”

3.《随息居饮食谱》:“多食滞气滑肠,凡阳虚脾弱、外感未清、痞胀脚气、便泻肠风,皆忌之。”

鸽

《嘉祐本草》

【异名】鹁鸽,飞奴。

【来源】为鸠鸽科鸽属动物原鸽或家鸽的肉。

【性味归经】味咸,性平。归肺、肝、肾经。

【功用】益气滋肾,祛风解毒,调经,止痛。

1. 阴虚之消渴多饮、气短乏力者的调养。本品补精益气,常与山药等配伍炖熟食用。如取白花鸽 1 只,切成小片,用酥油煎煮,取汁含咽,治消渴饮水多者(《食医心鉴》)。

2. 年老体虚者的调养。白鸽 1 只(去毛和内脏)、枸杞子 24g、黄精 30g,共炖或蒸煮食用(《补药和补品》)。

3. 肝肾阴虚之妇女月经量少、闭经者的调理。本品滋肾调经,单品蒸食或炖煮食用。

4. 胃痛患者的调理。本品止痛,将白鸽 1 只(去毛和内脏,切块),同生姜、烧酒炒后炖食(《动物药验方集成》)。

【用法】炖汤或做烧鸽。

【成分】富含蛋白质和微量元素,含有花生四烯酸。

【使用注意】不宜多食。

【参考文献】

1.《本草纲目》:“鸽羽色众多,唯白色入药。”

2.《本经逢原》:“久患虚羸者食之有益。”

3.《食疗本草》:“虽益人,缘恐食多减药力。”

燕 窝

《本经逢原》

【异名】燕窝菜,燕蔬菜,燕菜,燕根。

【来源】为雨燕科金丝燕属动物金丝燕的唾液与绒羽等混合凝结所筑成的巢窝。

【性味归经】味甘,性平。归肺、胃、肾经。

【功用】养阴润肺,化痰止咳,益气补中。

1. 肺结核咳嗽咯血者的调养。选用土燕窝(产于中国)10g、百合 20g,冰糖适量,

笔记

蒸熟，1 次食之，日服 2 次（《中国动物药》）。

2. 老年痰喘者的调养。秋白梨 1 个，去心；燕窝 3g，先用开水泡，再入冰糖 3g，与梨共蒸熟，每日早晨服下，勿间断（《文堂集验方》）。

3. 体虚自汗者的调养。本品益肺气，配合黄芪等补虚止汗。如以燕窝 5g、黄芪 20g，煎服，日服 2 次（《中国动物药》）。

4. 小便频数者的调养。燕窝 10g，配益智仁 5g、桑螵蛸 5g 研末，同蒸熟食（《中国动物药》）。

5. 老年疟疾及久疟，小儿虚疟的调养。燕窝 9g、冰糖 1.5g，蒸熟，顿食数次（《内经类编试效方》）。

【用法】水煎服或炖服。将燕窝用温水浸泡松软后，用镊子挑去燕毛，捞出用清水洗干净，撕成细条备用。

【成分】富含蛋白质，含有唾液酸。

【使用注意】湿痰停滞及有表邪者慎服。

【参考文献】

1. 《本经逢原》："调补虚劳，治咳吐红痰。"

2. 《本草再新》："大补元气，润肺滋阴。治虚劳咳嗽，咯血，吐血，引火归原，滑肠开胃。"

3. 《本草从新》："燕窝大养肺阴，化痰止嗽，补而能清，为调理虚损痨瘵之圣药，一切病之由于肺虚，不能清肃下行者，用此皆可治之。"

乌　骨　鸡

《本草纲目》

【异名】乌鸡，武山鸡，黑脚鸡，绒毛鸡，竹丝鸡。

【来源】为雉科雉属动物乌骨鸡去羽毛及内脏的全体。

【性味归经】味甘，性平。归肝、肾、肺经。

【功用】补肝益肾，补气养血，退虚热。

1. 下元虚惫，遗精及赤白带下者的调养。本品补肝肾养血，涩精止带。白果、莲肉、糯米各 15g，胡椒 3g 为末，乌骨鸡 1 只，装末入鸡腹煮熟，空心食之（《本草纲目》）。

2. 脾虚滑泄者的调养。乌骨鸡 1 只，洗净。用豆蔻 30g，草果 2 枚，烧存性，填塞鸡腹内，扎定煮熟，空腹食之（《本草纲目》）。

3. 虚劳潮热、消瘦盗汗、咽干咳嗽者的调养。人参、黄芪、柴胡、前胡、黄连、黄柏、当归、白茯苓、熟地黄、生地黄、白芍、五味子、知母、贝母、川芎、白术各 150g，为粗末。取 2 斤以上雄乌骨鸡 1 只，去毛、将血洗净，肚腹中纳入前药，以线缝定，用好腊酒入锅中，放鸡在内，酒没过鸡背上 1 寸为度，肠脏放在鸡外，同煮极烂，拆开，同药晒干，研为细末，用原汁打蒸饼糊为丸，如梧桐子大。每服 100 丸，空心米汤送下（《杏苑生春》乌鸡丸）。

【用法】煮食，适量。

【成分】含蛋白质、脂肪、维生素。

【使用注意】凡实证邪毒未清者慎服。

【参考文献】

1. 《本草纲目》："补虚劳羸弱，治消渴，中恶，益产妇，治女人崩中带下虚损诸病，

笔记

大人小儿下痢噤口。"

2.《本草经疏》:"乌骨鸡补血益阴,则虚劳羸弱可除,阴回热去,则津液自生,渴自止矣。阴平阳秘,表里固密,邪恶之气不得入。心腹和而痛自止。益阴,则冲、任、带三脉俱旺,故能除崩中带下一切虚损诸疾也。"

3.《本草再新》:"平肝祛风,除烦热,益肾养阴。"

鹅肉

《名医别录》

【异名】鹅,舒雁,家雁。

【来源】为鸭科动物鹅的肉。

【性味归经】味甘,性平。归脾、肺、肝经。

【功用】益气补虚,和胃止渴。

1. 中气不足,消瘦乏力、食少者的调养。本品益气补虚。鹅1只去毛杂,黄芪、党参、淮山药各30g,共煮熟后食之(《家庭食疗手册》)。

2. 气阴不足,口干思饮、乏力、气短、咳嗽、纳少者的调养。本品和胃止渴。鹅肉250g、瘦猪肉250g、淮山药30g、北沙参15g、玉竹15g,共煮食用(《补药和补品》)。

【用法】宜煮食。

【成分】含蛋白质、脂肪、钙、铁、磷、锰和维生素等。

【使用注意】湿热内蕴、皮肤疮毒者禁服。

【参考文献】

1.《本草拾遗》:"主消渴,煮鹅汁饮之。"

2.《随息居饮食谱》:"甘温,暖胃生津。性与葛根相似。能解铅毒。"

3.《日华子本草》:"白鹅:解五脏热,止渴。苍鹅:发疮脓。"

鹌鹑

《食经》

【异名】鹑,鹩,罗鹑,赤喉鹑,红面鹌鹑。

【来源】为雉科动物鹌鹑的肉或去羽毛及骨脏的全体。

【性味归经】味甘,性平。归大肠、心、肝、脾、肺、肾经。

【功用】补益中气,止泻痢,强壮筋骨。

1. 脾虚疳积小儿的调治。鹌鹑1只,加少量油、盐,蒸熟食用(《广西药用动物》)。

2. 泻痢者的调治。本品止泻痢。鹌鹑2只、赤小豆15g、生姜3片煮食(《嘉祐本草》)。

3. 腰膝酸痛者的调养。本品强壮筋骨。鹌鹑1只、枸杞30g、杜仲9g,水煮去药,食肉喝汤(《补药与补品》)。

【用法】煮食、煎汤或烧存性研末服。

【成分】含蛋白质、脂肪和维生素,以及丰富的卵磷脂和脑磷脂。

【使用注意】老人不宜多食。

【参考文献】

笔记

1.《嘉祐本草》:“和小豆、生姜煮食,止泄痢。”
2.《本草求原》:“补土续气,调肺利水湿。治腹大如鼓,泻痢,疳积。”
3.《本草衍义》:“小儿患疳及下痢五色,旦旦食之。”

七、畜类

畜类食物是指人工饲养的牲畜及野生兽类动物的肉及脏器。

《黄帝内经》言:“五畜为益”,是对畜肉在膳食中营养地位的概括。我国大多数人以食猪肉为主,一些少数民族地区则以牛肉或羊肉为主,兼食狗、马、驴、鹿肉和野生动物肉。

畜肉一般以甘咸、温为多。味甘能补,助阳益气;咸入血分、阴分,可益阴血;温以祛寒。因此,畜肉类阴阳气血俱补,适用于虚损劳倦、气血亏虚所致的羸瘦困弱、体倦乏力、纳差泄泻等症。

牛　肉

《名医别录》

【异名】牛,水牛,黄牛。
【来源】为牛科野牛属动物黄牛或水牛属动物水牛的肉。
【性味归经】味甘,黄牛肉性温,水牛肉性凉。归脾、胃经。
【功用】补益脾胃,益气补血,强健筋骨,利水消肿。

1. 脾胃气虚之泄泻、浮肿者的调养。本品味甘,专补脾土。可单用本品煮熟以姜、醋调服(《食医心鉴》)。

2. 脾胃虚寒之食少纳差者的调养。黄牛肉可温脾胃,补气血。如牛肉脯(《饮膳正要》),将本品去除脂膜,切成大片,用胡椒、陈皮、高良姜、砂仁等辛香料研成细末,与姜、葱汁一起拌匀,盐腌焙干后做脯食用。

3. 虚损劳倦者的调养。如返本丸(《乾坤生意》),用黄犍牛肉焙干为末,与山药、莲肉等益气健脾之品相配,加枣肉和丸服食。

4. 臌胀患者的调养。取黄牛肉1斤,以河水煮极烂,加皮硝30g,随意食用,百日之内,忌酸、盐、生冷面食、荤腥、油腻、黏硬之物(《愿体医话》)。

【用法】宜炒、炖、煮食或入丸剂服。
【成分】富含蛋白质、多种矿物质和B族维生素。
【参考文献】
1.《滇南本草》:“能安胎补血,强筋骨,消水肿,除湿气。”
2.《韩氏医通》:“黄牛肉,补气,与绵黄芪同功。”
3.《医林纂要》:“牛肉味甘,专补脾土,脾胃者,后天气血之本,补此则无不补矣。”

牛　肚

《食疗本草》

【异名】牛百叶,毛肚。
【来源】为牛科动物黄牛或水牛的胃。
【性味归经】味甘,性温。归脾、胃经。

【功用】补虚羸，益脾胃。

1. 脾胃气虚之气短乏力、食后腹胀者的调养。本品补益脾胃。将牛肚 250g、黄芪 30g，炖食（《中国药膳学》）。

2. 脾虚湿盛，食少便溏者的调养。本品补益脾胃，健脾止泻。牛肚 250g 配伍薏苡仁 120g，煮粥食之（《中国药膳学》）。

【用法】炖汤或炒食。

【成分】含蛋白质、脂肪、钙、磷、铁。尚含促胃液素、胃蛋白酶等。

【参考文献】

1.《日用本草》："和中，益脾胃。"

2.《本草蒙筌》："健脾胃，免饮积食伤。"

3.《食疗本草》："主消渴，风眩，补五脏，以醋煮食之。"

猪　肉

《本草经集注》

【异名】猪，豕，豚，豨，彘。

【来源】为猪科猪属动物猪的肉。

【性味归经】味甘、咸，性平。归脾、胃、肾经。

【功用】补肾滋阴，养血润燥，益气消肿。

1. 阴虚肺燥之干咳少痰、口燥咽干者的调养。本品肥厚滋润，可滋阴润燥，如将本品切块，用猪脂煎熟食用，治上气咳嗽烦满（《食医心鉴》）。

2. 温病津伤者的调养。本品为"急救津液之无上妙品"。如猪肉汤（《温热经纬》），主治疫证邪火已衰、津不能回者，用时选取鲜猪肉数斤，切成大块，用急火煮为清汤，吹净浮油后放凉，大口饮汤。

3. 血少津枯之便秘者的调养。猪肉煮汤，吹去油饮（《随息居饮食谱》）。

4. 缺乳者的调养。精猪肉或猪蹄煮清汁，调益元散外敷乳周，再用木梳梳理按摩（《卫生易简方》）。

【用法】炒、炖、煮或烧制食用。

【成分】富含蛋白质、B 族维生素、矿物质硒等。

【使用注意】外感疾病、湿热内蕴或身体肥胖者慎食。

【参考文献】

1.《备急千金要方》："宜肾，补胃气虚竭。""头肉，补虚乏气力，去惊痫，寒热，五癃。"

2.《本草备要》："猪肉，其味隽永，食之润肠胃，生津液，丰肌体，泽皮肤，固其所也。"

3.《本草经集注》："肉不宜人，人有多食，皆能暴肥，此盖虚肌故也。"

猪　肝

《备急千金要方》

【异名】豕肝，豚肝，彘肝。

【来源】为猪科动物猪的肝脏。

笔记

【性味归经】味甘、苦，性温。归肝、脾、胃经。

【功用】补肝明目，补气健脾。

1. 肝脏虚弱，远视无力者的调养。猪肝羹（《太平圣惠方》），即猪肝 1 具（细切，去筋膜）、葱白 1 握（去须，切）、鸡蛋 3 枚，以豉汁煮作羹，临熟，打破鸡蛋，投在内食之。

2. 夜盲症的调养。如雀盲散（《仁斋直指方》），猪肝 1 叶，蚌粉（如无，以夜明砂代）9g 纳猪肝中，麻线扎，用米泔煮熟，蘸蚌粉细嚼，以汁送下。

3. 水肿，小便艰涩者的调养。以猪肝尖 3 块，绿豆适量，陈仓米 150g，同水煮粥食（《本草纲目》）。

【用法】煮食、煎汤或入丸、散。

【成分】含蛋白质、脂类、钙、磷、铁、锌、维生素 A、维生素 E 等。

【使用注意】变色或有结节的猪肝忌食。

【参考文献】

1.《本草拾遗》："主脚气。空心，切作生，以姜醋进之，当微泄。若先痢，即勿服。"

2.《备急千金要方》："主明目。"

猪　肚

《本草经集注》

【异名】猪胃。

【来源】为猪科动物猪的胃。

【性味归经】味甘，性温。归脾、胃经。

【功用】补虚损，健脾胃。

1. 脾虚者的调养。本品补脾益胃，配伍莲子肉增强健脾之效。如猪肚补脾丸（《穷乡便方》），以猪肚 1 个（洗净，去油膜）、莲肉 160g（去皮、心）入肚内，以线缝之，用水煮热，再加黄连 160g，同前物捣烂为丸，每服 0.3g，米汤吞下。

2. 脾寒而胃痛者的调养。本品补脾益胃，配伍肉桂、小茴香等温脾止痛。如莲花肚（《串雅外编》），选取猪肚 1 个，莲肉 30g，红枣 30g，肉桂 3g，小茴香 9g，白糯米 100g。未入药之前，将猪肚洗净；入药之后，用麻线将猪肚口扎紧。清水煮烂，一气顿食，蘸甜酱、酱油食之。如未饱，再用饭压之。

3. 水泄患者的调养。本品补脾，配伍大蒜以止泻。如肚蒜丸（《世医得效方》），以猪肚 1 枚，净洗去脂膜，入大蒜在内，以肚满为度，煮之自晨至晚，以猪肚、蒜熟烂为度，杵成膏，入平胃散同杵，为丸如梧子大。每服 30 丸，盐汤或米饮空腹服。

4. 脾胃虚弱、遗精者的调养。本品配莲子补脾涩精。以猪肚 1 枚，入带心带皮红莲子，煮糜，杵丸如桐子大，每服淡盐汤下 30 丸（《随息居饮食谱》）。

【用法】炖汤或烧制、炒食。

【成分】含蛋白质、脂类、钙、钾、钠、镁、铁、维生素 A、维生素 E 等，还含促胃液素、胃蛋白酶及胃蛋白酶稳定因子。

【使用注意】外感未清、胸腹痞胀者忌服。

【参考文献】

1.《本草经疏》："为补脾胃之要品。脾胃得补则中气益、利自止矣……补益脾胃则精血自生，虚劳自愈……"

笔记

2.《本草纲目》:"暖肠胃,除寒湿反胃,虚胀冷积,阴毒。"

3.《随息居饮食谱》:"外感未清、胸腹痞胀者均忌。"

猪　血

《名医别录》

【异名】液体肉,血豆腐,血花。

【来源】为猪科动物猪的血液。

【性味归经】味咸,性平。归心、肝经。

【功用】补血止血,下气。

1. 血虚肠燥,大便秘结者的调养。本品补血利肠,如猪血125g,配当归、苁蓉各15g,冬葵菜250g。先煮当归、苁蓉,用其药液纳冬葵菜煮熟,最后加入猪血,煮片刻后,调入适量香油、葱、盐,做羹服食(《实用食疗方精选》)。

2. 痔疮出血、鼻出血的调理。本品补血止血,如菠菜猪血汤(《中华食物疗法大全》),以猪血250g,配新鲜菠菜500g,洗净,切,先加水适量煮猪血,再加入菠菜、调味品,即可食用或佐餐。

3. 中满腹胀,旦食不能暮食者的调养。本品下气消胀,以不着盐水的猪血,沥去水,晒干为末,酒服取泄(《怪证奇方》)。

【用法】煮食或研末服。

【成分】含蛋白质、脂肪、铁等。

【参考文献】

1.《本草汇言》:"治惊痫癫疾及中恶卒死之药也。瞿秉元曰:惊痫癫疾,心气闭而痰也;中恶卒死,心气闭而有邪也。四证均属心君失令,血不归元而然,用此药以心归心、以血导血也。"

2.《日华子本草》:"生血、疗奔豚气。"

3.《医林纂要》:"利大肠。"

猪　蹄

《备急千金要方》

【异名】猪四足,猪手。

【来源】为猪科动物猪的脚。

【性味归经】味甘、咸,性平。归胃经。

【功用】补气血,通乳汁,托疮毒。

1. 产后气血不足,乳汁缺乏者的调养。本品补气血,通乳汁。可单用本品,如猪蹄1具,粗切,以水煮熟,饮之,不出更作(《备急千金要方》)。或加黄芪、当归、通草炖熟服食。如以猪蹄2枚(切),通草12g,煮羹食之(《经效产宝》)。

2. 痈疽发背或乳房初起微赤患者的调养。本品托疮毒。以猪蹄配通草,煮羹食之(《梅师集验方》)。

3. 痈疽肿毒溃烂者可用本品调治。本品外用解毒。猪蹄1具,蔷薇根300g,甘草150g(炙),芍药150g,白芷150g。上5味切,加水煮猪蹄,洗疮(《删繁方》)。

【用法】煎汤或煮食,或外用。

笔记

【成分】含胶原蛋白、脂肪等。

【使用注意】胃肠消化功能减弱者不可食之过多。

【参考文献】

1.《随息居饮食谱》:“填肾精而健腰脚,滋胃液以滑皮肤,长肌肉可愈漏疡,助血脉能充乳汁。较肉尤补。”

2.《本草图经》:“行妇人乳脉,滑肌肤,去寒热。”

3.《本草纲目》:“煮清汁,洗痈疽,渍热毒,消毒气,去恶肉。”

羊　肉

《本草经集注》

【异名】羖肉,羝肉,羯肉。

【来源】为牛科山羊属动物山羊或绵羊属动物绵羊的肉。

【性味归经】味甘,性温。归脾、胃、肾经。

【功用】温中健脾,补肾壮阳,益气养血。

1. 脾胃虚寒之腹胀食少或腹泻、肢冷不温者的调养。本品温中气,健脾胃。羊肉300g,草果5个,大麦仁100g,食盐适量。将大麦仁煮熟,羊肉与草果一同熬煮,然后捞起羊肉,将汤与煮熟之大麦仁合并,再文火炖熬熟透;将捞出之羊肉切成小块放入大麦汤内,加食盐少许,调匀即食(《饮膳正要》)。

2. 产后中风者的调养。羊肉汤(《备急千金要方》),取本品温养之功,以羊肉2斤,加大蒜、香豉各90g煮汤,过滤取汤汁,加奶酥1L再煮,汤成后温服。

3. 产后腹中痛、腹中寒疝、虚劳不足或血虚经寒腹痛者的调养。本品暖中止痛,利产妇,又能益气养血。如当归生姜羊肉汤(《金匮要略》),取羊肉500g,剔去筋膜,水焯去血沫,再斩成小块,与当归15g、生姜25g同煮服食。

【用法】炒、炖、煮或烧制食用,或入丸剂。

【成分】富含蛋白质、矿物质。

【使用注意】外感时邪或有宿热者禁服,孕妇不宜多食。

【参考文献】

1.《日华子本草》:“开胃肥健。”“头肉:治骨蒸,脑热,头眩,明目。”

2.《日用本草》:“治腰膝羸弱,壮筋骨,厚肠胃。”

3.《药性通考》:“补虚劳,益阴强阳,健脾开胃,健力通气。”

狗　肉

《名医别录》

【异名】犬,黄耳,地羊,家犬。

【来源】为犬科犬属动物狗的肉。

【性味归经】味咸、酸,性温。归脾、胃、肾经。

【功用】补脾暖胃,温肾壮阳填精。

1. 脾胃虚寒之脘腹冷痛胀满、纳差者的调养。脾胃属土,喜暖恶寒,狗肉性温,故治脾胃虚寒。肥狗肉以米、盐、豆豉等煮粥,频食,即狗肉粥(《食医心鉴》)。也可与小茴香、桂皮等温中调味之品配伍,煮熟食用。

笔记

2. 肾阳不足之腰膝酸软、小便频数者的调养。本品温肾助阳、益精血，可单用炖食，或与黑豆、韭菜等补肾食物配伍煮食。如戊戌酒(《本草纲目》)，将黄狗肉煮熟后，捣烂如泥，与糯米拌匀，加入酒曲发酵酿酒，经常饮服，可大补元气。

3. 年老体弱、腰疼足冷者的调养。腊月取狗肉煮食(《食物中药与便方》)。

【用法】炒、炖、煮或烧制食用。

【成分】富含蛋白质。

【使用注意】本品性温，阴虚火旺者忌服。

【参考文献】

1.《名医别录》:"主安五脏，补绝伤。"

2.《日华子本草》:"补胃气，壮阳，暖腰膝，补虚劳，益气力。"

3.《食疗本草》:"益阳事，补血脉，厚肠胃，实下焦，填精髓。主五脏，补七伤五劳，填骨髓，大补益气力。"

兔　肉

《名医别录》

【异名】草兔，山兔，野兔。

【来源】为兔科兔属动物东北兔或华南兔或蒙古兔或高原兔或穴兔属动物家兔等的肉。

【性味归经】味甘，性凉。归肝、大肠经。

【功用】健脾补中，凉血解毒，清热止渴。

1. 气血不足之疲倦乏力、饮食减少者的调养。兔肉120g、党参30g、大枣30g、枸杞子15g，加水煮至熟透，饮汤食肉(《中医食疗学》)。

2. 心气痛患者的调养。腊兔血和茶末120g、乳香末60g，捣丸，每次用温醋化服1丸(《瑞竹堂经验方》)。

3. 年老烦渴，饮水不足、日渐羸瘦困弱者的调养。兔肉性寒利，可解热以治消渴。如将兔去皮、爪、内脏后，炖煮煎稠，滤取清汁饮用，治消渴羸瘦(《海上集验方》)。

【用法】宜炒、炖、煮或烧制食用。

【成分】富含蛋白质、不饱和脂肪酸。

【使用注意】脾胃虚寒者慎用。

【参考文献】

1.《名医别录》:"主补中益气。"

2.《本草纲目》:"凉血，解热毒，利大肠。"

3.《中华本草》:"健脾补中，凉血解毒。主治胃热消渴，反胃吐食，肠热便秘，肠风便血，湿热痹证，丹毒。"

驴　肉

《备急千金要方》

【异名】驴，漠骊，毛驴。

【来源】为马科驴属动物驴的肉。

【性味归经】味甘、酸，性平。归心、肝经。

笔记

【功用】益气补血。

1. 虚劳者的调养。驴肉适量,煮汁空心饮(《本草纲目》)。

2. 脾胃气虚之食少乏力、形体消瘦者的调理。驴肉250g,大枣10枚,山药30g。将驴肉洗净,切块,大枣去核,山药切片,同炖熟后调味服食(《中医脏器食疗学》)。

3. 心气不安、忧愁不乐者的调养。本品可补心血、益心气、安心神。如驴肉汤(《饮膳正要》),将驴肉切碎,加豆豉,煮至烂熟,空腹调味连汤服用。

【用法】炒、炖、煮或烧制食用。

【成分】富含蛋白质。

【使用注意】孕妇忌食。

【参考文献】

1.《本草衍义》:"食之动风,脂肥尤甚,屡试屡验。《日华子》以谓:止风狂,治一切风,未可凭也。"

2.《本草纲目》:"补血益气,治远年劳损;煮汁空心饮,疗痔引虫。"

3.《日华子本草》:"解心烦,止风狂。酿酒,治一切风。"

牛　　鞭

《中国动物药志》

【异名】牛冲。

【来源】为牛科动物黄牛或水牛雄牛的外生殖器。

【性味归经】味甘、咸,性温。归肝、肾经。

【功用】补肾壮阳,固元益精,散寒止痛。

1. 阳痿、腰膝酸痛者的调养。本品补肾壮阳,散寒止痛。牛鞭1条,韭菜子25g,淫羊藿15g,菟丝子15g。将牛鞭置于瓦上文火焙干,磨细,淫羊藿加少许羊油,在文火上用铁锅炒黄(不要炒焦),再加菟丝子、韭菜子磨成细面。将上药共和调匀。每晚黄酒冲服1匙,或将1匙粉与蜂蜜做丸,用黄酒冲服(《实用中医内科学》)。

2. 遗尿患者的调养。本品补肾壮阳,固元益精。取牛鞭1条(鲜、干均可),浸泡洗净后切碎,加少许食盐炖烂,连汤1次服完(《浙江中医杂志》)。

【用法】煮食,入丸、散或泡酒服。

【成分】富含蛋白质、脂类及睾酮。

【使用注意】阳盛者忌用。

【参考文献】

《本草纲目》:"牯牛卵巢,主治疝气。"

猪　　心

《名医别录》

【异名】豚心,豕心,彘心。

【来源】为猪科动物猪的心脏。

【性味归经】味甘、咸,性平。归心经。

【功用】养心安神,镇惊。

1. 心虚多汗不眠者的调理。本品养心安神。猪心1个,带血破开,用人参、当归

笔记

各60g,装入猪心中煮熟,去二味药,只吃猪心(《秘传证治要诀及类方》)。

2. 痰火入心,发狂者的调理。本品镇惊。猪心1个(不下水,切片,焙脆,研末),甘遂6g、石菖蒲1.5g为末,用贝母9g煎汤作丸。每早以生铁落60g煎汤送下(《医门补要》)。

【用法】煮或入丸剂。

【成分】含蛋白质、脂肪、维生素、心房钠尿肽、辅酶Q_{10}。

【使用注意】忌吴茱萸。

【参考文献】

1.《名医别录》:"主惊邪忧恚。"

2.《备急千金要方》:"主虚悸气逆,妇人产后中风,聚血气惊恐。"

3.《本草图经》:"主血不足,补虚劣。"

猪　　肺

《备急千金要方》

【异名】豚肺,豕肺,彘肺。

【来源】为猪科动物猪的肺脏。

【性味归经】味甘,性平。归肺经。

【功用】补肺止咳,止血。

1. 肺虚咳嗽者的调养。本品补肺止咳。猪肺1具,切片,麻油炒熟,同粥食(《秘传证治要诀及类方》)。

2. 风寒久咳者的调养。本品止咳。猪肺、麻黄根,共炖汤服(《四川中药志》)。

3. 嗽血肺损者的调养。本品补肺止咳,止血。薏苡仁研细末,煮猪肺,蘸食之(《秘传证治要诀及类方》)。

【用法】煮食、煎汤或入丸剂。

【成分】富含蛋白质。

【使用注意】不与白花菜同用。

【参考文献】

1.《本草纲目》:"疗肺虚咳嗽、嗽血。"

2.《随息居饮食谱》:"治肺痿咳血、上消诸症。"

3.《本草图经》:"不与白花菜合食,令人气滞,发霍乱。"

猪　　肾

《名医别录》

【异名】猪腰子。

【来源】为猪科动物猪的肾脏。

【性味归经】味咸,性平。归肾经。

【功用】补肾,利水。

1. 肾虚腰痛者的调养。本品补肾强腰。猪肾1枚,切片,以椒盐腌去腥水,入杜仲末9g在内,荷叶包煨食之,酒下(《本草权度》)。

2. 久泄不止者的调养。本品补肾。猪肾1枚,劈开,掺骨碎补末,煨熟食之(《濒

笔记

湖集简方》)。

3. 老人耳聋者的调养。肾开窍于耳,本品补肾故治耳聋。猪肾、党参、防风、葱白、薤白、糯米共煮粥服(《四川中药志》)。

【用法】煎汤或煮食。

【成分】富含蛋白质、脂肪、维生素和矿物质等。

【使用注意】不可久食。不与吴茱萸、白花菜合食。

【参考文献】

1.《名医别录》:"理肾气,通膀胱。"

2.《本草纲目》:"猪肾性寒,不能补命门精气,方药所用,借其引导而已。《别录》理字通字,最为有理。"

3.《日华子本草》:"补水脏,治耳聋。"

鹿　　肉

《名医别录》

【异名】麋鹿肉。

【来源】为鹿科动物梅花鹿或马鹿的肉。

【性味归经】味甘,性温。归脾、肾经。

【功用】补五脏,调血脉。

1. 产后无乳汁者的调养。本品调血脉。鹿肉120g,洗、切,用水3碗煮,入五味作臛,任意食之(《寿亲养老新书》)。

2. 中风口僻者的调养。本品养血。生鹿肉和生椒捣薄之,正则急去之(《本草纲目》)。

【用法】内服:煮食、煎汤或熬膏。外用:捣敷。

【成分】富含蛋白质、脂类及多种维生素、矿物质等。

【使用注意】素有痰热、胃中有火、阴虚火旺吐血者慎服。

【参考文献】

1.《本草纲目》:"邵氏言:鹿之一身皆益人,或煮或蒸或脯,同酒食之良。大抵鹿乃纯阳之物,能通督脉,故其肉、角有益无损。"

2.《食疗本草》:"补虚羸瘦弱,利五藏,调血脉。"

3.《医林纂要》:"补脾胃,益气血,补助命火,壮阳益精,暖腰脊。"

八、奶蛋类

奶蛋类食物是指哺乳动物分泌的乳汁和禽类的蛋的总称。

奶蛋类食物是平衡膳食的重要组成部分,是谷薯类食物的重要补充。此类食品营养丰富。生活中经常食用的是牛奶和羊奶。蛋类包括鸡、鸭、鹅、鹌鹑、鸽等的蛋。

奶蛋类食物一般味甘性平,作用和缓,多具有补益作用,适合长期调补之用。该类食物大多可滋阴益气、养血润燥,多用于阴血亏虚、脾肾不足所致的消渴、燥咳、呃逆等。

牛　　乳

《本草经集注》

【异名】牛奶。

笔记

【来源】为牛科动物雌牛乳腺中分泌的乳汁。

【性味归经】味甘，性平。归心、肺、胃经。

【功用】补虚损，益肺胃，养血生津。

1. 气血不足之头晕眼花、神疲乏力者的调养。牛乳化生于气血，能养血脉、滋五脏、补虚羸，可单用常服，如以黄牛乳煮沸饮用，用于病后羸弱、百病虚劳（《备急千金要方》），亦常配伍粳米、燕麦、大枣等补脾益胃之品煮粥食。

2. 气虚上逆反胃者的调养。本品益胃补虚，可与韭菜汁、生姜汁和匀温服（《丹溪心法》）。

【用法】温热饮用或煮粥。

【成分】富含多种无机盐，含有必需氨基酸、乳糖、乳清酸、乳铁蛋白、免疫球蛋白、生物活性肽、共轭亚油酸、激素、生长因子和多种活性肽类等。乳糖不耐受人群应尽量避免食用。

【使用注意】熟食偏温。脾胃虚寒泄泻、有痰湿积饮者慎服。

【参考文献】

1.《本草经疏》："牛乳乃牛之血液所化，其味甘，其气微寒无毒。甘寒能养血脉，滋润五脏，故主补虚羸，止渴。"

2.《重庆堂随笔》："牛乳滋润补液，宜于血少无痰之证。惟性温而腻，若有痰火者，反能助痰滞膈而增病也。"

3.《随息居饮食谱》："善治血枯便燥，反胃噎膈，老年火盛者宜之。"

羊　乳

《本草经集注》

【异名】羊奶。

【来源】为牛科动物山羊或绵羊的乳汁。

【性味归经】味甘，性微温。归心、肺经。

【功用】补虚，润燥，和胃，解毒。

1. 肾虚者的调养。本品补虚。羊乳合脂作羹食（《食疗本草》）。

2. 干呕者的调养。本品和胃止呕。羊乳汁饮1杯（《备急千金要方》）。

3. 小儿呕哕的调治。本品和胃止呕。羊乳1升，煎至减半，分5服（《备急千金要方》）。

4. 小儿口疮的调养。本品解毒。羊乳细细沥口中（《小品方》）。

【用法】煮沸饮或涂敷外用。

【成分】富含蛋白质、脂类，含有维生素A、维生素C和B族维生素。

【使用注意】有痰湿积饮者慎服。

【参考文献】

1.《证类本草》："补寒冷虚乏。"

2.《药性论》："润心肺，治消渴。"

3.《食疗本草》："补肺肾气，和小肠。亦主消渴，治虚劳，益精气。"

笔记

鸡　　蛋

《神农本草经》

【异名】鸡卵，鸡子。

【来源】为雉科雉属动物家鸡的卵。

【性味归经】味甘，性平。归肺、脾、胃经。

【功用】滋阴润燥，养血安胎。

1. 虚损羸瘦者的调养。如鸡子索饼：白羊肉120g炒作肉羹备用，上以鸡子120g分离蛋清、混合白面120g，使作索饼，于豉汁中煮令熟，再加入肉羹，空腹食之（《太平圣惠方》）。

2. 妊娠胎动不安者的调养。本品有养血安胎之功，可与清酒和服，治妊娠胎动不安。鸡子1枚、阿胶（炒令燥）30g，上二味，以清酒1升，微火煎胶，入盐3g，和之，分作3服（《圣济总录》）。

3. 赤白久痢、产后虚痢者的调养。久痢、虚痢之人，常伴气血不足、阴液亏耗，本品可滋阴养血，如鸡子饼（《圣济总录》），用鸡蛋3枚打去壳，与醋搅匀，和少许面做饼，烤熟，治水痢脐腹疼痛。

【用法】宜炒食或蒸食。

【成分】富含胆碱，是人体内蛋白质和铁的良好来源。蛋黄中含有的二十二碳六烯酸（DHA）有助于脑细胞的生长发育。生蛋清中含有的卵白素不利于消化，不宜生食。

【使用注意】有痰饮积滞或宿食内停者、脾胃虚弱者不可多用，多食则令人闷满。老人少食蛋黄。

【参考文献】

1.《本草纲目》："卵白象天，其气清，其性微寒；卵黄象地，其气浑，其性温；卵则兼黄白而用之，其性平。精不足者，补之以气，故卵白能清气，治伏热，目赤，咽痛诸疾。形不足者，补之以味，故卵黄能补血，治下痢，胎产诸疾。卵则兼理气血，故治上列诸疾也。"

2.《本草经疏》："鸡子，味甘，气平无毒。凡痫痉皆火热为病，鸡子之甘，能缓火之标，平即兼凉，能除热，故主痫痉及火疮，并治伤寒少阴咽痛。"

3.《本草便读》："鸡子内黄外白，入心肺，宁神定魄，和合熟食，亦能补益脾胃，生冲服之，可以养心营，可以退虚热。"

鸭　　蛋

《本草经集注》

【异名】鸭子，鸭卵。

【来源】为鸭科动物家鸭的卵。

【性味归经】味甘，性凉。归心、肺经。

【功用】滋阴，清肺，止泻。

1. 肺阴不足、肺气上逆，痉咳阵作、咳声无力者的调养。本品滋阴清肺，配合冰糖、银耳等，制成鸭蛋银耳羹。鸭蛋2枚、银耳10g、冰糖50g，水发银耳、冰糖加水适量

笔记

炖10分钟，待冷后打入鸭蛋，调匀，上笼用武火蒸15~20分钟即成。趁温服食。

2. 妇人胎前产后赤白痢者的调养。本品止泻。如鸭蛋汤(《医钞类编》)，即以鸭蛋1枚(打碎，入姜汁内搅匀)，加生姜(取汁)适量，共煎，再入蒲黄9g，煎煮，空心温服。

3. 腹泻者的调养。本品止泻。鸭蛋1~2枚，醋250ml，共煮熟吃蛋喝醋(《广西药用动物》)。

【用法】煮食。

【成分】富含蛋白质、脂类、卵磷脂及多种脂溶性维生素、矿物质等。

【使用注意】脾阳不足、寒湿下痢及食后气滞痞闷者不宜食。

【参考文献】

1.《医林纂要》："补心清肺，止热嗽，治喉痛齿痛；百沸汤冲食，清肺火，解阳明结热。"

2.《食性本草》："生疮毒者食之，令恶肉突出。"

3.《随息居饮食谱》："滞气甚于鸡子，诸病皆不可食。"

鹌鹑蛋

《山东药用动物》

【异名】鹌鹑卵，鹑鸟蛋。

【来源】为雉科动物鹌鹑的卵。

【性味归经】味甘、淡，性平。归脾、胃经。

【功用】补中益气，健脑。

1. 贫血、病后体虚者的调养。本品补虚。鹌鹑蛋4枚、桂圆20g、薏苡仁30g、大枣10枚、红糖25g。先将鹌鹑蛋煮熟，剥皮待用，锅内加水适量，然后加入桂圆、薏苡仁、大枣煮粥。粥煮熟后，再加入鹌鹑蛋及红糖，即可食用。每日服1次，连用60日(《家庭食疗手册》)。

2. 脾胃虚弱者的调养。本品补益脾胃。鹌鹑蛋4枚，打入250g牛奶中，文火煮沸，早晚各食1次，常服有效(《家庭食疗手册》)。

3. 神经衰弱、失眠多梦者的调养。本品健脑。鹌鹑蛋早晚各吃2枚，常食有效(《家庭食疗手册》)。

【用法】煮食。

【成分】富含蛋白质、B族维生素、铁、卵磷脂等。

【使用注意】脑血管疾病患者不宜多食。

【参考文献】

《本草纲目》："补五脏，益中续气，实筋骨，耐寒暑，清结热。"

鸽　蛋

《本草纲目》

【异名】鸽卵。

【来源】为鸠鸽科鸽属动物原鸽或家鸽的卵。

【性味归经】味甘、咸，性平。归肺、脾、胃、肾经。

笔记

【功用】补肾益气，解疮、痘毒。

1. 肾虚之腰膝酸软、遗精滑泄者的调理。本品补肾益气，可配龙眼肉、枸杞子、五味子，水煮，加冰糖食用(《中国食疗学》)。

2. 预防麻疹。麻疹流行时期，每日服2枚，连服6~10枚(《吉林中草药》)。

【用法】宜煮食。

【成分】富含胆碱、脯氨酸。与鸡蛋相比，鸽蛋的胶原蛋白与卵磷脂的含量较高。

【使用注意】不宜多食。

【参考文献】

1.《本草纲目》："解疮毒、痘毒。"

2.《随息居饮食谱》："卵能稀痘，食品珍之。"

3.《本经逢原》："久患虚羸者，食之有益。"

鹅　蛋

《食疗本草》

【异名】鹅卵。

【来源】为鸭科动物鹅的卵。

【性味归经】味甘，性温。归胃、胆经。

【功用】补益中气。

中气不足，身体消瘦、食欲不振、肢体疲乏者的调养。鹅蛋1枚，黄芪、党参、怀山药各30g同煮熟，食蛋喝汤，每日1次(《经验方》)。

【用法】宜盐腌煮熟服。

【成分】含蛋白质、脂肪、碳水化合物、钙、磷、铁等。

【使用注意】多食易伤胃滞气。

【参考文献】

1.《食疗本草》："补五脏，亦补中气。"

2.《急救方》："治痈疽无头，新生鹅蛋壳，烧灰存性为末，醋调敷，出脓血。"

九、水产类

水产类食物包含以鱼类、甲壳类、软体动物为代表的各种水生食用动物及少量水生植物。

水产类食物因其丰富的营养及鲜美的味道被广大人民喜爱。

水产类食物以甘咸居多，多具有滋气血、和脾胃、利水湿、软坚散结的功效。用于气血不足、脾虚水湿、瘿瘤等病证。

蟹

《神农本草经》

【异名】螃蟹，毛蟹，河蟹，大闸蟹，清水蟹。

【来源】为方蟹科绒螯蟹属动物中华绒螯蟹或日本绒螯蟹的肉和内脏。

【性味归经】味咸，性寒。归肝、胃经。

【功用】清热解毒，散瘀消肿。

笔记

1. 湿热黄疸者的调养。本品清热解毒散瘀,如蟹丸(《濒湖集简方》),将蟹烧灰存性研末,闷酒、蜂蜜和丸。

2. 跌打损伤、骨折筋断者的调养。本品性专破血,可散瘀消肿、接骨续筋。如合骨散(《泉州本草》),即单用本品焙干研末,每次10g以黄酒送服,治骨伤筋断。

3. 妇人产后小腹疼痛者的调养。如将本品用新瓦焙干,用热烧酒送服(《滇南本草》)。

【用法】蒸食,或研末后以酒、醋等送服。

【成分】富含镁、硒和磷等多种矿物质,含有二十二碳六烯酸(DHA)、二十碳五烯酸(EPA)和多不饱和脂肪酸。

【使用注意】外邪未清、脾胃虚寒及宿患风疾者慎服。

【参考文献】

1.《神农本草经》:"治胁中邪气热结痛,㖞僻面肿。"

2.《日用本草》:"不可与红柿同食。偶中蟹毒,煎紫苏汁饮之,或捣冬瓜汁饮之,俱可解散。"

3.《本经逢原》:"性专破血,故能续断绝筋骨。"

海 参

《本草从新》

【异名】海鼠,辽参,海男子。

【来源】为刺参科刺身属动物刺参或绿刺参或花刺参去内脏的全体。

【性味归经】味甘、咸,性平。归肾、肺经。

【功用】补肾益精,养血润燥,止血。

1. 肾虚之阳痿、小便频数者的调养。本品填肾精,温肾阳,可同羊肉煮汤服食。

2. 精血虚亏、消瘦乏力或经闭者的调养。本品益精养血,可同火腿或猪、羊瘦肉,调以佐料,煨汤服食。

3. 阴血虚亏之肠燥便结者的调养。本品养血润燥,可治虚火所致的大便燥结。如与猪蹄同炖食,用于老人风秘及羸瘦、筋骨无力(《调疾饮食辩》)。

4. 虚劳咳嗽、咯血者的调养。本品滋养肺肾,兼有止血之功。如海参老鸭汤(《调疾饮食辩》),即本品与老鸭同煮服食。

【用法】煎汤、炒食或烧制。

【成分】含有钙、铁和锌等多种矿物质,是高蛋白低脂肪食品。含有黏多糖等多种生物活性物质。

【使用注意】脾虚不运、外邪未尽者禁服。

【参考文献】

1.《百草镜》:"入滋补阴分药,必须用辽东产者,亦可熬膏作胶用。"

2.《五杂俎》:"其性温补……足敌人参,故名海参。"

3.《萃金裘本草述录》:"肾为胃之关,海参性甘温而汁液浓厚,故能和胃养阴以生津液,治劳嗽,以止下血也;且味咸色黑,生于冥海,人身以肾脏为海间,此味大补,北方之水以益至阴之气,物从其类也。阴精上奉则至老不衰,故命曰海中之参,其补益之功溥也。"

笔记

海　蜇

《食物本草会纂》

【异名】石镜，水母，樗蒲鱼，水母鲜，鱼宅。

【来源】为根口水母科海蜇属动物海蜇或黄斑海蜇的口腕部。

【性味归经】味咸，性平。归肝、肾、肺经。

【功用】清热化痰，消积润肠。

1. 痰热咳喘者的调养。配伍荸荠或白萝卜，煮汤服食，常服有效(《食物中药与便方》)。

2. 小儿积滞的调养。本品可清热消积，消痰行食而不伤正气。如将荸荠与海蜇同煮，弃海蜇而食荸荠(《本草纲目拾遗》)。

3. 老年肠燥便结者的调养。本品能清热润肠，常与荸荠同煮煎汤，入盐少许服食。

【用法】煎汤或凉拌食。

【成分】含有DHA、EPA与多种必需氨基酸。

【使用注意】脾胃虚寒者不可多食。食用时忌一切辛热发物。

【参考文献】

1.《本草拾遗》："主生气及妇人劳损，积血，带下；小儿风疾，丹毒。"

2.《医林纂要》："补心益肺，滋阴化痰，去结核，行邪湿，解渴醒酒，止嗽除烦。"

3.《本草求真》："海蜇能下血消瘀，清热解毒，而气亦不甚温。"

泥　鳅

《滇南本草》

【异名】鳝，鳅，鲢，委蛇，鳅鱼，粉鳅，和鳅。

【来源】为鳅科泥鳅属动物泥鳅或花鳅或大鳞泥鳅的全体。

【性味归经】味甘，性平。归脾、肝、肾经。

【功用】补脾益肾，利水，解毒。

1. 脾虚气弱，消瘦乏力者的调养。可用本品与山药、大枣等益气健脾之品煎汤服。

2. 肾虚阳痿者的调养。用泥鳅直接煮食，治阳事不起(《濒湖集简方》)。亦可用本品同胡椒、韭子煎汤服食。

3. 湿热黄疸、小便不利者的调养。本品有利水解毒之功。如将泥鳅同豆腐炖食(《泉州本草》)。

4. 消渴、饮水无度者的调养。沃焦散(《圣济总录》)以本品烧灰为末，与干荷叶(碾细为末)同用，以水调服，遇渴时服。

【用法】煮食；或烧存性，入丸、散服。

【成分】富含钙与胶原蛋白，是高蛋白低脂肪食品，不饱和脂肪酸含量较高。

【使用注意】外感病患者忌多服。

【参考文献】

1.《滇南本草》："治诸疮百癣，通血脉而大补阴分。"

笔记

2.《医学入门》:“补中,止泄。”

3.《本草纲目》:“暖中益气,醒酒,解消渴。”

鳝　鱼

《雷公炮炙论》

【异名】黄鳝。

【来源】为合鳃科鳝属动物黄鳝的肉。

【性味归经】味甘,性温。归肝、脾、肾经。

【功用】益气血,补肝肾,强筋骨,祛风湿。

1. 气血不足之虚羸瘦弱、体倦乏力者的调养。本品温补力强,可补脾益肾,养肝血,常煮食,可配合猪肉等(《常见药用动物》)。

2. 久痢虚损者的调理。久泻久痢多致滑泻,又易伤阳气阴血,本品可益气养血。如黄鳝红糖散(《云南中医验方》),将鳝鱼 1 条去肚杂后焙枯,再加红糖 15g,共研为末,拌匀吞服,亦可用于老人虚痢。

3. 肝肾不足之足痿无力者的调理。本品补肝肾,强筋骨,可与金针菜、冬瓜、长葱合为羹。

【用法】煮汤、烧制或研末服。

【成分】富含蛋白质、DHA、卵磷脂及维生素 A。

【使用注意】虚热及外感病患者慎服。

【参考文献】

1.《名医别录》:“时行病起,食之多复。”

2.《本草经疏》:“凡病属虚热者不宜食。”

3.《本草省常》:“同荆芥食杀人,服何首乌者忌之,时行病后忌之。”

鲫　鱼

《名医别录》

【异名】鲋,鲫瓜子,鱼脊。

【来源】为鲤科鲫鱼属动物鲫鱼的肉。

【性味归经】味甘,性平。归脾、胃、大肠经。

【功用】健脾和胃,利水消肿,通行血脉。

1. 脾胃虚弱之不欲食、食后不化者的调养。本品健脾和胃。如以本品与莼菜同作羹食(《新修本草》)。

2. 脾虚水肿者的调养。本品健脾利水,行水而不燥,补脾而不濡。如鲫鱼砂葱汤(《明州医话》),鲫鱼 1 条、砂仁 3g、葱 10 根,煮汤食。

3. 产后乳汁不足者的调养。本品有健脾胃、通血脉之功,可与猪前蹄、黄豆、花生等共用。

4. 热痰咳嗽者的调养。本品健脾利水,可与白萝卜相配,同煮食用。

5. 脾虚泻痢者的调养。本品既健脾利湿,又通畅血脉,适宜久泻久痢。如鲫鱼羹(《饮膳正要》),即大鲫鱼 1 条修净后,将大蒜、酱、盐等调味料纳入鱼腹,煎熟制羹,空腹服食,主治脾胃虚弱、泻痢久不止。

笔记

【用法】煮汤食用。

【成分】富含硒与多不饱和脂肪酸,是高蛋白低脂肪食物。

【使用注意】多食动火。

【参考文献】

1.《日华子本草》:"温中下气,补不足;鲙疗肠澼水谷不调;烧灰以敷恶疮;又酿白矾烧灰,治肠风血痢。"

2.《滇南本草》:"和五脏,通血脉,消积。"

3.《本草经疏》:"鲫鱼入胃,治胃弱不下食;入大肠,治赤白久痢、肠痈。脾胃主肌肉,甘温能益脾生肌,故主诸疮久不瘥也。""鲫鱼调胃实肠,与病无碍,诸鱼中惟此可常食。"

鳖

《名医别录》

【异名】团鱼,甲鱼,水鱼,元鱼。

【来源】为鳖科鳖属动物中华鳖或山瑞鳖的肉。

【性味归经】味甘,性平。归肝、肾经。

【功用】滋阴补肾,清退虚热。

1. 肝肾阴虚之腰酸、梦遗者的调养。本品为血肉有情之品,大补阴血,可用本品酌配调料炖煮,食肉饮汤,亦可与山药、粳米等同用煮粥食。如单用鳖肉加冰糖炖服(《本草备要》)。

2. 冲任虚损、崩漏失血者的调养。鳖煎汤,烊服阿胶,既能滋真阴、凉血分,又有止血之效,共奏标本兼治之功。

3. 骨蒸潮热者的调养。鳖 1 只,去肠及内脏,加地骨皮 25g、生地黄 25g、牡丹皮 15g,共炖汤,分数次服用,连服数剂(《中国食疗大全》)。

【用法】炖、煮或烧制,或入丸剂。

【成分】富含磷、硒与脂肪。

【使用注意】脾肾阳虚及孕妇慎服。

【参考文献】

1.《名医别录》:"治伤中,益气,补不足。"

2.《本草拾遗》:"主热气湿痹,腹中激热。五味煮食之。当微泄。"

3.《本草纲目》:"鳖性畏葱及桑灰,凡食鳖者,宜取沙河小鳖,斩头去血,以桑灰汤煮熟,去骨、甲,换水再煮,入葱、酱作羹食乃良。"

龟

《名医别录》

【异名】龟肉,金龟,元绪,水龟,泥龟,玄衣督邮。

【来源】为龟科乌龟属动物乌龟的肉。

【性味归经】味甘、咸,性平。归肝、肾经。

【功用】益肾填精,滋阴补血。

1. 老年肾虚尿多者的调养。本品滋阴补肾,选用龟肉 500g、地骨皮 3g,小公鸡肉

笔记

酌量，共炖熟服(《动物药验方集成》)。

2. 肾虚之腰痛、筋骨疼痛者的调养。本品补肾益阴，强筋健骨，可与胡桃仁相配，清炖服食。

3. 虚劳咯血、衄血、血痢、肠风便血等出血证的调养。本品有滋阴降火、凉血止血之功，加葱、椒、酱、油等调味品共煮食。

【用法】炖、煮、烧制，或入丸、散服。

【成分】富含谷氨酸、钙和锌，其蛋白质质量优于鳖，更接近理想蛋白。龟肌肉的不饱和脂肪酸 DHA 及 EPA 含量较高。

【使用注意】胃有寒湿者忌服。

【参考文献】

1.《日用本草》："大补阴虚，作羹臛，截久疟不愈。"

2.《本草纲目》："治筋骨疼痛及一二十年寒嗽，止泻血、血痢。"

3.《医林纂要》："治骨蒸劳热，吐血，衄血，肠风血痔，阴虚血热之症。"

对　虾

《本草纲目》

【异名】明虾，大虾，海虾。

【来源】为对虾科动物对虾的全体或肉。

【性味归经】味甘、咸，性温。归肝、肾经。

【功用】补肾壮阳，滋阴息风。

1. 肾虚阳痿者的调养。本品补肾壮阳。虾 500g，蛤蚧 2 枚，茴香、蜀椒各 120g，并以青盐化酒炙炒，以木香粗末 50g 和匀，乘热收新瓶中密封，每服 1 匙，空心盐酒嚼下(《本草纲目》)。

2. 乳汁少者的调养。本品配合黄酒，以虾酒下乳。对虾肉、蒲公英各 30g，白芍 9g，水煎服(《中国药用海洋生物》)。

【用法】煎汤、煮食，或捣敷或焙干研末撒。

【成分】富含蛋白质、镁、钙、磷等，还含有虾青素、海胆素等生物活性物质。

【使用注意】阴虚火旺、皮肤疥癣者忌食。

【参考文献】

1.《食疗本草》："动风发疮疥。"

2.《本草纲目》："作羹，治鳖瘕，托痘疮，下乳汁，法制壮阳道，煮汁吐风痰，捣膏敷虫疽。"

3.《食物宜忌》："治疣去癣。"

带　鱼

《本草从新》

【异名】刀鱼，牙带鱼，裙带鱼，带柳，鞭鱼。

【来源】为带鱼科动物带鱼的肉。

【性味归经】味甘，性平。归胃经。

【功用】补虚，解毒，止血。

笔记

1. 病后体虚者的调养。本品补虚,配合适量糯米,加调味品,蒸熟内服(《海洋药物民间应用》)。

2. 产妇乳汁不足者的调养。本品补虚,配木瓜以通乳。鲜带鱼200g、木瓜250g,煎汤服(《常见药用动物》)。

3. 肝炎患者的调养。本品解毒。鲜带鱼蒸熟后取上层油食用(《中国药用海洋生物》)。

【用法】煎汤、炖服、蒸食其油或烧存性研末服。

【成分】富含蛋白质、脂类、维生素A、镁、磷、钙、铁、碘等。

【使用注意】皮肤病患者忌食。

【参考文献】

1. 《药性考》:“带鱼,多食发疥。”

2. 《随息居饮食谱》:“带鱼,发疥动风,病人忌食。”

乌 贼 鱼

《名医别录》

【异名】墨鱼,乌鲗鱼,缆鱼。

【来源】为乌鲗科动物无针乌贼或金乌贼的肉。

【性味归经】味咸,性平。归肝、肾经。

【功用】养血滋阴。

1. 贫血头晕者的调养。本品养血。乌贼肉60g、鹌鹑蛋2枚,煮食(《曲池妇科》)。

2. 妇女经闭者的调养。本品养血。乌贼鱼1只、桃仁12g,煮食(《陆川本草》)。

【用法】煮食。

【成分】富含蛋白质、脂类,还含有多种多肽、黏多糖等生物活性物质。

【使用注意】不可多食。

【参考文献】

1. 《食物本草》:“能动风气,不可久食。”

2. 《随息居饮食谱》:疗口咸,滋肝肾,补血脉,理奇经,愈崩淋,利胎产,调经带,疗疝瘕,最益妇人。”

3. 《本草求真》:“乌贼鱼肉,按:书只言气味酸平,又言其味珍美,食则动风与气,其治载能益气强志,及通妇人月经,可知其性属阴,故能入肝补血,入肾滋水强志,而使月事以时而下也。”

石 首 鱼

《食性本草》

【异名】黄花鱼,石头鱼,江鱼,黄鱼,海鱼、黄瓜鱼。

【来源】为石首鱼科动物大黄鱼或小黄鱼的肉。

【性味归经】味甘,性平。归脾、胃、肝、肾经。

【功用】益气健脾,补肾,明目,止痢。

1. 产后、病后体弱者的调养。本品益气健脾。大黄鱼加黄酒适量炖服(《海味营

笔记

养与药用指南》)。

2. 头痛患者的调理。小黄鱼 1 条(去内脏洗净)、茶叶 3g、杏仁 3g,煮熟食用(《常见药用动物》)。

3. 胃痛患者的调理。小黄鱼 1 条(去内脏洗净)、生葱 4 根、生姜 4 片,共炖熟食用(《常见药用动物》)。

【用法】煮食或炖食。

【成分】富含蛋白质、硒等微量元素和多种维生素。

【使用注意】患风疾、痰疾及疮疡者慎用。

【参考文献】

1.《食经》:"主下利,明目,安心神。"

2.《开宝本草》:"和莼菜作羹,开胃益气。"

3.《随息居饮食谱》:"填精。"

牡　蛎　肉

《本草拾遗》

【异名】蛎黄。

【来源】为牡蛎科动物近江牡蛎等的肉。

【性味归经】味甘、咸,性平。归心、肝经。

【功用】养血安神,软坚消肿。

梦遗便溏者的调养。本品安神。牡蛎粉,醋糊丸梧子大,每服 30 丸,米饮下,日 2 次(《丹溪心法》)。

【用法】煮食或捣敷。

【成分】含蛋白质、维生素和锌等多种矿物质。

【使用注意】脾虚精滑者慎用。

【参考文献】

1.《食经》:"治夜不眠,志意不定。"

2.《本草拾遗》:"煮食,主虚损,妇人血气,调中,解丹毒。于姜醋中生食之,主丹毒,酒后烦热,止渴。"

3.《医林纂要》:"清肺补心,滋阴养血。"

文　蛤　肉

《神农本草经》

【异名】海蛤肉,蛤蜊肉。

【来源】为帘蛤科动物文蛤的肉。

【性味归经】味咸,性平。归胃经。

【功用】润燥止渴,软坚消肿。

1. 肺结核见盗汗者的调理。本品滋阴润燥。文蛤肉适量加韭菜炒熟,经常食用(《全国中草药汇编》)。

2. 消渴患者的调理。本品滋阴润燥。蛤蜊肉炖熟食用,每日 3 次(《中国药膳学》)。

笔记

3. 黄疸水肿、瘿瘤、瘰疬者的调理。本品软坚消肿。蛤蜊肉200g煮熟，常食（《中国食疗大全》）。

【用法】煮食。

【成分】含蛋白质和较多碘。

【使用注意】脾胃虚寒之腹痛、泄泻者忌用。

【参考文献】

1.《本草经疏》："文蛤之咸，能消散上下结气，故主咳逆胸痹腰痛胁急也。"

2.《长沙药解》："清金利水，解渴除烦，化痰止嗽，软坚消痞。"

3.《本草汇言》："文蛤粉，止咳逆，消胸痹，化痰软坚之药也。"

鳜　鱼

《开宝本草》

【异名】鳜豚、水豚，石桂鱼，锦鳞鱼，桂鱼。

【来源】为鮨科动物鳜鱼的肉。

【性味归经】味甘，性平。归脾、胃经。

【功用】补气血，益脾胃。

脾胃气虚者的调理。本品补气血，益脾胃。茯苓15g、鳜鱼150g，加水及调料蒸至熟烂即成，吃鱼喝汤。

【用法】蒸食；或烧存性，研末，酒调服。

【成分】含蛋白质、脂肪等。

【使用注意】寒湿盛者不可食。

【参考文献】

1.《食疗本草》："补劳，益脾胃。"

2.《日华子本草》："益气，治肠风泻血。"

3.《随息居饮食谱》："养血，补虚劳，杀劳虫，消恶血，运饮食。"

鳢　鱼

《神农本草经》

【异名】玄鳢，文鱼，黑鲤鱼，黑鱼，乌鱼。

【来源】为鳢科动物乌鳢的肉或全体。

【性味归经】味甘，性寒。归脾、胃、肺、肾经。

【功用】补脾，利水。

1. 水气病者的调养。本品补气利水。500g以上鳢鱼1条，煮熟取汁，和冬瓜、葱白做羹食之（《食医心鉴》）。

2. 卒身面浮肿、小肠涩、大便难、上气喘息者的调治。本品补气利水。鳢鱼1kg（洗去鳞、肠，令净）、赤茯苓30g、泽泻30g、泽漆30g、杏仁15g（汤浸，去皮、尖）、桑根白皮（锉）30g、紫苏茎叶30g，上药细锉，先以水5L煮鱼取汁3L，去鱼纳药，煮取2L，去滓，每于食前温服1中盏，其鱼亦宜食之（《太平圣惠方》）。

3. 水肿腹大者的调养。本品补气利水。活鳢鱼去腹垢，入独颗蒜令满，外涂湿黄泥，炭火炙食，屡效（《本经逢原》）。

笔记

4. 风疮顽癣疥癞，年久不愈者的调养。鳢鱼1条，去肠肚，以苍耳叶填满，外以苍耳安锅底，置鱼于上，少少着水，慢火煨熟，去皮骨淡食，勿入盐、酱(《医林类证集要》)。

【用法】煮食或火上烤熟食。

【成分】含蛋白质、脂肪、维生素等。

【使用注意】脾胃虚寒者慎用。

【参考文献】

1.《本草纲目》："主妊娠有水气。"

2.《医林纂要》："补心养阴，澄清肾水，行水渗湿，解毒去热。"

3.《本草再新》："强阳养阴，退风去湿。治妇人血枯，经水不调，崩淋二带，理腰脚气。鳞、尾败毒去风，养肝益肾，通经利湿。"

鲤　鱼

《神农本草经》

【异名】赤鲤鱼，鲤子，赪鲤。

【来源】为鲤科动物鲤鱼的肉或全体。

【性味归经】味甘，性平。归脾、肾经。

【功用】利水，消肿，下气，通乳。

1. 卒肿满，身面皆洪大者的调治。本品利水消肿。大鲤鱼1条、醇酒3L，煮之，令酒干尽，乃食之，勿用醋及盐、豉他物(《补缺肘后方》)。

2. 水病身肿者的调治。本品利水消肿。鲤鱼极大者1条，去头尾及骨，唯取肉，以水2斗，赤小豆1升，和鱼肉煮，可取2升以上汁，生布绞去滓。顿服尽，如不能尽，分为2服。后服温令暖，服讫下利，利尽瘥(《外台秘要》)。

3. 上气咳嗽、胸膈满闷气喘者的调治。本品下气。鲤鱼1条，切作鲙，以姜醋食之，蒜虀亦得(《食医心鉴》)。

4. 黄疸者的调治。本品利水湿祛黄。大鲤鱼1条(去内脏，不去鳞)，放火中煨熟，分次食用(《吉林中草药》)。

【用法】煮食或烧灰，醋调敷。

【成分】含有丰富的蛋白质、多种矿物质、维生素及不饱和脂肪酸。

【使用注意】风热者慎服。

【参考文献】

1.《名医别录》："治咳逆上气，黄疸，止渴；生者治水肿脚满，下气。"

2.《药性论》："烧灰。末，糯米煮粥(调服)，治咳嗽。"

3.《本草纲目》："煮食，下水气，利小便；烧末，能发汗，定气喘、咳嗽，下乳汁，消肿。"

紫　菜

《本草经集注》

【异名】索菜，子菜，乌菜，紫英。

【来源】为红毛菜科紫菜属植物坛紫菜或条斑紫菜或圆紫菜或甘紫菜或长紫菜

笔记

等的藻体。

【性味归经】味甘、咸，性寒。归肺、脾、膀胱经。

【功用】化痰软坚，利咽止咳，清热除烦，利水除湿。

1. 瘿瘤患者的调养。本品化痰软坚、利水除湿，加水煎汤服(《食疗宝典》)。

2. 喉痹、咽喉不利者的调治。本品咸寒，能清热软坚、利咽下气。如《食疗本草》记载以本品煎汁饮用，治热证咽喉不利。

3. 心烦不寐者的调养。本品和血养心、清烦涤热，虚烦失眠时可用本品与猪心同煮，调味后服食。

4. 水肿者的调养。紫菜30g、益母草15g、玉米须15g，煎服(《中国药用孢子植物》)。

【用法】煎汤、煮食。

【成分】富含膳食纤维、多种维生素及多糖，为高蛋白低脂肪食物。

【使用注意】素体脾胃虚寒、腹痛便溏者忌服；不可多食，多食可致腹胀。

【参考文献】

1. 《本草经集注》："治瘿瘤结气。"

2. 《本草纲目》："病瘿瘤脚气者，宜食之。"

3. 《食疗本草》："多食胀人。"

海　带

《吴普本草》

【异名】海马蔺，海草，昆布。

【来源】为海带科海带属植物昆布或翅藻科昆布属植物黑昆布或裙带菜属植物裙带菜的叶状体。

【性味归经】味咸，性寒。归肾、脾经。

【功用】清热化痰，利水。

1. 瘿瘤、瘰疬者的调养。本品味咸，软坚散结。如海带煮汤食(《医学衷中参西录》)，或以醋烹制海带，也有一定效果(《太平圣惠方》)。

2. 水肿患者的调养。本品性寒，清热利水，可煮汤食之。

【用法】煮汤、凉拌、炒食，或研末入丸、散。

【成分】含有蛋白质、甘露醇和碘，矿物质含量丰富，并含有褐藻胶。

【使用注意】脾胃虚寒者忌服，孕妇及哺乳期妇女忌服。

【参考文献】

1. 《本草图经》："下水，速于海藻、昆布之类。"

2. 《本草经疏》："咸能软坚，其性润下，寒能除热散结，故主治十二种水肿，瘿瘤聚结气，瘘疮。东垣云：瘿坚如石者，非此不除，正咸能软坚之功也。详其气味性能，治疗与海藻大略相同。"

3. 《本草汇》："昆布之性，雄于海藻，噎症恒用之，盖取其祛老痰生也。"

十、调味品及其他原料

调味品是指在加工主、辅食品的过程中使用量较少，但对食品的色、香、味、质等风

笔记

味特点起着重要调配作用的一类添加品。

调味品是烹饪伴侣，在饮食、烹饪和食品加工中应用广泛，我们的日常饮食几乎离不开调味品。

调味品可以在烹调中调和五味，能给本身不显味的原料赋味，确定食品的口味，除去原料的异味，增进食物的色泽，增加食物的营养，增进食欲，促进消化吸收，还能杀菌、消毒及延长保存期等。

大　蒜

《本草经集注》

【异名】胡蒜，葫，独头蒜，独蒜。

【来源】为百合科植物大蒜的鳞茎。

【性味归经】味辛，性温。归脾、胃、肺、大肠经。

【功用】温中散寒，解毒，杀虫。

1. 脾胃虚寒所致的虚寒泻痢者可用本品调养。本品辛温，散寒止痛、止痢。可用陈年醋浸大蒜，食数瓣(《随息居饮食谱》)。

2. 预防感冒。本品辛温解表。可将蒜头、茶叶各9g，开水泡服(《福建药物志》)。

【用法】佐餐食用、煎汤；或研末，入散、丸剂等。

【成分】富含蒜氨酸、大蒜素和锗。大蒜素中的硫化物具有抗菌、抗病毒及抗癌的作用，加热易被破坏。

【使用注意】阴虚火旺及目疾、口喉疾者慎用；胃溃疡及十二指肠溃疡或慢性胃炎者忌食。

【参考文献】

1.《新修本草》："下气消谷，除风破冷。"

2.《本草约言》："性热喜散，善化肉，故人喜食，然伤脾耗气，伤肝损目，令人面无颜色，积久自见。"

3.《随息居饮食谱》："除寒湿，辟阴邪，下气暖中，消谷化肉，破恶血，攻冷积。治暴泻腹痛，通关格便秘，辟秽解毒，消痞杀虫。外炙痈疽，行水止衄。制腥臊鳞介诸毒。"

桂　皮

《本草经集注》

【异名】山肉桂，土桂，山桂皮。

【来源】为樟科植物天竺桂和川桂等的树皮。

【性味归经】味辛、甘，性温。归脾、胃、肝、肾经。

【功用】温脾胃，暖肝肾，祛寒止痛，散瘀消肿。

1. 脾胃虚寒所致胃腹冷痛者可用本品调养。本品温脾胃，祛寒止痛。可用桂皮15~21g，煎服(《福建中草药》)。

2. 脾胃虚寒所致恶心呕吐者可用本品调养。本品暖胃祛寒止呕。可用官桂、草豆蔻、藿香各等份，共研细末，每次4.5g，每日2次，开水送服(《安徽中草药》)。

3. 血瘀经闭、腹痛者可用本品调养。本品活血化瘀，缓消瘀块。可用红花100g、

笔记

当归 50g、桂皮 50g、赤芍 50g、40%食用酒精适量煎服(《中药制剂汇编》)。

【用法】煎汤。

【成分】膳食纤维、镁及维生素 K 含量较高。桂皮中含有抗氧化物,桂皮油中含有肉桂醛。

【使用注意】阴虚火旺、里有实热、血热妄行者及孕妇忌用。

【参考文献】

1.《海药本草》:"补暖腰脚,破产后恶血,治血痢肠风,功力与桂心同。"

2.《福建中草药》:"温中散寒,理气止痛。治胃痛腹痛,寒痹,跌打损伤,寒结肿痛。"

3.《湖南药物志》:"祛寒镇痛,行气健胃。"

生　姜

《名医别录》

【异名】姜,鲜姜。

【来源】为姜科植物姜的新鲜根茎。

【性味归经】味辛,性温。归肺、胃、脾经。

【功用】散寒解表,温中止呕,化痰止咳,解鱼蟹毒。

1. 外感风寒者可用本品调养。本品性温散寒,味辛发汗,能发散风寒解表。可用生姜 6g、紫苏叶 30g,水煎顿服(《本草汇言》)。

2. 脾胃虚寒所致恶心呕吐者可用本品调养。本品善于温中散寒而止呕,被誉为"呕家圣药"。可用生姜 30g(切丁)、醋浆 140g 共煮,空腹和滓食之(《食医心鉴》)。

3. 预防食用鱼蟹中毒。可将鲜生姜 100g 洗净,捣烂取汁,顿服。

【用法】煎汤或绞汁。

【成分】含有维生素 C、多种微量元素、膳食纤维,还含有姜辣素、姜油酮等。

【使用注意】本品助火伤阴,阴虚内热及实热者禁服。

【参考文献】

1.《洁古珍珠囊》:"益脾胃,散风寒。"

2.《医学启源》:"温中去湿。"

3.《食疗本草》:"去痰下气……除壮热,治转筋、心满。"

茴　香

《新修本草》

【异名】谷茴香,小茴香,蘹香。

【来源】为伞形科植物茴香的干燥成熟果实。

【性味归经】味辛,性温。归肝、肾、膀胱、胃经。

【功用】温肾暖肝,散寒止痛,理气和胃。

1. 寒疝腹痛者可用本品调养。本品散寒理气、止痛。可用茴香 16g、胡椒 10g 研末,酒糊为丸,每次服 3~6g,温酒送下(《三因极一病证方论》)。

2. 肾阳不足、夜尿频多者可用本品调养。本品有暖肾助阳之功。可用本品加盐少许炒后研为细末,临睡前用糯米饭蘸食,温酒送下(《普济方》)。

笔记

3. 肾虚所致腰痛者可用本品调养。本品温肾散寒，行气止痛。可将猪肾破为薄片，将本品微炒研末后，层层掺入，以水纸煨熟，细嚼，酒咽(《秘传证治要诀及类方》)。

【用法】煎汤、做糕饼、羹粥或研末蘸食。

【成分】含有膳食纤维、叶酸等，还含茴香脑、茴香油等。

【使用注意】实热内盛、阴虚火旺者忌服。

【参考文献】

1.《本草省常》:“暖腰膝，壮筋骨。”

2.《本草纲目》:“补命门不足。”

3.《寿世保元》:“除疝气，腹痛腰疼，调中暖胃。”

胡　椒

《新修本草》

【异名】浮椒，玉椒，黑胡椒，白胡椒。

【来源】为胡椒科植物胡椒的果实。

【性味归经】味辛，性热。归胃、大肠经。

【功用】温中散寒，下气止痛，止泻，开胃，解毒。

1. 脾胃虚弱、少食不饥者可用本品调养。本品开胃助消化。可用鲫鱼煎汤，以胡椒和盐调味食用(《中医食疗》)。

2. 中焦实寒或虚寒所致反胃、呕吐者可用本品调养。本品温胃、行气。可用胡椒3分为末、生姜1两，以水2大盏，煎取1盏，去滓，分温3服(《太平圣惠方》)。

3. 中焦实寒或虚寒所致胃寒腹痛者可用本品调养。本品长于温中散寒止痛。可先煮葱白3茎、生姜6g，入胡椒粉2g，趁热饮下(《经验方》)。

【用法】煎汤、熬粥或研末服。

【成分】富含膳食纤维、维生素K和多种矿物质。胡椒提取物含有的胡椒碱与胡椒油树脂，可作为食品添加剂。

【使用注意】阴虚火旺者禁服，孕妇慎服。

【参考文献】

1.《新修本草》:“主下气，温中，去痰，除脏腑中风冷。”

2.《医学入门·本草》:“消食下气宽胸。”

3.《本草便读》:“胡椒，能宣能散，开豁胸中寒痰冷气，虽辛热燥散之品，而又极能下气，故食之即觉胸膈开爽。”

花　椒

《日用本草》

【异名】秦椒，川椒，蜀椒，汉椒，大椒，巴椒。

【来源】为芸香科植物花椒或青椒的果皮。

【性味归经】味辛，性温。归脾、胃、肾经。

【功用】温中止痛，除湿止泻，杀虫止痒。

1. 中焦实寒或虚寒所致脘腹冷痛、痛经者可用本品调养。本品辛温，温中止痛。可将生姜24g、大枣30g洗净，生姜切薄片，同花椒9g一起加水，文火煎煮，成1碗汤汁

笔记

即可，痛时喝汤食枣(《民间方》)。

2. 胃气上逆、呃噫不止者可用本品调养。本品温中开胃，解郁结。如调治胃寒呃逆者，用川椒炒后，研末糊丸，以醋汤送服(《秘传经验方》)。

3. 胆道蛔虫者可用本品调养。本品杀虫、止痛。可将花椒 6g(微炒)、乌梅 9g，上二味水煎，每日分 2~3 次服(《食物疗法》)。

【用法】煎汤或熬粥。

【成分】鲜品富含维生素 C。花椒中含有的羟基-α-山椒素，是麻味的呈味物质。

【使用注意】阴虚火旺者忌服，孕妇慎用。多食易动火、耗气、损目。

【参考文献】

1. 《名医别录》："主风邪气，温中除寒痹，坚齿发，明目。"

2. 《本草纲目》："散寒除湿，解郁结，消宿食，通三焦，温脾胃，补右肾命门，杀蛔虫，止泄泻。"

3. 《食疗本草》："灭瘢……下乳汁。"

蜂　蜜

《本草纲目》

【异名】石蜜，石饴，白蜜，食蜜，蜂糖。

【来源】为蜜蜂科蜜蜂属动物中华蜜蜂或意大利蜜蜂所酿的蜜。

【性味归经】味甘，性平。归脾、胃、肺、大肠经。

【功用】调补脾胃，缓急止痛，润肺止咳，润肠通便，润肤生肌，解毒。

1. 肺虚久咳、燥咳者可用本品调养。本品可滋养五脏，润利三焦，尤擅润肺止咳，对于肺阴不足之久咳、燥咳，温水兑服，单用有效。

2. 慢性便秘者可用本品调养。本品通利大肠。可用蜂蜜 1 大匙、鸡子清 1 个、芒硝 3 钱，用凉开水搅匀服下(《古今医鉴》)。

3. 气血虚弱所致皮肤枯槁、毛发不荣者可用本品调养。本品能润泽皮肤、毛发。可将粳米 60g 入锅，煮沸后加入酥油 30g、蜂蜜 15g，煮熟待食(《本草纲目》)。

【用法】冲调食。

【成分】富含碳水化合物。

【使用注意】痰湿内蕴、中满痞胀及大便不实者禁服。

【参考文献】

1. 《神农本草经》："益气补中，止痛，解毒，除众病，和百药，久服强志。"

2. 《本草纲目》："和营卫，润脏腑，通三焦，调脾胃。"

3. 《医林纂要》："补脾和胃，缓肝润肺，滋血养气。"

赤 砂 糖

《随息居饮食谱》

【异名】红糖，紫砂糖，黑砂糖，黄糖。

【来源】为禾本科植物甘蔗的茎汁经提取炼制而成的赤色结晶体。

【性味归经】味甘，性温。归肝、脾、胃经。

笔记

【功用】补脾缓肝，活血散瘀。

1. 外感风寒所致感冒、胃寒作痛者可用本品调养。本品补脾暖胃，散寒活血。可将赤砂糖100g、鲜姜10g（切末），水煎或沸水冲服（《现代营养知识大全》）。

2. 妇人产后调理。本品散寒活血，且能补脾和中。可用红糖100g、益母草30g，水煎服（《中国食疗大全》）。

3. 肺寒咳嗽、呕逆少食、肺胃不和者可用本品调养。本品温胃和中。红糖150g、生姜250g（绞汁），文火同煎至糖完全溶化，每次2匙，温开水送下（《本草纲目》）。

【用法】开水、酒或药汁冲服。

【成分】富含碳水化合物。

【使用注意】平素痰湿偏盛、肥胖症、消化不良之人忌食；糖尿病患者及龋齿者忌食。

【参考文献】

1.《本草原始》："和中助脾，缓肝气。"

2.《医林纂要》："暖胃，补脾，缓肝，去瘀，活血，润肠。"

3.《随息居饮食谱》："散寒活血，舒筋止痛。"

白　糖

《本草纲目》

【异名】白砂糖，石蜜，糖霜，白霜糖。

【来源】为禾本科植物甘蔗的茎汁经精制而成的乳白色结晶体。

【性味归经】味甘，性平。归脾、肺经。

【功用】和中缓急，生津润燥。

1. 肺燥咳嗽者可用本品调养。本品可润肺中燥热，止嗽消痰，常用于肺热灼津或肺阴不足之口燥咽干、燥咳痰黏或干咳无痰，可单用本品兑水服用，或同大枣、芝麻等润燥之品做丸，于饭后含咽6~9g（《中医食疗学》）。

2. 脾胃虚弱，脘腹隐痛者可用本品调养。本品能和中缓急，止腹痛，如砂糖酒（《子母秘录》），将本品与酒同煮浓煎后服用，治腹中拘急；亦可单用本品以沸水化为浓汤服用。

3. 肺气虚、五脏亏虚者可用本品调养。本品润肺气，助五脏精，可与枣肉、芝麻末和为丸，每食后含1~2丸（《食疗本草》）。

4. 中虚脘痛、食鱼蟹不舒、啖蒜韭口臭者可用本品调养。糖霜点浓汤饮（《随息居饮谱》）。

【用法】入汤。

【成分】主要含蔗糖。

【使用注意】湿重中满者慎服。小儿勿多食。

【参考文献】

1.《新修本草》："主心腹热胀，口干渴。"

2.《证类本草》："润心肺，杀虫，解酒毒。"

3.《本草纲目》："润心肺燥热，治嗽消痰，解酒和中，助脾气，缓肝气。"

笔记

醋

《名医别录》

【异名】苦酒，醯，淳酢，米醋。

【来源】为用高粱、米、大麦、小米、玉米等或低度白酒为原料酿制而成的含有乙酸的液体。亦有用食用冰醋酸加水和着色料配成，不加着色料即成白醋。

【性味归经】味酸、甘，性温。归肝、胃经。

【功用】散瘀消积，止血，安蛔，解毒。

1. 食欲不振或饮食积滞者可用本品调养。本品和胃消食。可将生姜捣烂，用醋调食(《日华子本草》)。

2. 出血者可用本品调养。本品酸敛，有止血之功，可单服本品用于吐血、便血、衄血。

3. 预防蛔虫病。本品安蛔驱虫。可将乌梅50g用醋1000ml浸泡24小时，每次饮用20ml，每日3次。

【用法】煎汤，或浸渍，或拌制。

【成分】主要为醋酸，并含多种其他有机酸与氨基酸。

【使用注意】脾胃湿重、痿痹、筋脉拘挛者慎服。

【参考文献】

1.《本草备要》："散瘀，解毒，下气消食，开胃气。"

2.《随息居饮食谱》："开胃，养肝，强筋，暖骨，醒酒，消食，下气辟邪，解鱼蟹鳞介诸毒。"

3.《本草衍义》："醋益血也。"

酒

《名医别录》

【异名】杜康，般若汤，曲生。

【来源】为用高粱、米、甘薯、玉米、葡萄等为原料酿制而成的饮料。

【性味归经】味辛、甘、苦，性温。归心、肝、肺、胃经。

【功用】和血通脉，祛寒壮神，宣导药势。

1. 阴寒内盛者可用本品调养。本品由粮谷类食物酝酿而成，为水谷之精、熟谷之液，其性辛烈，可通血脉、消冷积、辟阴湿。可用本品小量温服(《本草纲目》)。

2. 正气亏虚所致胸痹心痛者可用本品调养。本品和血脉、行药势。可用瓜蒌实、薤白与米酒同煎饮用，即瓜蒌薤白白酒汤(《金匮要略》)。

3. 湿热内蕴或内有食滞，易感风疮者可用本品调养。本品通行诸经，宣和百脉，有活血散结止痛之功。可用蜂蜜少许，和酒服食(《奇效良方》)。

【用法】温饮；或和药同煎；或浸药。

【成分】富含有机酸类、不饱和脂肪酸类和酚类化合物。

【使用注意】阴虚、失血及湿热甚者禁服。

【参考文献】

1.《饮膳正要》："通血脉，厚肠胃，润皮肤，消忧愁。"

笔记

2.《食疗本草》:"通脉,养脾气,扶肝。"

3.《本草新编》:"无经不达,能引经药,势尤捷速,通行一身之表,高中下皆可至也。少饮有节,养脾扶肝,驻颜色,荣肌肤,通血脉。"

盐

《名医别录》

【异名】食盐,咸鹾。

【来源】为海水或盐井、盐池盐泉中的盐水经煎、晒而成的结晶体。

【性味归经】味咸,性寒。归胃、肾、肺、肝、大肠、小肠经。

【功用】涌吐,清火,凉血,解毒,软坚,杀虫,止痒。

1. 食积停滞不消者可用本品调养。本品重用有催吐之功。可用盐 1 升、水 3 升,上二味,煮令盐消,分三服,当吐出食(《金匮要略》)。

2. 肠燥便秘者可用本品调养。本品软坚,散结,润下。可于空腹时服淡盐开水,以通利二便。

3. 牙龈出血、牙痛者可用本品调养。本品清火,凉血,解毒。可早晚用盐细末刷牙,连续用(《吉林中草药》)。

4. 用于引药入肾。常以本品化水,送服补肾药或为药引,作引经之用。

【用法】沸汤溶化、炒热熨敷或水化点眼、漱口、洗疮。

【成分】食用碘盐是碘元素的良好来源。

【使用注意】水肿者忌用,高血压患者不宜多食。

【参考文献】

1.《神农本草经》:"去烦热,明目镇心,清胃中食饮热结。"

2.《本草拾遗》:"除风邪,吐下恶物,杀虫,明目,去皮肤风毒,调和腑脏,消宿物,令人壮健。人卒小便不通,炒盐纳脐中。"

3.《本草纲目》:"明目,坚齿,去翳,大利老眼。"

知识拓展

限　盐

食盐的主要成分是氯化钠,盐摄入量过多是高血压发病的重要危险因素。摄入过量钠会造成血压上升,增加患中风、心脏病及其他心血管疾病的风险。

在我国,高钠摄入是普遍存在的严重问题。2012 年中国居民营养与健康状况监测结果显示,我国每人每日盐的平均摄入量为 10.5g,相当于摄入钠 4g。而 2016 年中国居民膳食指南建议:健康成年人每日食盐摄入量不应超过 6g,相当于钠 2.3g。65%中国成年人食用盐超过了推荐量。

一系列的限盐试验也证实,在高钠膳食的人群中,限盐是有效可行的健康行为。限盐作为非药物降压治疗的有效措施,其副作用最小,无需支付额外的费用。世界卫生组织出台的低盐饮食新标准由过去的每日 6g 减为 5g。

笔记

酱　油

《名医别录》

【异名】豉油，酱汁，豆酱汁。

【来源】用面粉或豆类经蒸罨发酵，加盐、水后制成酱，酱的上层液体状物质即为酱油。

【性味归经】味咸，性寒。归脾、胃、肾经。

【功用】清热解毒，健脾益气，行气除烦。

1. 中气不足，倦怠少食者可用本品调养。本品可补中益气，并增加食物的香味，使其色泽更加好看，从而增进食欲。

2. 暑热烦闷者可用本品调养。本品清热、除烦。可将酱油30g，加水适量，饮服，日2次（《食品的营养与食疗大全》）。

3. 妊娠下血者可用本品调养。本品行气安胎。酱油1大盏（微焙令干）、生干地黄60g，捣罗为末，每于食前，以粥饮调下3g服之（《孙真人海上方》）。

【用法】入汤羹或加水兑服。

【成分】含有NaCl、氨基酸、可溶性蛋白质、糖类等。

【使用注意】多食则生痰动气。

【参考文献】

1. 《名医别录》："主除热，止烦满，杀百药、热汤及火毒。"

2. 《日华子本草》："杀一切鱼、肉、菜蔬、蕈毒；并治蛇、虫、蜂、虿等毒。"

3. 《本草汇纂》："解肾热邪。"

芸薹子油

《本草拾遗》

【异名】菜籽油。

【来源】为十字花科植物芸薹种子榨取的油。

【性味归经】味辛、甘，性平。归肺、胃经。

【功用】解毒消肿，润肠。

1. 肠燥便秘者可用本品调养。本品润肠通便。可用菜籽油50~150g顿服（《中医食疗学》）。

2. 风疮、痈肿者可用本品调养。本品解毒消肿。可将陈久菜籽油3大杯，一时饮尽，并以菜籽油煎葱白至黑色，趁热旋涂患处（《普济方》）。

【用法】内服或涂搽。

【成分】含棕榈油酸、硬脂酸、油酸、亚油酸、亚麻酸、花生酸、芥酸，并含菜籽甾醇及22-去氢菜油甾醇等。

【使用注意】便溏者慎服。

【参考文献】

1. 《食物考》："行滞破血，除冷润肠，杀虫散结，泽肤消肿，涂发长黑。"

2. 《本草求真》："善治痈肿，及涂痔漏中虫。"

3. 《本草省常》："凉血解毒，明目利水。"

笔记

花　生　油

《本草纲目拾遗》

【异名】落花生油,果油。

【来源】为豆科植物落花生的种子榨出的油脂。

【性味归经】味甘,性平。归肺、脾、大肠经。

【功用】润燥滑肠,去积。

1. 蛔虫性肠梗阻者可用本品调养。本品润燥滑肠,可用熟花生油内服,15 岁以下每次顿服 60ml,16 岁以上每次顿服 80ml(《中国食疗大全》)。

2. 胃及十二指肠溃疡者可用本品调养。本品可抑制胃酸分泌,取花生油 2~4 汤匙,每日早晨空腹服用,连服 1~2 周(《中国食疗大全》)。

【用法】内服或涂抹。

【成分】含多种脂肪酸、维生素 E、锌等。

【使用注意】患有菌痢、急性胃肠炎、腹泻之人,由于胃肠功能紊乱,不宜多食。

【参考文献】

1.《脉药联珠食物考》:“滑肠下积,腻膈生痰。”

2.《福建药物志》:“润燥滑肠;治蛔虫性肠梗阻,胎衣不下,烫伤。”

麻　　油

《本草经集注》

【异名】胡麻油,脂麻油,香油,生油,乌麻油。

【来源】为胡麻科植物胡麻的种子榨取之油脂。

【性味归经】味甘,性凉。归大肠经。

【功用】润燥,通便,解毒生肌。

1. 肠燥便秘者可用本品调治。本品滑利大肠。可用麻油 10ml,加白糖少许,用开水冲服(《中国食疗大全》)。

2. 急喉痹可用本品调治。本品柔润,可滑利窍道,以麻油 100g,急灌之(《圣济总录》)。

【用法】内服:生用或熬熟。外用:涂抹。

【成分】富含多种不饱和脂肪酸与维生素 E。

【使用注意】脾虚便溏者忌用。

【参考文献】

1.《名医别录》:“利大肠,胞衣不落。生者摩疮肿,生秃发。”

2.《证类本草》:“主天行热秘肠结,服一合,则快利。”

3.《本草原始》:“解热毒,食毒、虫毒。”

(胡鹏　瞿礼萍　高伟芳　王维峰　徐亚静　陈小勇　周蓓　陈山泉)

第二节　药物类原料

中医膳食养生的药物类原料是指药食两用类药物,许多药物即食物,两者之间并无绝对的分界线。原始人类在寻找食物的过程中,逐渐发现了有些动植物既可以充

笔记

饥，也可以保健疗疾，并积累了丰富经验。我国至今已经公布了“既是食品又是药品的物品名单”共计有110种，在限定使用范围和剂量内作为药食两用。

根据临证药食养生经验和相关文献，将此名单的物品按功效分类介绍，这样有助于药食养生的临证运用，具体分为十四大类，即解表药、清热药、泻下药、祛风湿药、祛湿药、温里药、理气药、消食药、理血药、化痰止咳平喘药、安神药、平肝息风药、补虚药和收涩药。相对而言，药物类原料的性味偏性较食物类略大，调和人体阴阳平衡方面时效性也更强，相关适应证和禁忌证也要更加重视。

由于许多食物类原料和药物类原料有重叠，部分原料在食物类原料中已经介绍，在本节的分类概述中只列名称，具体内容可参阅食物类原料章节。

一、解表药

凡以发散表邪为主要功效，调治表证的药物，称解表药。表邪侵袭人体，常见恶寒发热、头身疼痛、无汗或有汗不畅、脉浮等表现。根据外感风寒、风热表邪不同，本类药物分为发散风寒药和发散风热药两类。在中医药膳食物养生中，根据表邪的不同类型选用合适的解表药。

本类药物大多味辛，兼有祛风湿、清泄者多兼苦味，兼有助阳润肺者多兼甘味。发散风寒药性多偏温热，发散风热药性多偏寒凉。药食两用的解表药有白芷、生姜、香薷、桑叶、淡豆豉、菊花、紫苏、葛根、薄荷、芫荽等。本部分只介绍白芷、香薷、桑叶、淡豆豉、菊花、紫苏、葛根、薄荷，其余在食物类原料中介绍。

现代药理研究表明，常用解表类药食主要成分有多糖、黄酮类物质、挥发油等，一般具有不同程度的发汗、解热、镇痛、抑菌、抗病毒及祛痰、镇咳、平喘、利尿等作用，部分药物还有降压、改善心脑血液循环等作用。

白 芷

《神农本草经》

【异名】芷，芳香。

【来源】为伞形科植物白芷或杭白芷的干燥根。

【性味归经】辛，温。归胃、大肠、肺经。

【功用】祛风，止痛，燥湿，消肿。

1. 用于鼻炎者保健。本品具祛风之功。平素常因感受风寒之邪而头晕目眩、鼻塞者，可将白芷与辛夷仁、苍耳子、薄荷叶同用（《卫生易简方》）。

2. 用于头痛、眉棱骨痛、牙痛者保健。本品具和胃燥湿、止痛消肿之功，头痛、牙痛者可用白芷，如头痛及目睛痛、眉框痛，白芷与黄芩同用调服（《丹溪心法》）。

3. 用于疮痈肿痛者保健。本品具消肿止痛之功，身有肿毒热痛者，可用醋调白芷末外敷（《卫生易简方》）。

4. 用于美容保健。本品能祛风消肿，皮肤色斑者可用，一般研粉外用，可单用，也可与其他药物同用（《神农本草经》）。

【药理作用】

1. 解热、镇痛、抗炎　白芷中呋喃香豆素能通过抑制环氧合酶-2来调节花生四烯酸的代谢途径，发挥抗炎作用；白芷煎液对皮下注射蛋白冻所致小鼠高热模型有明显

笔记

解热镇痛作用。

2. 抗氧化、美容　白芷提取物能有效地阻止自由基产生，白芷对酪氨酸具有抑制作用，可抑制黑色素形成，用于肌肤美白。

3. 抗副交感神经　白芷中呋喃香豆素类成分能增强肾上腺素和促肾上腺皮质激素（ACTH）所诱导的脂肪分解，抑制胰岛素诱导的由葡萄糖合成甘油三酯，能够增加交感神经递质的活性，具有拮抗副交感神经的作用。

4. 其他作用　白芷及其有效成分还具有抗肿瘤、抗过敏、降血压、软化角质层、治疗毒蛇咬伤、保肝、抗支原体、激动苯二氮䓬受体、光敏作用、抑制药物代谢等作用。

【用法用量】煎汤，或入丸、散，或研末外敷。3~9g。

【参考文献】

1.《卫生易简方》："治鼻流浊涕不止名曰鼻渊。用辛夷仁半两，苍耳子炒二钱半，白芷一两，薄荷叶半钱，日干为末。每服二钱，用葱茶清，食后调服。"

2.《丹溪心法》："黄芩（酒浸炒），白芷。上为末，茶清调二钱。"

3.《卫生易简方》："治肿毒热痛：醋调白芷末敷之。"

4.《神农本草经》："长肌肤，润泽。"

香　薷

《名医别录》

【异名】香菜，香茅。

【来源】为唇形科植物石香薷的干燥地上部分。

【性味归经】辛，微温。归肺、胃经。

【功用】发汗解表，和中利湿。

1. 用于体质虚弱者夏日保健。本品有发汗解表之功，可祛除表邪，如体虚夏日易感外邪者，可用香薷煮汤代茶饮（《食物本草》）。

2. 用于脾胃不和者保健。本品不仅可以发汗解表，也可和中利湿，脾胃不和、胸腹满闷者，可用香薷与甘草、白扁豆、厚朴、茯苓研粉煮汤服用（《太平惠民和剂局方》）。

3. 用于水肿者保健。本品可行水散湿，颜面或下肢水肿者可用香薷制丸，浓煮香薷取汁，与捣碎过筛的白术制成丸药服用（《僧深集方》）。

【药理作用】

1. 抗菌、抗病毒　香薷水提液能高效抑制乙型肝炎病毒和乙型肝炎病毒表面抗原；香薷挥发油对引起急性胃肠炎和细菌性痢疾的沙门氏菌、志贺氏菌等都有较强的体外抗菌活性。

2. 镇痛镇静　香薷挥发油具有解热镇痛镇静、抑制中枢神经系统作用。

3. 降血压、降血脂　香薷挥发油对动物的离体平滑肌具有松弛作用，可降低大鼠的血压；降低高血脂患者血清中的β-脂蛋白含量。

4. 其他作用　香薷及其有效成分还具有抗氧化、延缓衰老、增强免疫、镇咳祛痰、利尿、杀虫等作用。

【用法用量】研粉、做药丸或煎汤服用。3~9g。

笔记

【参考文献】

1.《食物本草》:“香薷,味辛,气微温,无毒。主霍乱,腹痛吐下,下气,除烦热,调中温胃,治伤暑,利小便,散水肿,又治口气。人家暑月多煮以代茶,可无热病。一种香菜,味甘可食,三月种之。”

2.《太平惠民和剂局方》:“香薷汤,宽中和气,调荣卫。治饮食不节,饥饱失时,或冷物过多,或硬物壅驻,或食毕便睡,或惊忧恚怒,或劳役动气,便欲饮食,致令脾胃不和,胸膈痞滞,内感风冷,外受寒邪,憎寒壮热,身体疼痛,肢节倦怠,霍乱呕吐,脾疼翻胃;中酒不醒;四时伤寒头痛,并进三服,得汗即愈。常服益脾温胃,散宿痰停饮,能进食,辟风寒暑湿、雾露之气。白扁豆(炒),茯神、厚朴(去粗皮,锉,姜汁炒,各一两)香薷(去土,二两)、甘草(炙,半两)上为细末。每服二钱,沸汤点服,入盐点亦得,不拘时候。”

3.《僧深集方》:“治暴水风水气,水肿,或疮中水,通身皆肿:干香薷一斤,白术七两。上二味捣术下筛;浓煮香薷取汁,和术为丸,如梧子大。每服十丸,日夜四、五服,利小便极良。夏取花、叶合用亦佳。忌青鱼、海藻、菘菜、桃、李、雀肉。”

紫　苏

《药性论》

【异名】赤苏,红苏。

【来源】为唇形科紫苏属植物紫苏的带枝嫩叶。

【性味归经】辛,温。归肺、大肠经。

【功用】散寒解表,理气宽中,安胎,解鱼蟹毒。

1. 用于外感风寒者保健。本品具散寒解表之功,适合因风寒而头痛发热、胸闷者保健,因其有理气之功,尤其适合脘腹胀满、胃肠不适者,可将紫苏与防风、川芎、陈皮、甘草、生姜等一同煎服(《不知医必要》)。

2. 用于胸腹胀满者保健。本品具行气宽中之功,适合气机不畅所致胸腹部胀满不适者保健,可用紫苏与大腹皮、川芎、白芍药、陈皮等一起煎服(《严氏济生方》)。

3. 用于胎动不安者保健。本品具理气安胎之功,适合妊娠恶阻而呕吐、胎动不安者保健,常配砂仁、陈皮同用(《本草纲目》)。

4. 用于日常饮食佐料。本品气味芳香、解鱼蟹毒,可以作鱼、虾、蟹等菜品的佐料,使鱼蟹菜肴寒温适宜,减少部分人群食用后不适反应的发生,适量食用即可,可单用(《金匮要略》),也可和生姜同用。

【药理作用】

1. 抗炎　紫苏水提取物对中耳炎、外耳道炎、特应性皮炎、肝炎、结肠炎和肾炎有广泛而有效的抑制作用。

2. 抗菌、抗病毒　紫苏叶挥发油对革兰氏阳性菌中金黄色葡萄球菌和革兰氏阴性菌中大肠杆菌具有较强的抗菌作用;紫苏醛、蒎烯、柠檬烯具有抗铜绿假单胞菌的活性;紫苏的水提取物具有抗乙型肝炎病毒的作用。

3. 调脂保肝　紫苏的提取液可预防大鼠在高脂饮食状态下血清总胆固醇和低密度脂蛋白胆固醇的升高及肝、主动脉壁胆固醇含量的升高,并可预防肝脂肪浸润和胆固醇沉积;紫苏子对四氯化碳所致化学性肝损伤有辅助保护作用。

笔记

4. 抗氧化　炒紫苏子的水提取物能显著清除超氧阴离子、负氧离子，降低丙二醛水平，紫苏提取物的抗氧化性明显优于维生素C。

5. 提高免疫力　紫苏叶挥发油、紫苏醛、柠檬烯均能导致脾脏指数和胸腺指数显著提高，增强了机体的非特异性免疫功能；还能增强小鼠细胞免疫功能、体液免疫功能。

6. 抗癌　柠檬烯及衍生物类可完全抑制人HT-29结肠癌细胞的增殖，且柠檬烯和紫苏醇对晚期大鼠乳腺癌有治疗效果。

7. 保护心脑血管系统　紫苏可抑制血小板聚集、营养心肌、增加冠状动脉血流量；紫苏提取物可降低全血黏度；紫苏醛可扩张大鼠动脉血管，亚麻酸可抗血栓；紫苏精油有减轻小鼠局灶性脑缺血损伤的作用。

8. 止血　紫苏叶有止血作用，有较弱的促血小板聚集作用，可以促进血小板血栓的形成。

9. 抗衰老　紫苏油能有效提高机体的抗氧化能力，减少自由基的生成，修复自由基增多造成的机体损伤。

10. 其他作用　紫苏及其有效成分还具有益智、改善记忆力、降血压、降血糖、抗应激、镇咳、祛痰、解鱼蟹毒、抗过敏、解热、抗抑郁、保肝、防腐、杀虫和趋避等作用；紫苏酮有一定的肺毒性。

【用法用量】研粉、做药丸或煎汤服用。3~9g。

【参考文献】

1.《本草原始》："解肌发表，散风寒，行气宽中，消痰利肺，和血温中。止痛定喘，安胎。"

2.《不知医必要》："苏叶汤散，治伤风发热。苏叶、防风、川芎（各一钱五分），陈皮一钱，甘草六分。加生姜二片煎。"

3.《严氏济生方》："治胎气不和，凑上心腹，胀满疼痛，谓之子悬。大腹皮、川芎、白芍药、陈皮（去白）、紫苏叶、当归（去芦，酒浸）各一两，人参、甘草（炙）各半两。右㕮咀，每服四钱，水一盏半，生姜五片，葱白七寸，煎至七分，空心温服。"

4.《日华子本草》："补中益气。治心腹胀满，止霍乱转筋，开胃下食，并（治）一切冷气，止脚气，通大小肠。"

小贴士

紫苏鱼片，我国最早的药膳

《本草纲目》记载紫苏叶"解肌发表，散风寒，行气宽中，消痰利肺，和血温中止痛，定喘安胎"，同时还提出解鱼蟹毒的功效，"以叶生食作羹，杀一切鱼肉毒"。商朝伊尹发明了汤药，用紫苏烹制"紫苏鱼片"，这是我国最早的药膳。

桑　叶

《神农本草经》

【异名】铁扇子，蚕叶。

笔记

【来源】为桑科植物桑的干燥叶。

【性味归经】甘、苦，寒。归肺、肝经。

【功用】疏散风热，清肺润燥，清肝明目。

1. 用于外感风热而咳嗽咽痛者保健。本品具散风寒、润肺阴之功，外感风热而头痛、咳嗽者，常与菊花、银花、薄荷等配合应用(《温病条辨》)。

2. 用于疮疡不敛者保健。本品具疏散风热、凉血止血之功，疮疡不敛、外伤出血者，可用经霜后的桑叶研末外敷《仁斋直指方》。

3. 用于目赤昏花、眩晕者保健。本品具清肝火、平肝阳之功，肝阳上亢，头痛眩晕者，可用桑叶配菊花、石决明、枸杞子，水煎代茶饮(《山东中草药手册》)；日久不愈肝阴不足者，可用桑叶与黑芝麻制丸(《医级》)。

【药理作用】

1. 抗病原微生物　桑叶水提取物对金黄色葡萄球菌有抑制作用，醇提取物对金黄色葡萄球菌、枯草杆菌、大肠杆菌、沙门氏菌、变形杆菌有抑制作用；桑叶具有抗呼吸道合胞病毒和甲型流感病毒的作用，既能抑制病毒的吸附和生物合成，又能直接杀灭病毒。

2. 抗炎、解热　桑叶水煎剂对巴豆油所致小鼠耳廓肿胀、小鼠足肿胀、醋酸所致小鼠足肿胀及腹腔毛细血管通透性增加有抑制作用；桑叶水煎液具有降低发热大鼠模型体温的作用。

3. 抗氧化、抗衰老　桑叶提取物对体内外多途径产生的氧自由基均有较强的清除作用；桑叶水提取物能延长果蝇的寿命，提高老年大鼠红细胞内超氧化物歧化酶(SOD)含量，降低老年大鼠大脑、脊髓和组织脂褐质含量，延缓衰老。

4. 抗应激、抗疲劳　桑叶水提取物能提高小鼠对高温刺激的耐受能力和防治由于应激刺激引起的大鼠肾上腺皮质分泌功能低下，延长小鼠游泳时及转棒时间，具有增强机体耐力的作用。

5. 降血脂　桑叶的丁醇提取物能抑制人或家兔低密度脂蛋白的氧化，并能减小患病家兔动脉内膜的厚度；桑叶水提取物、醇提取物、总黄酮均具有降血脂作用。

6. 降血糖　桑叶总多糖对四氧嘧啶糖尿病小鼠有显著的降血糖作用；桑叶可降低高血糖大鼠的餐后血糖峰值和使血糖峰值出现延后，改善胰岛素抵抗等作用。

7. 对心血管系统的作用　桑叶乙酸乙酯提取物具有增强离体大鼠心脏心肌收缩力、减慢心率和增加冠脉流量的作用。

8. 其他作用　桑叶及其有效成分还具有抗溃疡、导泻通便、保护肠黏膜、减肥、改善肝功能、抗过敏、调节肾上腺素、抗凝血、抑制血栓生成、抗毛细血管渗透、抑制对重金属的吸收、提神、催眠、镇静、解痉、镇咳、抗癌、抗丝虫、雌激素样等作用。

【用法用量】煎汤，或入丸、散；外用煎水洗或捣敷。5~9g。

【参考文献】

1.《温病条辨》:“此辛甘化风，辛凉微苦之方也。”

2.《仁斋直指方》:“治痈口不敛:“经霜黄桑叶，为末敷之。”

3.《山东中草药手册》:“治头目眩晕:桑叶三钱，菊花三钱，枸杞子三钱，决明子二钱。水煎代茶饮。”

4.《医级》:“治肝阴不足，眼目昏花，咳久不愈，肌肤甲错，麻痹不仁:嫩桑叶(去

笔记

蒂，洗净，晒干，为末）一斤，黑胡麻子（淘净）四两，将胡麻擂碎，熬浓汁，和白蜜一斤，炼至滴水成珠，入桑叶末为丸，如梧桐子大。每服三钱，空腹时盐汤、临卧时温酒送下。”

淡豆豉

《本草汇言》

【异名】豆豉，杜豆豉。

【来源】为豆科植物大豆的成熟种子的发酵加工品。

【性味归经】苦、辛，凉。归肺、胃经。

【功用】解表，除烦，宣发郁热。

1. 用于感受风热而咽痛、胸闷者保健。本品具宣发郁热、疏风解表之功，适合感受触冒风邪者保健，如加栀子煎汤服用（《饮膳正要》）。

2. 用于失眠烦躁者保健。本品具理气除烦、宣发郁热之功，适合精神焦虑、胸闷心烦、失眠者保健，可将淡豆豉与栀子或生地黄煮汤服用（《伤寒论》《补缺肘后方》）。

【药理作用】

1. 调节肠道菌群　淡豆豉对有益菌拟杆菌有促进作用，对双歧杆菌有较弱的抑制作用，但对乳杆菌却表现为较强的抑制作用，而对于有害菌产气荚膜梭菌和条件致病菌肠杆菌、肠球菌均有较强的抑制效果，具有维持肠道微生态平衡的作用。

2. 抗骨质疏松　淡豆豉中异黄酮成分可促成骨细胞增殖，增加骨密度；淡豆豉中维生素 K_2 可预防骨质疏松。

3. 抗辐射　淡豆豉提取物能明显减轻 ^{60}Co γ 射线引起的小鼠外周血白细胞、红细胞、血小板等减少和体重减轻，显著提高股骨骨髓有核细胞数，明显改善辐射受损的脾脏、胸腺、小肠和睾丸的超微结构和增加萎缩的胸腺、脾脏等指数。

4. 其他作用　淡豆豉及其有效成分还具有抗氧化、抗血栓、镇静、安神、降血压、降血脂、抗动脉硬化、抗心肌缺血、降血糖、抗肿瘤、免疫调节等作用。

【用法用量】研粉、做药丸或煎汤服用。6~12g。

【参考文献】

1.《饮膳正要》：“熊肉羹，治诸风，脚气痹痛不仁，五缓筋急。熊肉（一斤），上件，于豆豉中，入五味、葱、酱，煮熟，空腹食之。”

2.《伤寒论》：“发汗吐下后，虚烦不得眠，心中懊憹：栀子十四个（擘），香豉四合（绵裹）。上二味，以水四升，先煎栀子，得二升半，纳豉，煮取一升半，去滓。分为二服，温进一服，得吐者止后服。”

3.《肘后备急方》：“治温毒发斑，大疫难救，黑膏生地黄半斤（切碎），好豉一升，猪脂二斤。合煎五六沸，令至三分减一，绞去滓。末，雄黄、麝香如大豆者，纳中搅和，尽服之毒从皮中出，即愈。”

菊花

《神农本草经》

【异名】甘菊花，白菊花。

【来源】为菊科植物菊的干燥头状花序。

笔记

【性味归经】甘、苦，微寒。归肺、肝经。

【功用】散风清热，平肝明目。

1. 用于头目晕眩者保健。菊花有平肝阳之功而能止眩晕，适合肝阳上亢所致的头晕目眩者服用（《经史证类备急本草》）。

2. 用于肝火亢盛、眼部疲劳者保健。菊花能疏散风热，清肝明目，对用眼过度或挟风热而致眼部疲劳、视物模糊者，可单用菊花酿制菊花酒饮用（《本草纲目》）。

【药理作用】

1. 对心血管系统的作用　菊花具有舒张血管、改善心肌缺血和心肌缺血再灌注损伤、抗心律失常、降血压、降血脂等作用。

2. 免疫调节　菊花多糖及绿原酸可刺激肠道淋巴细胞分泌 TNF-α、IFN-γ，提高细胞免疫，发挥免疫调节作用。

3. 抗病原微生物　菊花提取物可破坏细菌的细胞膜从而改变细菌内部的渗透压，破坏细菌的生长；菊花中黄酮类化合物具有抵抗 HIV 和抗 AIDS 的活性作用。

4. 抗氧化、抗衰老、抗疲劳　菊花黄酮对猪油的氧化有显著的抑制作用；菊花提取物可提高实验小鼠抗疲劳的能力，组织耗氧量下降，对非特异性因素的抵抗能力具有一定的提高作用。

5. 其他作用　菊花及其有效成分还具有抗炎、抗肿瘤、镇痛、抗凝血、抑制脂肪肝、拮抗钙离子、抗基因毒性、驱铅、抗寄生虫、抗诱变、保护红细胞膜等作用。

【用法用量】煎汤，或入丸、散，或代茶饮；煎水外洗或捣敷。10~15g。

【参考文献】

1.《本草原始》："诸风头眩肿痛，目欲脱，泪出，皮肤死肌，恶风湿痹，疗腰痛、去来陶陶，除胸中烦热，安肠胃，利五脉，调四肢。久服利血气，轻身，耐老，延年。"

2.《本草纲目》："菊花酒：治头风，明耳目，去痿痹，消百病。"

3.《圣济总录》："（菊花散）治热毒风上攻，目赤头旋，眼花面肿：菊花（焙）、排风子（焙）、甘草（炮）各一两。上三味，捣罗为散，夜卧时，温水调下三钱匕。"

葛　根

《神农本草经》

【异名】葛藤，粉葛。

【来源】为豆科植物野葛或甘葛藤的干燥根。

【性味归经】甘、辛，凉。归脾、胃经。

【功用】解肌退热，生津，透疹，升阳止泻，解酒毒。

1. 用于肢体酸痛者保健。本品具解除疼痛、升阳发表之功，常因感冒而头痛发热、肢体酸痛者，可用葛根与麻黄、桂枝、生姜、甘草、芍药、大枣等同用（《伤寒论》）；平人服用也可预防感冒，增强正气，但不可多服，也可作为颈椎病导致颈肩部酸痛保健用。

2. 用于烦躁口渴者保健。本品具生津止渴之功，因津亏而烦躁口渴者，可用葛粉拌入泡过粟米一夜的水煮熟加米汤服用（《太平圣惠方》）。

3. 用于醉酒者保健。本品具解酒毒之功，经常饮酒或醉酒者日常服用，可单用葛根捣汁服用（《千金宝要》）。

笔记

【药理作用】

1. 解热　葛根煎剂、葛根乙醇浸膏、葛根素等对实验性发热模型的动物均有解热作用；葛根素为主要解热成分。

2. 对心血管系统的作用　葛根浸膏具有降低血压、减慢心率、降低心肌耗氧量的作用；葛根总黄酮和葛根素可扩张冠状动脉，改善心肌代谢；葛根素可抑制动脉硬化，改善微循环；葛根素可治疗视网膜动脉阻塞；葛根素具有降低心肌兴奋性、预防心律失常、保护血管内皮细胞，防止血栓形成、降血糖、降血脂作用等作用。

3. 降血糖、降血脂　葛根煎剂和葛根醇提取物能降低糖尿病大鼠血糖；葛根醇提取物能降低胰岛素抵抗大鼠空腹血清胰岛素水平及胰岛素抵抗指数，对地塞米松造成的胰岛素抵抗具有改善作用。

4. 解酒护肝　葛根中的葛根素、大豆苷元及大豆苷均可抑制嗜酒大鼠的酒精消耗，对急性酒精中毒导致的肝损伤具有保护作用。

5. 抗氧化、抗缺氧　葛根素可清除体内的自由基，降低脂质过氧化损伤，提高体内抗氧化酶系活性；葛根素对小鼠的常压缺氧、减压缺氧、氰化钾所致组织缺氧等都有显著地延长存活时间的功能。

6. 对脑循环的作用　葛根素主要通过扩张血管，加快脑血流速度，增加脑血流量，解除脑血管痉挛，改善红细胞变形能力，改善脑部血液循环来治疗脑供血不足；葛根素能减轻皮层神经细胞缺血损伤和糖基化状态并发的脑神经细胞损害。

7. 改善肝肾功能　葛根中的葛雌素和去氧微雌醇能促进胆盐代谢，降低肝毒性和肝内胆汁淤积，葛根素注射液能减少早期糖尿病肾病患者尿液蛋白和氨基葡萄糖苷酶溶性酶的排出。

8. 提高代谢功能　葛根能明显改善糖和脂质代谢；葛根黄酮显著降低去卵巢大鼠腹部脂肪，降低去卵巢大鼠肝脏中甘油三酯（TG）和血清总胆固醇（TC）含量。

9. 其他作用　葛根及其有效成分还具有抗炎、抗肿瘤、增强免疫功能、益智、抗致突变、抗致畸、止泻、改善骨质疏松、抗肠痉挛等作用。

【用法用量】煎汤，捣汁，或外用捣敷。9~15g。

【参考文献】

1.《伤寒论》："治太阳病，项背强几几，无汗恶风：葛根四两，麻黄三两（去节），桂枝二两（去皮），生姜三两（切），甘草二两（炙），芍药二两，大枣十二枚（擘）。上七味，以水一斗，先煮麻黄、葛根，减二升，去白沫，纳诸药，煮取三升，去渣，温服一升，覆取微似汗。"

2.《太平圣惠方》："葛粉四两，粟米半斤。以水浸粟米经宿，来日漉出，与葛粉同拌令匀，煮粥食之。"

3.《千金宝要》："治酒醉不醒：葛根汁一斗三升饮之，取醒止。"

4.《神农本草经》："葛根，味甘平。主消渴，身大热，呕吐，诸痹，起阴气，解诸毒，葛谷，主下利，十岁已上。一名鸡齐根。生川谷。"

薄　荷

《雷公炮炙论》

【异名】野薄荷，夜息香。

笔记

【来源】为唇形科薄荷属植物薄荷的干燥地上部分。

【性味归经】辛,凉。归肺、肝经。

【功用】宣散风热,清头目,透疹。

1. 用于头晕目糊者保健。本品具宣散风热、清头目之功,外感风邪导致头晕目糊者可日常服用,将薄荷与生姜研粉,加水煮汤泡洗(《明目经验方》)。

2. 用于风热所致皮肤瘙痒、皮炎、疮疡者保健。本品具透疹解毒之功,风邪瘙痒,热毒入内而生疮疡者,可将薄荷与蝉蜕等加水煮汤或做药丸服用(《永类钤方》《必效方》《医说》)。

【药理作用】

1. 对中枢神经系统的作用　薄荷油可兴奋人中枢神经,使皮肤毛细血管扩张,促进汗腺分泌,增加散热,有发汗解热作用;薄荷油能明显延长戊巴比妥钠诱导的睡眠时间;薄荷醇能加强戊巴比妥钠的中枢抑制作用。

2. 抗菌　薄荷油、薄荷醇可剂量依赖性地抑制核盘菌、匍茎根霉菌、毛霉菌的生长和繁殖。

3. 祛痰　薄荷醇可使气管产生新的分泌液,使稠厚的黏液易于排出。

4. 对平滑肌运动的作用　薄荷油能抑制豚鼠离体回肠的正常收缩活动,可降低其收缩幅度、频率和张力,并能拮抗组胺或乙酰胆碱所致肠管痉挛,且呈明显的量效关系。

5. 其他作用　薄荷及其有效成分还具有抗炎、抗氧化、抗肿瘤、镇痛、发汗解热、健胃、保肝利胆、抗辐射、抗组胺释放、抑制腺苷酸环化酶、促进渗透、驱虫、清凉止痒、抗早孕、抗着床、抑制子宫收缩等作用;薄荷油有一定毒性。

【用法用量】研粉、做药丸或煎汤服用。3~6g。

【参考文献】

1.《经史证类备急本草》:“薄荷,味辛、苦,温,无毒。主贼风伤寒发汗,恶气,心腹胀满,霍乱,宿食不消,下气。煮汁服,亦堪生食。”

2.《明目经验方》:“治眼弦赤烂,薄荷以生姜汁浸一宿,晒干为末,每用一钱,沸汤泡洗。”

3.《永类钤方》:“治风气瘙痒:大薄荷、蝉蜕等分为末,每温酒调服一钱。”

4.《必效方》:“治蜂虿螫伤:薄荷按贴之。”

5.《医说》:“火气入脚生疮,有妇人因冬间向火,两股上遂成疮,其汁淋漓,人无识者。后见一人云,此皆火气入内生,此但用黄柏皮为末,掺之立愈。果如其言。后又再作,适无黄柏,用薄荷煎涂之,立愈。”

二、清热药

凡以清解里热为主要功效,调治里热证的药物,称为清热药。热邪易耗伤阴液,常见烦渴、痈疮肿毒及阴虚发热等表现。由于里热证的部位和性质不同,有热在气分、血分之分,有实热、虚热之别。在中医药膳食物养生中,需根据里热的不同类型选择不同的清热药进行调治。

本类药品大多味苦,药性大多寒凉。药食两用的清热药有马齿苋、决明子、赤小豆、金银花、青果、鱼腥草、栀子、淡竹叶、蒲公英、芦根、山银花、夏枯草、余甘子、菊苣

笔记

等。本部分只介绍决明子、金银花、栀子、淡竹叶、蒲公英、芦根、山银花、夏枯草、余甘子、菊苣，其余在食物类原料中介绍。

现代药理研究表明，清热类药食主要成分有多糖、蒽醌类、黄酮类、苷类等，一般具有抗病原微生物和解热作用，部分药物有增强机体免疫功能、抗肿瘤、抗变态反应、镇静和降血压等作用。

栀　子

《神农本草经》

【异名】山栀子，红枝子。

【来源】为茜草科植物栀子的干燥成熟果实。

【性味归经】苦，寒。归心、肺、三焦经。

【功用】泻火除烦，清热利尿，凉血解毒，外用消肿止痛。

1. 用于火盛而心烦者保健。本品具泻火除烦之功，因热病心火亢盛而烦躁者可日常服用，将栀子与淡豆豉同用煎汤（《伤寒论》）。

2. 用于热盛所致尿频、尿急、尿痛者保健。本品具清热利尿通淋之功，因热盛而出现尿频、尿急、尿痛等尿路刺激症状，可使用栀子，如用鲜栀子与冰糖煎服（《闽东本草》）。

3. 用于中焦热盛而胃脘痛、鼻出血者保健。本品具清热、泻火之功，因胃热而胃脘痛，火盛而出现鼻出血者可用栀子炒焦煎服，或烧灰外用（《丹溪纂要》）。

4. 用于热毒疮疡者保健，本品具凉血解毒、消肿止痛之功，目赤肿痛、热毒疮疡、扭伤肿痛者可视情况使用，如疮疡肿痛与蒲公英水煎服（《广西中草药》）；如扭伤可用本品与白面同捣调敷（《濒湖集简方》）。

【药理作用】

1. 解热　栀子生品及各种炮制品的乙醇提取物对酵母所致发热大鼠有解热作用，生品作用较强。

2. 抗炎镇痛　栀子水提取物及栀子总苷对二甲苯所致小鼠耳肿胀、醋酸所致小鼠腹腔毛细血管通透性增高、角叉菜胶所致大鼠足肿胀、大鼠棉球肉芽组织增生均有不同程度的抑制作用；栀子总苷对大鼠佐剂性关节炎和家兔膝关节炎有治疗作用，抑制炎症病变部位炎性因子 NO 含量和 NOS 活性，降低炎症介质前列腺素 E_2（PGE_2）、IL-1、TNF-α 含量；栀子提取物、栀子总苷对醋酸诱发的小鼠扭体反应有抑制作用，提高热痛阈值；栀子醇提取物及 CO_2 超临界萃取物能抑制小鼠自发活动或诱导睡眠。

3. 抗病原微生物　栀子水提取物及醇提取物均对金黄色葡萄球菌、脑膜炎双球菌、卡他球菌等具有抑制作用；栀子苷在体外能有效抑制甲型 H1N1 流感病毒的细胞病变效应（CPE），在体内则能有效减弱甲型 H1N1 流感病毒对小鼠肺部的攻击作用。

4. 保肝利胆　栀子水提取物、醇提取物、栀子苷、京尼平苷及藏红花苷对 CCl_4 所致小鼠急性肝损伤有保护作用；栀子水提取物、醇提取物、栀子苷、京尼平苷及藏红花苷均可促进动物胆汁分泌；栀子水溶性部位及 70% 醇溶性部位均具降低正常家兔胆红素和总胆固醇含量的作用。

5. 促进胰腺分泌　栀子及其提取物有利胰及降胰酶活性效应；京尼平苷有显著的降低胰淀粉酶作用，而其酶解产物京尼平的增加胰胆流量作用最强，持续时间较短。

笔记

6. 抗氧化　栀子苷具有清除自由基和抑制低密度脂蛋白(LDL)活性的能力,表现抗氧化作用。

7. 对胃功能作用　栀子生品对胃酸分泌和胃蛋白酶活性均有明显的抑制作用;京尼平苷对胃酸分泌和碳酰胆碱呈抑制作用,并使胃张力降低,京尼平对胃功能呈抗胆碱性的抑制作用。

8. 其他作用　栀子及其有效成分还具有抗肿瘤、抗焦虑、抗心肌缺血、抗血小板聚集、抗血栓、抗动脉粥样硬化、抗挫伤、促进黑素生成、抗阿尔茨海默病、降血压、降血脂、降血糖、降尿酸、泻下、保护血管内皮细胞等作用。

【用法用量】煎汤,或入丸、散。外用生品适量,研末调敷。6~9g。

【参考文献】

1.《伤寒论》:"治伤寒发汗、吐。下后,虚烦不得眠,心中懊侬:栀子十四个(剖),香豉四合(绵裹)。上二味,以水四升,先煮栀子,得二升半,内豉,煮取一升半,去滓,分为二服。温进一服,得吐者,止后服。"

2.《闽东本草》:"鲜栀子二两,冰糖一两。煎服。"

3.《丹溪纂要》:"治胃脘火痛,大山栀子七枚或九枚,炒焦,水一盏,煎七分,入生姜汁饮之。"

4.《广西中草药》:"山栀、蒲公英,银花各四钱。水煎,日分三次服。另取生银花藤适量,捣烂,敷患处。"

5.《濒湖集简方》:"栀子、白面同捣,涂之。"

淡竹叶

《神农本草经》

【异名】碎骨子,山鸡米。

【来源】为禾本科植物淡竹叶的干燥茎叶。

【性味归经】甘、淡,寒。归心、胃、小肠经。

【功用】清热除烦,利尿通淋。

1. 用于心烦者保健。本品具清热除烦之功,心火亢盛而心烦易怒、失眠焦虑者,可用淡竹叶与粳米、茵陈煎汁煮粥食(《太平圣惠方》)。如头痛发热、口渴者可用淡竹叶与石膏等搭配,作茶饮(《太平圣惠方》)。

2. 用于热淋者保健。本品具利尿通淋之功,湿热所致尿频、尿急、尿痛者,可用淡竹叶配伍灯心草、海金沙煎水服(《江西草药》)。

【药理作用】

1. 抗病原微生物　淡竹叶的醇提取物对金黄色葡萄球菌、溶血性链球菌、铜绿假单胞菌、大肠杆菌有抑制作用,对真菌、细菌均有抑制作用;淡竹叶中碳苷黄酮类化合物有抗呼吸道合胞病毒活性;淡竹叶提取物混合物有抑制丙型肝炎病毒活性的作用,可预防和治疗丙型肝炎。

2. 抗氧化　淡竹叶多糖在体外具有直接清除自由基的抗氧化活性,且随着多糖浓度的升高清除率也升高;淡竹叶总黄酮可明显降低小鼠血浆中谷丙转氨酶(ALT)活性、肝组织的丙二醛含量和一氧化氮含量,显著提高血浆和肝组织的抗氧化能力。

3. 保护心肌　淡竹叶总黄酮可抑制大鼠心肌中乳酸脱氢酶(LDH)及肌酸激酶

笔记

(CK)的漏出,降低血清和心肌组织中 LDH 与 CK 活性,降低丙二醛(MDA)含量,提高 SOD、谷胱甘肽过氧化物酶(GSH-Px)和 NO 浓度。

4. 保护肾功能　淡竹叶饮可扩充血容量,降低血液黏滞度,改善微循环,增加肾小球的滤过功能,促进肾小管对蛋白的重吸收,缓解 M 样球蛋白及多酞链对肾脏的损害,防止异常蛋白沉积形成管型而阻塞肾小管。

5. 抗炎、镇痛　淡竹叶水取物、醇提取物均具有明显的抗二甲苯所致小鼠耳肿胀的作用,淡竹叶水提取物组能明显提高小鼠对疼痛的反应时间。

6. 其他作用　淡竹叶及其有效成分还具有抗衰老、降血脂、抗突变、促进红细胞生成、改善记忆思维、抗早孕、利尿消肿、抑制酪氨酸酶、调节免疫功能、收缩血管等作用。

【用法用量】入汤剂,或单味药煎汤代茶饮。9~15g。

【参考文献】

1.《太平圣惠方》:"治小儿心脏风热,精神恍惚,淡竹叶粥方。淡竹叶(一握)、粳米(一合)、茵陈(半两),上以水二大盏,煎二味取汁一盏。去滓。投米作粥食之。"

2.《太平圣惠方》:"治热病,头疼壮热,心燥烦渴。宜服石膏茶方。石膏(二两捣碎)、淡竹叶(一握)、荠苊(半两)、木通(半两),上件药,细。以水二大盏,煎至一盏,去滓。分作四度,点腊面茶,不计时候服。"

3.《江西草药》:"治热淋:淡竹叶四钱,灯芯草三钱,海金沙二钱。水煎服,每日一剂。"

芦　根

《本草经集注》

【异名】苇根,芦头。

【来源】为禾本科植物芦苇的新鲜或干燥根茎。

【性味归经】甘,寒。归肺、胃经。

【功用】清热生津,除烦,止呕,利尿。

1. 用于高热伤津、烦热口渴者日常服用。本品既可清热生津,又可除烦,适用于热病烦渴,或夏季天气炎热时出现的口渴烦热。可榨汁服用,如配伍麦冬汁、梨汁、荸荠汁、藕汁服用(《温病条辨》)。

2. 用于胃热呕哕者日常保健。本品既可清热生津、除烦,又能够止呕,可用于脾胃蕴热呕哕、烦渴不止者,如配伍茅香花、麦门冬、赤茯苓、甘草、枇杷叶等煎服(《太平圣惠方》)。

3. 用于食鱼蟹后不适者保健。本品可解鱼蟹毒。捣汁,如芦根鲜品捣汁服用(《备急千金要方》)。

【药理作用】

1. 抗结石　芦根提取物能够改善糖尿病大鼠尿草酸浓度、尿钙浓度、尿素氮、血肌酐及 MDA 含量等指标,降低 SOD 活性。

2. 抗肿瘤　R-Poly Ⅰ、R-Poly Ⅱ、R-Poly Ⅲ三种多糖均对海拉细胞和 B16 细胞有抑制作用,并存在量效关系。

3. 改善脂代谢、降低血糖　芦根多糖可有效地改善糖尿病小鼠体重、糖耐量,降

笔记

低糖化血清蛋白(GSP)，促进肝糖原合成和调节血脂代谢紊乱。

4. 保护肝肾　芦根多糖能减少脂质过氧化物，减轻对肾脏的损伤，减轻尿蛋白排泄及减小肾小球内径；改善糖尿病小鼠肝肾颜色和质地的变化，降低肝脏和肾脏的系数，减少肝肾损伤；芦根多糖具有抗肝纤维化、显著增加肝细胞抗损伤作用，同时减少损伤肝脏的内毒物含量，改善肝脂肪化；芦根提取物可改善糖尿病小鼠肾小管的扩张和肾组织骨桥蛋白的增多。

5. 其他作用　芦根及其有效成分还具有抗炎、抗氧化、促进免疫、促进淋巴细胞转化等作用。

【用法用量】煎汤或鲜品捣汁服用。15~30g。

【参考文献】

1.《温病条辨》："太阴温病，口渴甚者，雪梨浆沃之；吐白沫粘滞不快者，五汁饮沃之。此皆甘寒救液法也。五汁饮方(甘寒法)：梨汁、荸荠汁、鲜苇根汁、麦冬汁、藕汁(或用蔗浆)，临时斟酌多少，和匀凉服，不甚喜凉者，重汤炖，温服。"

2.《太平圣惠方》："治脾胃壅热呕哕，烦渴不止，宜服茅香散方。茅香花一分、芦根一两、麦门冬三分，去心、赤茯苓三分、甘草半两，炙微赤、枇杷叶三分，拭去毛，炙微黄。"

3.《备急千金要方》："治食鱼中毒，面肿烦乱，及食鲈鱼中毒欲死者方：剉芦根，舂取汁，多饮良。并治蟹毒。亦可取芦苇茸汁饮之，愈。"

夏　枯　草

《神农本草经》

【异名】棒槌草，铁色草。

【来源】为唇形科植物夏枯草的干燥果穗。

【性味归经】辛、苦，寒。归肝、胆经。

【功用】清火明目，散结消肿。

1. 用于双目不适或疼痛者保健，本品具清火明目之功，目赤肿痛、目珠疼痛或头疼、眩晕者，可将夏枯草、当归、白芍等配合应用(《张氏医通》)。

2. 用于瘰疬者保健。本品具散结消肿之功，平时易肝气郁结、痰气互结者，可用夏枯草煎水服或煎浓膏外涂患处(《摄生众妙方》)。

3. 用于创伤者保健。本品具清火、消肿之功，金创、刀伤、打伤者，可用夏枯草捣烂敷于患处(《卫生易简方》)。

【药理作用】

1. 抗癌　夏枯草对淋巴瘤、乳腺癌、胃腺癌、食管癌等肿瘤均有抑制作用；夏枯草中所含的熊果酸及其衍生物对淋巴细胞白血病细胞 P-388、L-1210 和人类肺肿瘤细胞 A-549 具有显著的细胞毒作用。

2. 降血压　夏枯草水溶液可以使自发性高血压大鼠的动脉血压降低；夏枯草醇提液能抑制去甲肾上腺素、氯化钾、氯化钙所致的主动脉条收缩。

3. 降血糖　夏枯草水提取物对 α 淀粉酶抑制作用较强，能明显使小鼠餐后血糖降低；高剂量能降低四氧嘧啶致糖尿病小鼠餐后血糖。

4. 降血脂　夏枯草提取物对糖尿病小鼠血清 TG、低密度脂蛋白、胆固醇含量有降低作用，并能使高密度脂蛋白含量提高。

笔记

5. 抗病原微生物　夏枯草水溶部分有抑制和抵抗大肠杆菌、金黄色葡萄球菌、青霉菌、黄曲霉菌、结核杆菌的作用；夏枯草中夏枯草皂苷具有抗 HIV 活性。

6. 其他作用　夏枯草及其有效成分还具有抗炎、抗氧化、平喘、镇痛、抗痴呆、抗抑郁、镇静、催眠、解热、抗结石、抗感染、抗动脉粥样硬化、保肝、保护心肌等作用。

【用法用量】煎汤、熬膏，或入丸、散；或煎水外洗。9~15g。

【参考文献】

1.《张氏医通》："治目珠痛，至夜则疼甚者神效。血热，本方加当归、芍药。虚人，四物汤换生地加羌活、香附，下咽则疼减。风热肿痛甚，泻青丸、洗肝散选用。"

2.《摄生众妙方》："治瘰疬、马刀。不问已未溃，或日久成漏：夏枯草六两、水二钟煎至七分，去滓，食远服。虚甚当煎浓膏服，并涂患处，多服益善。"

3.《卫生简易方》："治扑伤金疮：夏枯草捣烂，罯上。"

4.《本经续疏》："夏枯草，味苦、辛，寒、无毒。主寒热，瘰疬，鼠瘘头疮，破癥散瘿，结气脚肿，湿痹，轻身。一名夕句，一名乃东，一名燕面。生蜀郡川谷，四月采。"

决 明 子

《神农本草经》

【异名】马蹄决明，草决明。

【来源】为豆科植物决明或小决明的干燥成熟种子。

【性味归经】甘、苦、咸，微寒。归肝、大肠经。

【功用】清肝明目，润肠通便。

1. 用于用眼过度而双目不适者保健。本品具清肝明目之功，目赤涩痛、羞明多泪、多年失明者可日常使用决明子，如目暗不明，与蔓荆子制散，以温水调服(《太平圣惠方》)；如雀目，与地肤子捣细罗为散，以清粥饮调下(《太平圣惠方》)。

2. 用于肠燥易便秘者或高血压、高血脂者保健，本品具清肝火、润肠通便之功，便秘或高血压、高血脂者可使用决明子，如将决明子炒黄，水煎代茶饮(《江西草药》)。

【药理作用】

1. 保护肝脏　决明子能显著抑制 CCl_4 所引起的小鼠血清谷丙转氨酶、谷草转氨酶、碱性磷酸酶及肝匀浆丙二醛含量，抑制肝脏指数的上升，显著增加超氧化物歧化酶和肝糖原的含量，并能显著减轻 CCl_4 引起的肝脏组织损伤。

2. 降血脂　决明子能抑制血清胆固醇升高和主动脉粥样硬化斑块形成，能明显增加血清 HDL-C 含量及提高 HDL-C/TCM 比值，改善体内胆固醇的分布状况。

3. 调节免疫　决明子对巨噬细胞吞噬功能有增强作用，小鼠腹腔巨噬细胞吞噬百分率和吞噬指数明显增高。

4. 泻下　决明子中蒽醌类化合物促使肠壁蠕动，减少对食物的吸收，加强肠道的排泄作用；多糖与纤维素成分则起到通便作用，两者结合后效果加强，协同发挥作用。

5. 抗菌　决明子乙醇提取物与氯仿提取物对弯孢菌、镰刀菌、金黄色葡萄球菌、油菜菌核病菌和棉花炭疽病菌都具有抑菌作用。

6. 其他作用　决明子及其有效成分还具有抗氧化、抗癌、利尿、抗血小板聚集、降血压、抗糖尿病肾病等作用。

【用法用量】内服：煎汤，研末。外用：研末调敷。9~15g。

笔记

【参考文献】

1.《神农本草经》:“决明子,味咸,平。主青盲、目淫、肤赤、白膜、眼赤痛、泪出。久服,益精光,轻身。生川泽。”

2.《太平圣惠方》:“治眼补肝,除暗明目:决明子一升,蔓荆子一升(用好酒五升,煮酒尽,曝干)。上药,捣细罗为散。每服,以温水调下二钱,食后及临卧服。”

3.《太平圣惠方》:“决明子二两,地肤子一两。上药,捣细罗为散。每于食后,以清粥饮,调下一钱。”

4.《江西草药》:“决明子五钱,炒黄,水煎代茶饮。”

荷　叶

《食疗本草》

【异名】蕸。

【来源】为睡莲科植物莲的干燥叶。

【性味归经】苦,平。归肝、脾、胃经。

【功用】清热解暑,升发清阳,凉血止血。

1. 用于经常吐血、衄血者日常保健。本品具凉血止血之功,平素常出血者可用鲜荷叶榨汁饮用或烧为末服用,或与蒲黄、生地黄等共用(《本草纲目》《寿世编》)。

2. 用于夏季食欲不佳者保健。荷叶具有清热解暑的功效,夏季炎热而胃口不佳者可以用荷叶蒸饭(《本草通玄》)。平人也可于夏季用单品代茶饮保健,尤其适合高血压、高血脂、痛风或肥胖者饮用。

3. 用于血热而易患皮肤疮疡者日常保健。本品不仅凉血止血,也可升阳托疮,血热体质者可以日常保健,如疮疡已成者可单用荷叶烧炭,研细末,香油调匀,敷患处,每日两次(《单方验方新医疗法选编》)。

【药理作用】

1. 降脂减肥　荷叶提取物能降低机体消化能力、减少脂质和碳水化合物的吸收和加强油脂代谢及能量损耗的调节,有效抵制肥胖。

2. 抗病原微生物　荷叶乙醇提取物对青霉、酵母菌、黑曲霉和红酵母有一定的抑菌作用;荷叶中的苄基喹啉生物碱及黄酮糖苷具有抗 HIV 活性;荷叶碱具有非常显著的抗脊髓灰质炎病毒活力。

3. 对心血管系统的作用　荷叶提取物可以改善异丙肾上腺素介导的大鼠心肌缺血;荷叶对实验诱导的大鼠心脏毒性具有心肌保护作用;荷叶中的双苄基异喹啉类生物碱,具有显著的抗心律失常作用。

4. 抑制脂肪肝　荷叶饮、荷叶合剂等可以降低红细胞压积,抑制脂肪肝的发生,还可以有效改善血液的黏稠状态。

5. 其他作用　荷叶及其有效成分还具有抗炎、抗氧化、抗衰老、抗癌、抗肝纤维化、抗过敏、解痉、抗惊厥、抗有丝分裂、抑制胰脂肪酶、降血压、止血、抗肌肉收缩等作用。

【用法用量】煎汤,或入丸、散,或鲜品榨汁饮用;捣敷外用或煎水外洗。3~10g,鲜品 15~30g。

【参考文献】

1.《本草纲目》:“荷叶:破恶血,留好血。口鼻诸血,生者擂汁服;干者末服,或烧

笔记

服，或加蒲黄。”

2.《寿世编》：“生地、艾叶、荷叶、扁柏等分，新鲜者更佳，名四生汤，服二三次即愈。”

3.《本草通玄》：“荷叶，开胃消食，止血固精。叶蒂安胎。东垣云：洁古先生口授枳术丸方，用荷叶烧饭为丸。夫震者动也，人感之生足少阳甲胆之气，与三焦之气，同为发生。”

4.《单方验方新医疗法选编》：“治黄水疮：荷叶烧炭，研细末，香油调匀，敷患处，一日二次。”

枳椇子

《新修本草》

【异名】木蜜，树蜜。

【来源】鼠李科植物枳椇的带有肉质果柄的果实或种子。

【性味归经】甘、酸，平。归心、脾经。

【功用】解酒止渴，除烦止呕，利大小便。

1. 用于时常饮酒或饮酒过度者保健。本品有解酒除烦、通利之功，适用于饮酒过度者保健，枳椇子、麝香研粉做药丸服用(《世医得效方》)。

2. 用于体质亏虚或小儿瘦弱者保健。本品有补益之功，适合体质亏虚者保健，可用枳椇子煮汤服用(《本草拾遗》)。

【药理作用】

1. 解酒　枳椇子水提取液可加快乙醇代谢、增强乙醇脱氢酶活性、缩短小鼠醒酒时间、抑制乙醇诱导的肌松作用、提高血中谷胱甘肽过氧化物酶活性。

2. 保护肝脏　枳椇子水提取物可显著抑制乙醇和脂多糖(LPS)引起的MDA、TG及TC升高；枳椇子匀浆液能显著增加小鼠肝、脑组织中SOD含量，具有抗脂质过氧化作用，可延缓和防止乙醇所致的脂肪肝形成；枳椇子还具有抗早期肝纤维化作用；枳椇子水提取液能提高肝细胞存活率和增殖率，保护CCl_4和D-氨基半乳糖/脂多糖诱导的实验性肝损伤、CCl_4诱导的体外培养肝细胞损伤、D-GalN诱导的体外培养肝细胞损伤。

3. 对胃肠功能的作用　枳椇皂苷对应激性胃溃疡有明显抑制作用，但口服无效；枳椇皂苷能促进肠管蠕动，而对大鼠回肠显示有较弱的罂粟样作用。

4. 抗疲劳　枳椇子水提液能显著提高小鼠的耐寒、耐热功能，并延长小鼠游泳、爬杆时间；枳椇子水提取物能增强小鼠运动耐力，增加糖原蓄积，抵抗因运动疲劳而产生的生化指标改变，具有抗疲劳作用。

5. 保护神经　枳椇子甲醇提取物中的儿茶素和儿茶酚能有效清除1，1-二苯基-2-三硝基苯肼(DPPH)和2，2′-联氮-双-3-乙基苯并噻唑啉-6-磺酸(ABTS)自由基，对小鼠海马趾HT22细胞实验显示抗谷氨酸致神经中毒，有保护神经的功效。

6. 其他作用　枳椇子及其有效成分还具有镇静、抗惊厥、抗衰老、镇痛、抗癌、利尿、降血压、抑制甜味觉、抑制食欲、阻滞钙通道、抑制组胺释放、抗致突变等作用。

【用法用量】煎汤，浸酒或入丸剂。9~15g。

【参考文献】

1.《证类本草》：“止渴除烦，润五脏，利大小便，去膈上热。功用如蜜。”

笔记

2.《滇南本草》:"治一切左瘫右痪、风湿麻木。能解酒毒;或泡酒服之,亦能舒筋络。小儿服之,化虫养脾。"

3.《世医得效方》:"治饮酒多发积,为酷热蒸熏,五脏津液枯燥,血泣小便并多,肌肉消烁,专嗜冷物寒浆。枳椇子二两,麝香一钱。为末,面糊丸,如梧子大。每服三十丸,空心盐汤吞下。"

金银花

《新修本草》

【异名】忍冬花,银花。

【来源】为忍冬科植物忍冬、红腺忍冬、山银花(毛萼忍冬)或毛花柱忍冬的干燥花蕾或带初开的花。

【性味归经】甘,寒。归肺、心、胃经。

【功用】清热解毒,凉散风热。

1. 用于外感风热而咳嗽者保健。本品具凉散风热之功,因风热感冒而头痛咽干、咳嗽者,可将金银花与连翘、薄荷、牛蒡子同用(《温病条辨》)。

2. 用于外感热毒而致疮疡者保健。本品具清热解毒之功,身有热毒疮疡、痈肿者,可用金银花与甘草一同水煎,顿服(《医学心悟》)。

3. 用于因热毒下痢便血者保健。本品具清热之功,感受热毒而下痢便血者,可服用金银花,如红痢以白蜜水调服,白痢以砂糖水调服(《惠直堂经验方》)。

【药理作用】

1. 抗感染　金银花醇提取液、水提取液和水超声提取液均能显著增强体外细胞抗感染作用。

2. 抗氧化　金银花可升高大鼠血清中总抗氧化能力(T-AOC)、GSH-Px、谷胱甘肽(GSH)和SOD水平,降低MDA含量。

3. 增强免疫力　金银花能显著提高巨噬细胞吞噬率及吞噬指数,增强免疫功能。

4. 保肝利胆　金银花中绿原酸能增进大鼠胆汁分泌,黄褐毛忍冬总皂苷能显著对抗CCl_4、对乙酰氨基酚及D-半乳糖胺所致肝中毒小鼠血清谷丙转氨酶升高,降低肝脏甘油三酯含量,明显减轻肝脏病理损伤程度。

5. 抗早孕　金银花乙醇提取液可明显中止小鼠、狗、猴等多种动物的妊娠。

6. 其他作用　金银花及其有效成分还具有抗炎、抗氧化、抗病毒、抗衰老、抗癌、降血脂、降血糖、抗过敏、抗血小板凝集、解热等作用。

【用法用量】煎汤,或入丸、散,外用研末调敷。6~15g。

【参考文献】

1.《温病条辨》:"治太阴风温、温热,冬温初起,但热不恶寒而渴者:连翘一两,银花一两,苦桔梗六钱,薄荷六钱,竹叶四钱,生甘草五钱,荆芥穗四钱,淡豆豉五钱,牛蒡子六钱。上杵为散,每服六钱,鲜苇根汤煎服。"

2.《医学心悟》:"忍冬汤。一切内外痈肿,皆可立消,但宜早服。金银花(四两)甘草(三钱)水煎,顿服。能饮者,用酒煎服。"

3.《惠直堂经验方》:"金银花,入铜锅内,焙枯存性,五钱。红痢以白蜜水调服,白痢以沙糖水调服。"

笔记

山 银 花

《履巉岩本草》

【异名】山花,南银花。

【来源】为忍冬科植物灰毡毛忍冬、红腺忍冬、华南忍冬或黄褐毛忍冬的干燥花蕾或带初开的花。

【性味归经】甘,寒。归肺、心、胃经。

【功用】清热解毒,疏散风热。

1. 用于热性体质日常保健。本品具清热疏风之功,适合热性体质者或时有咽喉肿痛发作者,山银花煎水代茶饮,或配用菊花、薄荷等(《常用中草药手册》)。

2. 用于预防夏季暑热之邪侵袭。本品有清热疏风之功,如山银花与冰糖煮汤代茶饮(《滇南本草》)。在感冒多发季节可作为预防保健用药,与夏枯草、大青叶配伍,流感流行季节煎水代茶服(《江西草药》)。

【药理作用】

1. 抗病原微生物　山银花水提取物对金黄色葡萄球菌和乙型链球菌具有杀灭作用;对伤寒杆菌、大肠杆菌、痢疾杆菌和变形杆菌有抑制作用;山银花黄酮提取物对PRV具有明显的阻断其吸附、抑制病毒增殖和中和病毒包膜蛋白的作用。

2. 保肝　山银花提取物可明显降低D-氨基半乳糖与四氯化碳引起的小鼠血清谷丙转氨酶增高,对四氯化碳、D-氨基半乳糖等肝毒物造成的大、小鼠肝损伤有保护作用。

3. 免疫调节　山银花绿原酸类提取物、黄酮类提取物和挥发油类提取物均能促进淋巴细胞增殖及协同脂多糖(LPS)、刀豆蛋白A(ConA)的作用。

4. 抗心肌缺血　山银花黄酮粗提取物使急性心肌缺血大鼠血清中MDA、CK、LDH和SOD指标恢复正常趋势,并抑制大鼠心电图T波的高耸幅度,减小ST段抬高幅度,改善心率,恢复血压到正常水平,且缩小心肌缺血范围,以改善急性心肌缺血氧化损伤大鼠的心肌功能。

5. 其他作用　山银花及其有效成分还具有抗炎、抗癌、止血、抗动脉粥样硬化、退热等作用。

【用法用量】内服:煎汤,6~15g;或入丸、散。外用:研末调敷。

【参考文献】

《常用中草药手册》:“清热解毒。治外感发热咳嗽,肠炎,菌痢,麻疹,腮腺炎,败血症,疮疖肿毒,阑尾炎,外伤感染,小儿痱毒。制成凉茶,可预防中暑、感冒及肠道传染病。”

蒲 公 英

《本草图经》

【异名】黄花地丁,婆婆丁。

【来源】为菊科植物蒲公英、碱地蒲公英或同属数种植物的干燥全草。

【性味归经】苦、甘,寒。归肝、胃经。

【功用】清热解毒,消肿散结,利尿通淋。

笔记

1. 用于热盛者尤其合并乳痈者保健。本品具清热解毒之功，适合热盛如咽痛、乳房红肿疼痛、乳汁排出不畅者保健，可用蒲公英与忍冬藤共同煎服（《本草衍义补遗》）。如有尿血、癃闭者，可日常服用蒲公英（《滇南本草》）。

2. 用于瘰疬者保健。本品具消肿散结之功，颈部有瘰疬者，常用蒲公英与瓶儿草、大蓟、牛蒡子共同煎汤服用（《滇南本草》）。

3. 用于肝、胆、胃炎症者保健。本品具清热解毒之功，肝炎、胆囊炎、胃炎、胃溃疡者可日常使用蒲公英，肝炎者常配伍茵陈蒿、柴胡、生山栀、郁金、茯苓等煎服；胃溃疡、胃炎者用蒲公英干根、地榆根等份研末，每日三次，生姜汤送服（《南京地区常用中草药》）。

【药理作用】

1. 抗菌　蒲公英对金黄色葡萄球菌、表皮葡萄球菌、溶血性链球菌、卡他球菌均有显著的抑制作用。

2. 抗胃酸分泌　蒲公英可明显抑制组胺、五肽胃泌素及氨甲酰胆碱诱导的胃酸分泌作用。

3. 免疫调节　蒲公英可增强巨噬细胞吞噬指数水平，提高小鼠抗体生成水平和巨噬细胞的吞噬率，通过改善机体的免疫抑制状态增强和调节机体免疫功能。

4. 其他作用　蒲公英及其有效成分还具有抗氧化、抗衰老、抗疲劳、抗炎、抗癌、降血脂、降血糖、利胆保肝、抗血栓、疏通乳腺管、促进乳汁分泌、抗生育、抗便秘等作用。

【用法用量】煎汤服用，或入散剂，或捣汁；或鲜品捣敷外用。10～30g，大剂量60g。

【参考文献】

1.《本草衍义补遗》："治乳痈：蒲公英（洗净，细锉），同忍冬藤煎浓汤，入少酒佐之。服罢随手欲睡，是其功也。"

2.《滇南本草》："治痰核结核气瘰，马刀、瘰疬溃烂。瓶儿草、大蓟、蒲公英、牛蒡子，点水酒煎服。"

3.《南京地区常用中草药》："治肝炎：蒲公英干根六钱，茵陈蒿四钱，柴胡、生山栀、郁金、茯苓各三钱。煎服。或用干根、天名精各一两，煎服。""治胆囊炎：蒲公英一两。煎服。""治慢性胃炎、胃溃疡：蒲公英干根、地榆根各等分，研末，每服二钱，一日三次，生姜汤送服。"

4.《滇南本草》："敷诸疮肿毒、疥癞癣疮，利小便，祛风，消诸疮毒，散瘰疬结核，止小便血，治五淋癃闭，利膀胱。"

余甘子

《新修本草》

【异名】余甘，庵摩勒。

【来源】为大戟科油柑属植物余甘子的干燥成熟果实。

【性味归经】甘、酸、涩，凉。归肺、胃经。

【功用】清热利咽，润肺化痰，补虚固发。

1. 用于因风热而咽痛口干者保健。本品有养阴润肺和清热之功，慢性咽炎而咽干口干、咳嗽者可用余甘子煮汤服用（《新修本草》）。

笔记

2. 用于肺脾气虚而气促或哮喘者保健。本品能固本补虚，活动后气促、时有咳嗽者可用余甘子煮猪心肺连汤服用（《昆明民间常用草药》）。

3. 用于素体亏虚导致脱发者养生保健。本品能补虚祛风，机体阴虚所致脱发、神疲乏力者，可用余甘子压取汁油涂头发外用（《本草拾遗》）。

【药理作用】

1. 抗动脉粥样硬化　余甘子能调节家兔脂代谢，提高抗氧化能力，减少脂质过氧化物，保护内皮功能，抑制动脉内膜 ET-1 基因表达而起到抗动脉粥样斑块形成。

2. 抗菌　余甘子萃取物对葡萄球菌、伤寒杆菌、副伤寒杆菌、大肠杆菌及痢疾杆菌等均有抑制作用。

3. 增强免疫力　余甘子提取物能增加小鼠血清溶血素含量，明显增强小鼠巨噬细胞吞噬功能，改善迟发型超敏反应，促进 T 淋巴细胞增殖，提高 NK 细胞活性，显著增强小鼠免疫功能。

4. 抗氧化、抗衰老　余甘子精粉调制的营养液可显著提高人体血液中红细胞 SOD 活性，减低脂质过氧化物（LPO）的含量，增强机体抗氧化能力，具有延缓衰老作用。

5. 抗诱变、抗致畸　余甘子可对抗环境化学因子对哺乳类动物细胞的诱变作用；对 810Rx 线照射所致的染色体畸变有很好的保护作用。

6. 其他作用　余甘子及其有效成分还具有抗炎、抗癌、抗病毒、抗疲劳、降血压、保护胃黏膜、止泻、解痉、降血糖、抗肝纤维化、杀虫等作用。

【用法用量】煎汤服用，鲜品取汁内服或外用。3~9g。

【参考文献】

1.《新修本草》："主风虚热气。"

2.《南宁市药物志》："清凉解毒，治喉痹。"

3.《海药本草》："主上气咳嗽。"

4.《本草拾遗》："主补益，强气力。取子压取汁，和油涂头，生发去风痒，初涂发脱，后生如漆。"

菊　苣

《新疆中草药手册》

【异名】卡斯尼，蓝菊。

【来源】为菊科植物毛菊苣及菊苣的地上部分。

【性味归经】微苦、咸，凉。归脾、肝、膀胱经。

【功用】清热利湿，健胃消食，利尿消肿。

1. 用于平素易于上火者保健。本品具清热、健胃之功，与荞麦、枸杞、燕麦泡水代茶饮。

2. 用于湿热体质而易出现肥胖、胃肠功能紊乱者的保健。本品能健胃消食，又能利尿消肿，可代茶饮，或用菊苣嫩叶调制生菜服用（《中华本草》），尤其适合有水肿者。

【药理作用】

1. 抗菌　菊苣根醋酸乙酯提取物对枯草杆菌、金黄色葡萄球菌、伤寒沙门氏菌、藤黄微球菌、大肠杆菌具有一定的抑制作用。

笔记

2. 降血糖　菊苣全草80%乙醇提取物能降低链脲佐菌素诱导的糖尿病模型大鼠的肝葡萄糖-6-磷酸酶活性，从而降低肝葡萄糖的产生。

3. 降尿酸　菊苣提取物可显著降低高甘油三酯、高尿酸并高血糖交互紊乱大鼠的血清甘油三酯、尿酸、血糖水平，其作用机制与抑制脂肪酸合成酶及血清黄嘌呤氧化酶活性、增加血清胰岛素有关。

4. 其他作用　菊苣及其有效成分还具有抗炎、抗氧化、抗肿瘤、调血脂、镇痛、保肝、促进伤口愈合、提高免疫功能、杀虫等作用。

【用法用量】研粉，做药丸或煎汤服用。9~18g。

【参考文献】

1.《中华民族药志》："清热解毒；利尿消肿。主湿热黄疸；肾炎水肿；胃脘胀痛；食欲不振。"

2.《新疆中草药手册》："清肝利胆。治黄疸型肝炎。以菊苣三钱水煎服，并用适量煎水洗身。"

三、泻下药

凡能引起腹泻，或润滑大肠，以泻下通便为主要功效，能调治里实积滞证的药物，称为泻下药。里实积滞会阻滞气机，常见大便秘结或水肿等症状。根据泻下药作用强弱的不同，可分为攻下药、润下药及峻下逐水药。在中医药膳食物养生中，需根据里实证的兼证及患者的体质，选择不同的泻下药进行调治。

本类药物大多味苦，性寒。药食两用的泻下药有火麻仁、郁李仁、榧子。本部分介绍火麻仁、郁李仁，榧子在食物类原料中介绍。

现代药理研究表明，泻下类药食主要成分有脂肪油等，主要通过不同的作用机理刺激肠道黏膜使肠蠕动增加而致泻，具有利胆、抗菌、抗炎、抗肿瘤及增强机体免疫功能的作用。

火　麻　仁

《神农本草经》

【异名】麻子，大麻仁。

【来源】为桑科植物大麻的干燥成熟果实。

【性味归经】甘，平。归脾、胃、大肠经。

【功用】润肠通便。

用于便秘者日常服用。本品具润肠通便之功，对经常因津血不足而肠燥便秘者尤为适宜，可做成药丸，如与当归、桃仁等炼蜜为丸，白汤送下（《脾胃论》）。

【药理作用】

1. 泻下　火麻仁中的油脂可直接润滑肠壁和粪便；火麻仁压榨油能明显改善复方地芬诺酯致小鼠便秘。

2. 抗疲劳和免疫调节　火麻仁蛋白能明显延长小鼠游泳时间，降低血乳酸值，增加肝糖原含量和T淋巴细胞百分比；能够增强刀豆蛋白A诱导的脾淋巴细胞转化、迟发型超敏反应和巨噬细胞吞噬能力，提高抗体生成数和半数溶血值。

3. 抗溃疡　火麻仁乙醇提取物能明显抑制盐酸、吲哚美辛-乙醇、水浸应激性等

笔记

多种实验性胃溃疡的形成。

4. 降血脂 火麻仁能明显降低血清 TC、TG、LDL 和脂质过氧化物（LPO）含量；升高高密度脂蛋白（HDL），并可减轻动脉壁内膜细胞及平滑肌细胞的病变程度，延缓和抑制动脉粥样硬化斑块的形成。

5. 降血压 麻醉猫十二指肠内注入火麻仁乳剂，可使血压缓慢降低，心率和呼吸未见显著变化；麻醉犬股静脉注射火麻仁醇提取物后出现持久的降血压作用。

6. 抗炎、镇痛、镇静 火麻仁醇提取物可抑制二甲苯引起的小鼠耳廓肿胀、角叉菜胶引起的小鼠足跖肿胀和乙酸引起的小鼠腹腔毛细血管通透性增高；也能减少乙酸引起的小鼠扭体反应次数，但不延长热痛刺激反应的潜伏期；火麻仁提取物腹腔注射可延长环己巴比妥的催眠作用和入睡时间，并能抑制电刺激足底引起的小鼠激怒行为。

7. 改善学习和记忆功能 火麻仁提取物能有效地改善东莨菪碱、亚硝酸钠或乙醇引起的学习和记忆功能障碍；火麻仁含有的大麻素可激活大麻素受体 1，强化情感学习可塑性和记忆形成；大麻素能提高大脑的乙酰胆碱水平和降低其更新率，进而抑制老年痴呆的进程。

8. 抗氧化、延缓衰老 火麻仁木脂素酰胺粗提取物、精提取物及大麻酰胺 A 具有活性清除作用；火麻仁油能明显提高 D-半乳糖致衰老模型小鼠血清和脑组织匀浆低下的 SOD、GSH-Px 的活性，明显降低丙二醛（MDA）含量，改善模型小鼠大脑皮层退化程度；火麻仁油能降低衰老大鼠或鹌鹑血清 TC、TG、LDL 和 LPO 水平，升高 HDL 水平。

9. 其他作用 火麻仁及其有效成分还具有改善睡眠、抗血小板聚集、抗血栓等作用。

【用法用量】研粉，做药丸或煎汤服用。9~15g。

【参考文献】

《脾胃论》："治饮食劳倦，大便秘涩，或干燥闭塞不通，全不思食，乃风结、血结，皆能闭塞也。润燥、和血、疏风，自然通利也。大黄（去皮），当归梢，羌活（以上各五钱），桃仁（汤浸，去皮尖，一两），麻子仁（去皮取仁，一两二钱五分）。上除麻仁另研如泥外，捣罗为细末，炼蜜为丸，如梧桐子大。每服五十丸，空心用白汤送下。"

郁李仁

《神农本草经》

【异名】郁子，郁里仁。

【来源】为蔷薇科植物欧李（酸丁、小李红）、郁李（赤李子）或长柄扁桃的干燥成熟种子。

【性味归经】辛、苦、甘，平。归脾、大肠、小肠经。

【功用】润燥滑肠，下气，利水。

1. 用于大便干结者保健。本品可润肠通便，下气，适合津亏气滞便秘者保健，可用郁李仁与陈皮、三棱共用研粉服用（《圣济总录》）。

2. 用于水肿者保健。本品具利水消肿之功，适合水湿停留导致颜面或下肢水肿者保健，可用郁李仁与薏苡仁煮粥，空腹食用（《养老奉亲书》）。

笔记

【药理作用】

1. 泻下　郁李仁水提取物、脂肪油有显著的促进肠蠕动作用，以燥结型便秘效果最为显著；郁李仁苷 A 具有强烈泻下作用。

2. 镇咳平喘　郁李仁中苦杏仁苷分解得到的氢氰酸，对呼吸中枢呈镇静作用，使呼吸趋于安静而达到镇咳平喘作用。

3. 其他作用　郁李仁及其有效成分还具有抗炎、镇静、镇痛、利尿、降血压、抗惊厥、扩张血管、增强细胞代谢等作用。

【用法用量】研粉、做药丸或煎汤服用。6~9g。

【参考文献】

1.《神农本草经》："治大腹水肿，面目四肢浮肿，利小便水道。"

2.《圣济总录》："（治风热气秘）郁李仁（去皮、尖，炒）、陈橘皮（去白，酒一盏煮干）、京三棱（炮制）各一两。上三味，捣罗为散。每服三钱匕，空心煎熟水调下。"

3.《寿亲养老书》："郁李仁粥方，食治老人水气，面肿腹胀，喘乏不安，转动不得，手足不仁，身体重困，或疼痛。郁李仁（二两，研，以水滤取汁）、薏苡仁（五合，淘），上以煎汁作粥，空心食之，日二服。常立效。"

四、温里药

凡以温里祛寒为主要功效，调治里寒证的药物，为温里药。里寒会导致身体的温煦功能减退，常见腹部冷痛、腰膝冷痛、呕吐泄泻、神疲乏力和畏寒肢冷等症状。温里药因其主要归经的不同而有多种效用，归脾胃、肺、心肾经时作用各不相同。在中医药膳食物养生中，需根据不同证候选择合适的温里药进行调理。

本类药物大多味辛，性温、燥。药食两用的温里药有丁香、八角茴香、小茴香、肉桂、花椒、姜（干姜）、高良姜、黑胡椒、荜茇等，本部分介绍丁香、肉桂、高良姜、荜茇，其余在食物类原料中介绍。

现代药理研究表明，温里类药物主要成分有挥发油、酚类、醛类等，一般具有不同程度的镇静、镇痛、健胃、驱风、抗血栓形成、抗溃疡、抗腹泻、抗凝、抗血小板聚集、抗缺氧、扩张血管等作用，部分药物还有强心、抗休克、抗惊厥、调节胃肠运动、促进胆汁分泌等作用。

丁　香

《雷公炮炙论》

【异名】丁子香，支解香。

【来源】为桃金娘科植物丁香的干燥花蕾。

【性味归经】辛，温。归脾、胃、肺、肾经。

【功用】温中降逆，补肾助阳。

1. 用于平素胃寒呕吐者保健。本品具温中散寒、降逆止呕之功，适用于脾胃虚寒所致呕逆，可煎汤服用，如人参、丁香、藿香研为细末，水煎服用（《太平惠民和剂局方》）。

2. 用于阳虚体质合并气滞体质者保健。本品具补肾助阳之功，可助阳行气，可配伍其他药食服用，如与肉桂研粉，以热酒调服（《太平圣惠方》）。

笔记

3. 用于口腔日常保健。本品对胃气不和所致口臭尤为适宜，可漱口，如丁香煮汁含漱(《日华子本草》)。

【药理作用】

1. 抗菌、抗炎　丁香挥发油对沙门氏菌、金黄色葡萄球菌、枯草杆菌、大肠杆菌和志贺菌株试验菌具有抑制作用；其中丁香酚可抑制巴豆油引起的小鼠耳廓肿胀。

2. 驱虫止痒　丁香酚能杀菌止痒，减轻蚊虫叮咬引起的皮肤过敏症状，同时具有显著的驱蚊效果。

3. 降温　小剂量丁香酚显示解热作用，大剂量丁香酚则可能导致低温，且中枢用药较外周用药效果更为明显。

4. 止泻　丁香水提取物灌肠给药能显著减少番泻叶引起的小鼠腹泻次数。

5. 抗血栓　丁香水提取物及丁香油对电刺激大鼠动脉血管所致实验性体内血栓形成时间有明显延长作用。

6. 抗氧化　丁香水提取物对芬顿反应产生的羟自由基、黄嘌呤/黄嘌呤氧化酶体系产生氧自由基有很好的清除作用，对大鼠肝匀浆脂质过氧化也有很强抑制作用。

7. 其他作用　丁香及其有效成分还具有抗癌、促进透皮吸收等作用。

【用法用量】研粉，做药丸或煎汤服用，也可漱口。1~3g。

【参考文献】

1.《太平惠民和剂局方》："丁香散，治胃虚气逆，呕吐不定，精神羸困，霍乱不安。藿香叶、丁香(各一分)，人参(去芦，半两)上件同杵，罗为末。每服一钱，水半盏，煎五七沸，入乳汁少许，去滓，稍热服，不计时候。"

2.《太平圣惠方》："治久心痛不止方：丁香半两，桂心一两。上件药，捣细罗为散，每于食前，以热酒调下一钱。"

3.《日华子本草》："治口气，反胃，鬼疰蛊毒，及疗肾气，奔豚气，阴痛，壮阳，暖腰膝，杀酒毒，消痃癖，除冷劳。"

肉　桂

《神农本草经》

【异名】菌桂，牡桂。

【来源】为樟科植物肉桂的干燥树皮。

【性味归经】辛、甘，大热。归肾、脾、心、肝经。

【功用】补火助阳，引火归原，散寒止痛，活血通经。

1. 用于肾阳亏虚夜尿频多者保健。本品具补火助阳之功，可补命门之火，温肾利水，对肾阳虚衰所致尿频或小便不利者尤为适宜，可做成药丸日常服用以温补肾阳，如与茯苓、熟地黄等炼蜜为丸(《本草新编》)。

2. 用于平素阴虚火旺、口舌生疮者保健。肉桂具引火归原之功，适用于虚火上炎所致口咽生疮者，可做成药丸服用，如与熟地、山药、泽泻、牡丹皮等炼丸服用(《医宗金鉴》)。

3. 用于平素气滞血瘀易胸胁闷痛者调养。本品具散寒止痛、活血通经之功，适用于寒凝、气滞血瘀所致疼痛，可视情况配伍其他药食服用，如以肉桂研粉，以酒煎服(《太平圣惠方》)。

笔记

【药理作用】

1. 强心　肉桂中桂皮醛能增强豚鼠离体心脏的收缩力，增加心率；肉桂的强心作用主要与其促进交感神经末梢释放儿茶酚胺（CA）有关。

2. 降血压　肉桂、桂皮醛、桂皮酸钠对动物外周血管有扩张作用，可使冠脉和脑血流量明显增加，血管阻力下降，血压降低。

3. 降血糖、降血脂　肉桂中黄烷醇能提高胰岛素对血糖水平的稳定作用和降低胰岛素抵抗；肉桂提取物能降低 db/db 小鼠的血糖、甘油三酯、总胆固醇水平，降低肠内 α-糖苷酶活性；肉桂可降低 2 型糖尿病患者 LDL、甘油三酯、总胆固醇水平。

4. 调节内分泌功能　肉桂能使幼年小鼠胸腺萎缩，使肾上腺中维生素 C 含量下降；肉桂可使阳虚模型小鼠肾上腺中胆固醇含量降低；肉桂水煎液能提高血浆中睾酮水平，降低血浆 T_3 水平，改善性功能。

5. 保护胃肠　肉桂水提取物和醚提取物对多种小鼠应激性溃疡模型具有抑制作用，且能抑制蓖麻油、番泻叶引起的腹泻，调整药物引起的胃肠功能紊乱；肉桂水提取物腹腔注射能抑制大鼠胃液分泌和胃蛋白酶活性，增加胃黏膜氨基己糖的含量，促进胃黏膜血流量，改善微循环，抑制溃疡形成；桂皮油可促进兔肠蠕动，使消化液分泌增加，缓解胃肠痉挛性疼痛。

6. 抗炎　肉桂提取物、挥发油、肉桂醛等能够抑制炎症因子的释放，调节炎症相关通路，产生明显免疫调节和抗炎作用；肉桂提取物对角叉菜胶致大鼠足肿胀、二甲苯致小鼠耳肿胀和棉球致大鼠肉芽组织增生均有显著抑制作用。

7. 其他作用　肉桂及其有效成分还具有抗凝血、抗黑色素生成、抑制前列腺增生、解热、镇痛、抗惊厥、抗焦虑、抗氧化、延缓衰老、抗菌、祛痰平喘镇咳、利尿、驱风杀虫、抗癌、保护心肌、升高白细胞等作用。

【用法用量】研粉，做药丸或煎汤服用。1~4.5g。

【参考文献】

1.《本草新编》："肾气丸中以茯苓为君，而以熟地为佐使，是利多于补也。补多于利，则肉桂佐熟地而补水，补先于利，而利不见其损；利多于补，则肉桂佐茯苓而利水，利先于补，而利实见其益。故治水者，必用肾气丸，而不用都气丸也。"

2.《医宗金鉴》："口咽生疮，虚火炎也。均宜六味地黄汤治之。劳嗽加味，谓加五味子，名都气汤也。引火归原加肉桂，名七味地黄汤。"

3.《太平圣惠方》："治九种心痛妨闷方：桂心半两末，上以酒一大盏，煎至半盏，去滓，稍热服，立效。"

高 良 姜

《名医别录》

【异名】高凉姜，良姜。

【来源】为姜科植物高良姜的干燥根茎。

【性味归经】辛，热。归脾、胃经。

【功用】温胃散寒，消食止痛。

1. 用于胃脘不适者保健。本品具温胃散寒之功，适用于平素贪食寒凉导致的胃脘不适、腹痛或腹部冷感者，可做成药丸服用，如与干姜等分研粉为丸（《太平惠民和

笔记

剂局方》)。也可煮汤服用,如与人参、茯苓等煮汤服用(《本草纲目》)。

2. 用于胃脘冷痛者保健。本品具散寒止痛之功,适用于寒凝所致胃脘痛,或食用寒性食物后出现胃脘痛或胸背痛者,可单用,如取高良姜研粉,米汤送服(《证类本草》)。

【药理作用】

1. 对消化系统的作用　高良姜具有抗胃肠道出血、抗胃溃疡和保护胃黏膜、镇痛作用;高良姜黄酮类成分具有明显的胃肠解痉作用,抑制 Ach 导致的平滑肌张力升高,具有止呕、抗腹泻作用;高良姜总黄酮对 $BaCl_2$ 和组胺引起的回肠收缩有显著的拮抗作用,能明显抑制乙酰胆碱诱导的回肠平滑肌收缩。

2. 抗菌　高良姜素对耐药菌产生的青霉素酶和内酰胺酶有显著的抵抗作用。

3. 抗氧化　高良姜中二苯基庚烷类化合物具有中等强度的抗氧化作用;高良姜可作为肉类、水果的天然保鲜剂、抗氧化剂。

4. 抗病毒　高良姜含有的二苯基庚烷类化合物具有广谱抗病毒作用,能对抗脊髓灰质炎病毒、疱疹病毒和呼吸道合胞病毒。

5. 抗炎　在二甲苯致小鼠耳廓肿胀试验、乙酸提高小鼠腹腔毛细血管通透性试验中,高良姜水提取物表现出对炎症的明显抑制作用。

6. 其他作用　高良姜及其有效成分还具有抗癌、降血糖、保鲜、防霉、改善微循环、抑制前列腺素和脂肪酸合成酶、抑制透明质酸及脂质过氧化、促渗、抗凝血、抗缺氧、免疫促进、改善记忆障碍等作用。

【用法用量】研粉,做药丸或煎汤服用。3~6g。

【参考文献】

1.《太平惠民和剂局方》:"养脾温胃,去冷消痰,大治心脾疼病,宽胸下气,进美饮食,疗一切冷物所伤,并皆治之。干姜(炮)、良姜(去芦),上件等分为细末,面糊为丸,如梧桐子大。每服十五圆至二十圆,食后,橘皮汤下。孕妇不宜服。"

2.《本草纲目》:"杨士瀛曰:噫逆胃寒者,高良姜为要药,人参、茯苓佐之,为其温胃,解散胃中风邪也。"

3.《证类本草》:"《十全方》:治心脾痛。以高良姜细锉,微炒杵末,米饮调下一钱匕,立止。"

荜　茇

《开宝本草》

【异名】荜拨,鼠尾。

【来源】为胡椒科植物荜茇的干燥近成熟或成熟果穗。

【性味归经】辛,热。归胃、大肠经。

【功用】温中散寒下气,止痛。

1. 用于脘腹冷痛者保健。本品具温中散寒下气之功,适用于时常脘腹冷痛、呕吐、泄泻者保健,可用荜茇配伍高良姜、肉桂等面糊为丸,用米汤服下(《太平惠民和剂局方》)。

2. 用于头痛者保健。本品具止痛之功,适用于偏头痛或痛连牙齿者,尤其是体质偏寒者保健。可用荜茇和细辛、夏枯草等同用,捣散纳鼻内(《圣济总录》)。

笔记

【药理作用】

1. 对消化系统的作用　荜茇乙醇提取物能够显著抑制吲哚美辛、无水乙醇、阿司匹林、醋酸所致大鼠溃疡的形成；能抑制兔和大鼠回肠张力和收缩力；荜茇会对蓖麻油所致小鼠腹泻模型产生拮抗作用，还会对高浓度 K^+ 引发的持久性痉挛模型产生抗胃肠道痉挛作用；荜茇对胃黏膜有保护作用。

2. 抗惊厥、镇静　荜茇有明显的抗戊四唑的惊厥作用，使惊厥率显著降低，对电惊厥和“听源性发作”也有明显对抗作用；荜茇与硫喷妥钠有协同作用，有对抗吗啡戊巴比妥对呼吸的抑制作用。

3. 抗病原微生物　荜茇挥发油对金黄葡萄球菌、枯草杆菌、蜡样芽孢杆菌、结核杆菌、痢疾杆菌、伤寒沙门氏菌 T 和 B、卵黄色八叠菌等及流感病毒均有抑制作用；荜茇乙醇等提取物能够影响 TNF-α 引发的脐静脉内皮细胞间黏附因子的表达，从而发挥抗病毒活性。

4. 降血脂、抗血小板聚集　荜茇乙醇提取物中的荜茇明宁碱、胡椒碱、荜茇壬二烯哌啶具有抗高血脂活性；其中荜茇明宁碱的抗血小板聚集作用最强，可以作为外周血管的 A2 受体阻断剂，用于治疗外周血液循环失常。

5. 保护肝脏　荜茇乙醇提取物可以通过降低羟脯氨酸及血清酶水平，抑制胶原沉积，抵抗 CCl_4 引起的肝纤维化，从而治疗慢性肝损伤的作用。

6. 抗氧化、抗衰老　荜茇甲醇提取物具有抗氧化活性及清除自由基能力；荜茇挥发油对大鼠骨髓间质干细胞 MSC 具有体外增殖作用，具有延缓衰老活性。

7. 其他作用　荜茇及其有效成分还具有降血压、增加冠脉流量、改善心肌代谢、抗心律失常、抗动脉粥样硬化、抗抑郁、抗癌、调节胆固醇代谢、增强免疫功能、抗生育、驱虫、防辐射等作用。

【用法用量】煎汤，或入丸、散；外用研末搐鼻，或为丸纳龋齿孔中，或浸酒擦患处。1~3g。

【参考文献】

1.《太平惠民和剂局方》：“治伤寒积冷，脏腑虚弱，心腹㽲痛，胁肋胀满，泄泻肠鸣，自利自汗，米谷不化：荜拨四斤，高良姜、干姜（炮）各六斤，肉桂（去粗皮）四斤。上为细末，水煮面糊为丸，如梧桐子大。每服二十圆，米饮下，食前。”

2.《圣济总录》：“治偏头疼，连牙齿风痛不可忍，细辛散方：细辛（去苗叶）、夏枯草（各三钱）、荜茇、高良姜（各一钱）。上四味捣罗为细散，每用少许，随痛左右，入鼻内，如牙疼，用时须开口流涎，不得喷，候涎尽，以冷水点腊茶饮之，其痛立止。”

3.《本草纲目》：“荜茇，温中下气，补腰脚，杀腥气，消食，除胃冷，阴疝痃癖（藏器）。霍乱冷气，心痛血气（大明）。水泻虚痢，呕逆醋心，产后泄痢，与阿魏和合良。得诃子、人参、桂心、干姜，治脏腑虚冷肠鸣泄痢，神效。宗奭曰：荜茇走肠胃，冷气呕吐心腹满痛者宜之。多服走泄真气，令人肠虚下重。”

五、祛风湿药

凡具有祛除风湿之邪作用，能改善人体气血痹阻不通、筋脉关节失于濡养的药物，称为祛风湿药。感受风湿之邪常见肢体疼痛、关节不利、关节肿大、筋脉拘挛、腰膝酸软和下肢痿软等表现。“风为百病之长”，其余病邪常依附于风邪侵袭人体，与湿邪共同导致各类痹证发生，以侵犯腰膝部位最为多见。本类药物又可分为祛风寒湿药、祛风湿热药、祛风湿强筋骨药。中医药膳食物养生中，根据痹证的不同类型选用适当的祛风湿药，饮食养生中常制成酒剂，能发挥祛风湿、补肝肾和强筋骨的功效。

本类药物味多辛苦，性温或凉。药食两用的祛风湿药有木瓜、油松、松花粉、乌梢蛇和蝮蛇等，这五味药将在本部分介绍。

现代研究表明，常用祛风湿药食主要成分有墩果酸、苹果酸、熊果酸、皂苷、挥发油、多糖和半萜烯类等，具有抗炎、镇痛、改善外周循环、抑制血小板聚集和调节机体免疫等作用。

木　瓜

《名医别录》

【异名】贴梗海棠，铁脚梨。

【来源】为蔷薇科植物贴梗海棠的干燥近成熟果实。

【性味归经】酸，温。归肝、脾经。

【功用】平肝舒筋，和胃化湿。

1. 用于下肢拘挛疼痛者日常服用。本品具平肝舒筋之功，适用于拘挛急痛，可单用，如用木瓜煮烂研磨敷痛处（《食疗本草》）。

2. 用于暑季身热或吐泻者保健。本品具和胃化湿之功，暑季湿热之邪易伤脾胃，出现胃脘不适、吐泻等情况，也可用于夏季日常保健食用。可配伍其他药食服用，如与藿香、扁豆、香薷、厚朴、茯苓等煎水服用，以和胃化湿（《保命歌括》）。

【药理作用】

1. 促进消化　木瓜中酵素能消化蛋白质，有利于人体对食物进行消化和吸收，故有健脾消食之功。

2. 保肝　木瓜中齐墩果酸、熊果酸可对抗 CCl_4 引起的大、小鼠急性肝损伤，促进肝细胞再生，有显著的保护肝脏作用。

3. 抗肿瘤　木瓜凝乳蛋白酶对 hepa-6 细胞和人肝癌 7402 细胞具有明显的抑制作用。

4. 抗炎镇痛　宣木瓜总有机酸及醇提取物对热板法、扭体法疼痛模型均有明显的镇痛作用，对二甲苯所引起的小鼠耳廓肿胀有一定的抑制作用；木瓜苷对胶原性关节炎大鼠有治疗的作用，具免疫调节和抗炎功效。

5. 降血糖、降血脂　光皮木瓜 80% 甲醇提取物对链脲佐菌素（STZ）诱导的大鼠高血糖模型有一定的降血脂、降血糖作用；光皮木瓜黄酮和多糖可不同程度地降低高脂小鼠肝脏系数和脂肪系数，提高肾指数，并降低高脂小鼠血清总胆固醇、甘油三酯、低密度脂蛋白胆固醇含量和动脉粥样硬化指数，提高高密度脂蛋白胆固醇含量。

6. 其他作用　木瓜及其有效成分还具有抗氧化、抗菌、祛风湿、杀虫、通乳、抗痉挛、提高抗病能力等作用。

【用法用量】煎服入汤剂，与酒同服用，做药丸服用，入散剂或外用。6~9g。

【参考文献】

1.《食疗本草》："脚膝筋急痛，煮木瓜令烂，研作浆粥样，用裹痛处。冷即易，一宿三五度，热裹便瘥。煮木瓜时，入一半酒同煮之。"

笔记

2.《保命歌括》:“六和汤,治暑身热,霍乱吐泻。人参,杏仁(去皮尖微炒),甘草(炒),半夏曲,砂仁(各五分),茯苓,藿香,木瓜,扁豆(炒,各一钱),香薷(二钱),厚朴(姜汁炒,一钱半)。水煎,姜五片,温服。”

乌梢蛇

《药性论》

【异名】乌花蛇,剑脊蛇。

【来源】为游蛇科动物乌梢蛇的干燥体。

【性味归经】甘,平。归肝经。

【功用】祛风,通络,止痉。

1. 用于皮肤瘙痒者保健。本品具祛风之功,可用于风邪所致皮肤瘙痒者保健,可用本品煮汤服用,或入丸、散(《药性论》)。

2. 用于风湿痹痛、关节不利者的养生保健。本品具通络祛风之功,适合风寒湿邪痹阻者保健,可与防风、天南星、白附子等研细末入丸(《太平圣惠方》)。

3. 用于下肢肌肉痉挛抽搐者保健。本品有祛风止痉之功,适用于老年人下肢肌肉痉挛抽搐者保健,可服本品以定惊搐,如与蕲蛇、蜈蚣等入散(《圣济总录》)。

【药理作用】

1. 抗炎、镇痛　乌梢蛇提取液可提高热板法和冰醋酸刺激的小鼠痛阈;二甲苯致小鼠耳廓炎症模型和腹腔染料渗出法实验表明乌梢蛇提取物具有抗炎作用。

2. 抗氧化、抗衰老　乌梢蛇中的锌具有抑制脂质过氧化物对组织的损伤和抗氧化作用,有延缓衰老的作用。

3. 解毒　乌梢蛇血清对孟加拉眼镜蛇、白眉蝮、莽山烙铁头等3种毒蛇具有解毒作用。

4. 其他作用　乌梢蛇及其有效成分还具有抗病毒、抗肿瘤、镇静、抗惊厥、抗过敏等作用。

【用法用量】研粉、做药丸、煎汤服用或酒浸服。3~12g。

【参考文献】

1.《本草蒙筌》:“治癞麻风,白癜风,髭眉脱落、鼻柱塌坏者;鹤膝风,鸡距风,筋爪拘挛,肌肉消蚀者。”

2.《开宝本草》:“无毒。主诸风瘙瘾疹,疥癣,皮肤不仁,顽痹诸风。用之,炙,入丸、散、浸酒、合膏皆有。”

蝮蛇

《名医别录》

【异名】土球子,土谷蛇。

【来源】为有鳞目蝮蛇科蝮蛇,以全体入药。

【性味归经】甘,温。归脾、肝经。

【功用】祛风,通络,攻毒,定惊。

1. 用于外感风邪入络者保健。本品祛风通络,适合风邪入络、气滞血瘀而半身不遂者保健,如有记载蝮蛇粉以黄酒送服,外用浸油、酒渍或烧存性研末调敷(《本草纲

笔记

目拾遗》)。

2. 用于瘰疬者日常保健。本品具解毒止痛之功,适用于瘰疬等疾病康复者保健,可将蝮蛇加入香油浸泡埋地下百日,取出晒半干,捣成膏状物敷患处(《本草纲目》)。

【药理作用】

1. 抗应激　蝮蛇水提取物对寒冷应激、疲劳运动、振荡应激有明显的保护作用,为传统强壮药。

2. 增强免疫功能　蝮蛇提取物能促进小鼠网状内皮系统的吞噬作用;蝮蛇挥发油及其主成分癸酸、月桂酸对小鼠网状内皮系统吞噬功能均有刺激作用。

3. 抗炎　蝮蛇制剂临床上对肺结核、慢性骨髓炎有治疗效果;蝮蛇水提取物还有减少肉芽干重量和抑制紫外线照射所致红斑作用。

4. 抗溃疡　蝮蛇乙醇浸出物对 Shay 型溃疡、水浸应激性溃疡和乙醇诱发的溃疡均有预防作用,对醋酸型溃疡有治愈效果。

5. 降血脂　蝮蛇水提取物对正常小鼠血清总脂和老龄小鼠血清胆固醇含量有明显降低作用,对蛋黄引起的小鼠血清胆固醇升高有显著抑制效果,并抑制血中总脂的升高;对酒精引起的血清总脂升高有明显降低作用,还能抑制胆固醇含量升高。

6. 保护脏器、降血压　蝮蛇的肌肉与内脏中缩氨酸对于控制各内脏激素分泌的脑垂体具有刺激作用,使各内脏器正常工作,其次有增加血流量、扩张血管、降低血压的作用。

7. 镇痛　蝮蛇毒对减轻晚期肿瘤患者疼痛的作用较吗啡强,且不会产生成瘾性,对延长患者存活期有重要意义。

8. 其他作用　蝮蛇及其有效成分还具有抗菌、抗病毒、抗癌、抗氧化、抗疲劳、增加心肌收缩力、增加心率、改善微循环、抑制胃蛋白酶活性等作用。

【用法用量】蝮蛇粉每次 3~6g,黄酒送服;蝮蛇酒每次 5~10ml,每日 2 次。

【参考文献】

1.《本草纲目》:“甘,温,有毒。”

2.《名医别录》:“蝮蛇胆,酿作酒,疗癞疾,诸瘘,心腹痛,下结气。”

3.《药性论》:“治五痔,肠风泻血。”

4.《纲目拾遗》:“治风痹。”

松　花　粉

《新修本草》

【异名】松花,松黄。

【来源】为松科植物马尾松、油松或同属数种植物的干燥花粉。

【性味归经】甘,温。归肝、脾经。

【功用】祛风燥湿,收敛止血。

1. 用于嗜酒者保健。本品有健脾燥湿之功,适合饮酒过多导致头晕头痛、神疲乏力、咽喉不适,或反复便溏者保健,与陈皮、川黄连、甘草和匀,早晚白汤调服(《本草汇言》)。如腹泻迁延日久,也可用松花粉米汤调服(《中国药典》)。

2. 用于湿疹反复发作者外用保健。本品有收敛止血之功,适用于湿邪内存而湿疹反复发作者保健,可适取量外用,撒敷患处(《中国药典》)。

笔记

【药理作用】

1. 提高免疫力　松花粉能促进脾脏、骨髓、淋巴结和胸腺的发育，增强免疫细胞的活性，提高机体的免疫功能。

2. 调整肠胃功能　松花粉能促进胃肠蠕动，促进消化和吸收，对食欲不振、胃肠功能紊乱有明显调节作用。

3. 抗氧化、抗衰老　松花粉可降低慢性应激小鼠脑组织中 MDA 含量而升高谷胱甘肽、SOD 含量；松花粉可提高机体抗氧化和清除自由基的能力，抑制脂质过氧化反应，改善自由基代谢，能有效地保护胃黏膜；松花粉能明显提高衰老小鼠血清中 SOD、CAT、谷胱甘肽过氧化物酶（GSH-Per）的活性，降低脑组织 MDA 含量及脑和肝组织中的脂褐质（Lf）含量，并增加胸腺和脾脏质量，提高网状内皮系统吞噬功能。

4. 抗疲劳　松花粉能显著延长小鼠负重游泳时间，降低运动后小鼠血乳酸浓度，增加肝细胞糖原含量，以及血清尿素氮含量。

5. 保护肝肾　松花粉能对抗酒精中毒引起的肝脏脂质过氧化损伤，降低小鼠肝组织丙二醛含量，提高肝组织还原性谷胱甘肽含量，显著减少肝细胞内脂滴；松花粉可明显降低糖尿病模型小鼠异常血糖、血肌酐、血浆尿素氮水平，减轻肾小球肥大、肾小球细胞外基质增生等病理改变，降低肾脏指数并缓解肾脏氧化损伤。

6. 抗肿瘤　松花粉可提高小鼠的胸腺和脾脏指数，抑制人结肠癌细胞、人宫颈癌细胞、HepG2 细胞、肺癌小鼠中肺癌移植瘤的增殖，具有调节免疫力、抑制瘤细胞生长的作用。

7. 美容养颜　松花粉清除自由基，有效地清除人体皮肤上的青春痘和黄褐斑，还可使肌肤变白变细。

8. 其他作用　松花粉及其有效成分还具有消炎、止血、止痒、降血脂、降血糖、抑制前列腺增生、抗重金属中毒等作用。

【用法用量】外用适量，撒敷患处；内服煎汤、浸酒或调服。3~6g。

【参考文献】

1.《中国药典》："功能主治：燥湿，收敛止血。用于湿疹，黄水疮，皮肤糜烂，脓水淋漓，外伤出血；尿布性皮炎。"

2.《本草汇言》："治酒毒发作，头痛目眩，或咽喉闭闷，或下利清水，日数十行，形神委顿，松花一两（焙），陈皮五钱，川黄连五钱，甘草二钱。俱微炒，磨为末，与松花和匀。每早晚各服二钱，白汤调服。治久痢不止，延及数月，缠绵不净：松花每服三钱，食前米汤调下。"

3.《本草汇言》："疗久痢，解酒毒，清血热。"

4.《本草纲目》："润心肺，益气，除风止血。亦可酿酒。"

油　松

《本草经集注》

【异名】短叶松，短叶马尾松。

【来源】主要为油松的松节，或为松树生病后长出的瘤状物。全年可采，晒干。

【性味归经】甘，温。归肝、脾经。

【功用】祛风燥湿，舒筋通络，活血止痛。

笔记

1. 用于风湿痹痛、跌打损伤恢复期者保健。本品能祛风通络活血,适用于风寒湿邪互结、气滞血瘀者保健,可内服油松祛风燥湿宣痹,如松节、威灵仙等浸酒服用(《太平圣惠方》)。

2. 用于素体湿瘀互结、水肿者保健。本品能活血燥湿,适用于湿瘀互结者保健,可用油松加蘑菇、红花水煎后酒浸服(《全国中草药汇编》)。

【药理作用】油松具有扩张动脉血管、增加红细胞携氧能力、促进血液循环、改善毛细血管功能、提高免疫力、增加激素分泌、强精、使身体组织年轻化的作用;油松还具有抗炎、抗氧化、抗衰老、镇痛、镇静、镇咳、祛痰、平喘、抗肿瘤、调血脂、抗突变等作用。

【用法用量】研粉、做药丸,煎汤服用或酒浸服。

【参考文献】

1.《分类草药性》:“治鹤膝风,通气和血。”

2.《滇南本草》:“行经络,治痰火,筋骨疼痛、湿痹痿软、强筋舒骨。”

3.《本草衍义补遗》:“炒焦,治筋骨间病,能燥血中之湿也。”

4.《本草经集注》:“主百节久风、风虚,脚痹、疼痛。”

5.《全国中草药汇编》:“治大骨节病:松节 15 斤,蘑菇 1.5 斤,红花 1 斤。加水 100 斤,煎至 50 斤,过滤,加白酒 10 斤。每服 20ml,每日 2 次。方中松节祛风燥湿,止痛,为君药。”

六、祛湿药

本部分将化湿药、利水消肿药、利尿通淋药等治疗水湿为主的药物一同介绍。

凡能化湿运脾的药,称为化湿药,因其气味芳香,也称芳香化湿药。本类药物辛香温燥,主入脾、胃经,功能化湿健脾,主要用于湿阻中焦之脘腹痞满、食少体倦、苔腻等症。此外,部分药还兼有解暑、辟秽、开窍等作用。

凡能通利水道,渗泄水湿的药物,称利水渗湿药。本类药物味多甘淡,主归膀胱、小肠经,作用趋于下行,能使尿量增多,小便通畅,适用于小便不利、水肿、痰饮、淋证等。此外也用于黄疸、湿疮、带下、湿温等水湿所致之病证。利水渗湿药大体可以分为,利水消肿和通淋浊两类,需视不同病证,选用有关药物。

在中医药膳饮食养生中,祛湿药常以药茶、药膳的形式服用。药食两用的祛湿药有砂仁、藿香、草果、茯苓、薏苡仁、布渣叶等。本部分介绍砂仁、藿香、草果、茯苓、布渣叶,其余在食物类原料中介绍。

现代研究表明,常用祛湿类药食主要成分有挥发油、黄酮类物质、柠檬醛、β-蒎烯、α-蒎烯、羧甲基茯苓多糖、皂苷等,具有促进胃液分泌、促进肠管蠕动、利尿、利胆、降血糖、降血脂和调节免疫功能等作用。

砂 仁

《本草原始》

【异名】春砂仁。

【来源】为姜科植物阳春砂、绿壳砂或海南砂的干燥成熟果实。

【性味归经】辛,温。归脾、胃、肾经。

【功用】化湿开胃，温脾止泻，理气安胎。

1. 用于湿阻中焦、泄泻者保健。本品具化湿、温脾止泻之功，对时有脘腹胀满、不思饮食、泄泻属湿阻中焦者尤为适宜，可视情况配伍其他药食服用，如与人参、橘皮、藿香、茯苓、白芍、炙甘草等煮汤同服(《本草汇言》)。

2. 用于脾胃虚寒者保健。本品具温中暖胃之功，可配伍服用，如与麦芽、茯苓、白术等煮汤同服(《本草汇言》)。

3. 用于妇人妊娠恶阻、胎动不安者保健。本品具理气安胎之功，适用于气滞所致呕逆，或气血不足所致胎动不安，可单用，如取仁研为细末，热酒调服(《严氏济生方》)。

【药理作用】

1. 对消化系统的作用　砂仁可抗溃疡、促进胃肠蠕动、促进胃排空、恢复肠道菌群失调、止泻、促进消化液的分泌、排出消化管内积气等；阳春砂仁提取液能显著加强兔离体回肠的节律性收缩幅度及频率；砂仁中樟脑能完全对抗氨甲酰胆碱对离体兔肠的痉挛作用。

2. 抗炎镇痛　砂仁挥发油中乙酸龙脑酯具有较显著的镇痛抗炎作用；砂仁可减少小鼠腹腔注射醋酸所致的扭体反应次数。

3. 抗血小板聚集　砂仁混悬液对二磷酸腺苷(ADP)诱发的血小板(PLT)聚集有明显抑制作用，剂量增加，作用时间相应延长；砂仁对花生四烯酸(AA)或胶原、肾上腺素混合剂诱发的小鼠急性死亡有对抗作用，可能与扩张血管或抑制血栓素合成有关。

4. 其他作用　砂仁及其有效成分还具有升高外周白细胞、红细胞、血红蛋白(Hb)、抗血栓、抑制小鼠抗体生成、抗肿瘤、抗过敏、抑制前列腺素生物合成、祛痰、利胆、缩尿、抑菌、抗氧化、提高免疫功能、促进骨骼生长等作用。

【用法用量】入煎剂宜后下。研粉，做药丸或煎汤服用。3~6g。

【参考文献】

1.《方脉举要》："治泄泻兼呕吐，及不思食。用缩砂仁、人参、橘皮、藿香、白茯苓、白芍药、炙甘草。"

2.《本草汇言》："如脾胃虚而中气滞者，大宜服之。与砂仁、归、半、茯、术同用，更善。"

3.《严氏济生方》："治妊娠从高坠下，或为重物所压，触动胎气，腹痛下血，服此药后，觉胎动极热，胎已安矣。缩砂不拘多少，于熨斗内炒令热透，却去皮取仁，研为细末，每服二钱，热酒调服，不饮酒，煎艾盐汤调服，米饮亦可，不拘时候。"

藿　香

《名医别录》

【异名】土藿香，青茎薄荷。

【来源】为唇形科植物广藿香或藿香的全草。

【性味归经】辛，微温。归肺、脾、胃经。

【功用】祛暑解表，芳香化浊，开胃止呕。

1. 用于夏日体虚者保健。本品具胜湿辟秽、祛暑解表之功，夏日体虚易外感暑湿而致恶心、呕吐、反复腹泻者，可将藿香与高良姜一同煎水服用(《鸡峰普济方》)。

2. 用于口臭者保健。本品具香口去臭之功，长期口臭者可将藿香洗净、煎汤，时

笔记

时漱口(《摘元方》)。

3. 用于时有呕吐者保健。本品具醒脾开胃止呕之功,反胃呕吐不止者可将藿香与干枣叶、丁香制散调服(《太平圣惠方》);但脾胃亏虚所致呕吐和胃热作呕者禁用(《神农本草经疏》)。

【药理作用】

1. 抗病原微生物　广藿香水提取物对金黄色葡萄球菌、枯草杆菌、铜绿假单胞菌、肠炎球菌、产气杆菌均有抑制作用;对白念珠菌、新型隐球菌、申克氏孢子丝菌、羊毛状小孢子菌、石膏样小孢子菌、黑根霉菌等多种真菌有明显的抑制作用;广藿香挥发油对伯氏疟原虫抗青蒿酯钠株有明显的选择性抑制作用和较强的逆转抗性作用;藿香水煎剂能杀死钩端螺旋体;广藿香精油对檀香多毛孢、番茄早疫病菌、核盘菌等有抑制作用。

2. 调节肠胃功能　广藿香对胃肠道平滑肌呈双向调节作用;广藿香水提取物、挥发油以及去油其他部分均能不同程度地增加胃酸分泌,提高胃蛋白酶活性,增强胰腺分泌淀粉酶的功能,提高血清淀粉酶活力;藿香对肠组织形态、结构等机械屏障的保护作用,可抑制细胞因子释放,加强免疫屏障的作用,同时可直接对肠上皮细胞起稳定作用。

3. 抗炎、镇痛及解热　藿香挥发油对角叉菜胶、蛋清致大鼠足肿胀、二甲苯致小鼠耳廓肿胀等急性炎症都有明显的抑制作用,对由物理、化学刺激引起的疼痛有较强的镇痛作用;对由2,4-二硝基苯酚引起的大鼠发热有一定的解热作用。

4. 止吐　广藿香正己烷提取物中的广藿香醇、刺蕊草醇、豆甾-4-烯-3-酮、甲基黄酮醇、广藿香黄酮醇对胆矾引起的雏鸡呕吐有一定的对抗作用;广藿香挥发油有止咳、化痰作用。

5. 调节免疫　广藿香醇可通过激活单核巨噬细胞系统、增强体液免疫应答发挥作用,从而抑制细胞免疫应答。

6. 其他作用　藿香及其有效成分还具有止咳、化痰、抗氧化、抗急性肺损伤、抗肿瘤、降血压、抑制子宫收缩、抗便秘、抗毒蛇与蚊虫咬伤等作用。

【用法用量】煎汤,或入丸、散,或煎水含漱,或研末调敷。4.5~9g。

【参考文献】

1.《鸡峰普济方》:“治疟:高良姜、藿香各半两。上为末,均分为四服,每服以水一碗,煎至一盏,温服,未定,再服。”

2.《摘元方》:“香口去臭:藿香洗净,煎汤,时时噙漱。”

3.《太平圣惠方》:“治反胃呕哕不止。干枣叶(一两),藿香(半两),丁香〔二(一)分〕上件药。捣细罗为散。每服二钱。以水一小盏。入生姜半分。煎至六分。即去生姜。不计时候。和滓热服。”

4.《神农本草经疏》:“阴虚火旺,胃弱欲呕,及胃热作呕,中焦火盛热极,温病热病,阳明胃家邪实作呕作胀,法并禁用。”

草　果

《本草品汇精要》

【异名】草果仁,草果子。

笔记

【来源】为姜科植物草果的干燥成熟果实。

【性味归经】辛,温。归脾、胃经。

【功用】燥湿温中,除痰截疟。

1. 用于寒热往来如疟疾者保健。本品具除痰截疟之功,疟疾者可服用草果,胃中寒痰凝结者,用草果与常山、知母等搭配,用水煎服(《慈幼新书》);疟疾不愈、大便溏泄、小便反多者,用草果仁、附子、生姜、枣煎水服(《严氏济生方》)。

2. 用于湿滞脾胃者保健。本品具燥湿温中之功,脘腹胀满者或腹部因寒而疼痛、呕吐腹泻者,可用草果与陈皮、神曲等同用,用盐汤送服(《太平惠民和剂局方》)。

【药理作用】

1. 调节胃肠功能 生、炒、姜草果水煎液均可拮抗由乙酰胆碱引起的小鼠腹痛,而在离体肠管活动中,有拮抗肾上腺素引起的回肠运动抑制和乙酰胆碱引起的回肠痉挛的作用;草果能促进胃肠排气,治疗消化不良、恶心呕吐和腹泻;草果提取物混悬液对吲哚美辛、利血平引起的胃溃疡有明显的抑制作用;草果可降低大鼠胃液的总酸度,显著抑制胃蛋白酶的活性。

2. 降血脂、降血糖 草果中儿茶素和表儿茶素能抑制脂肪吸收和促进脂肪氧化,从而达到减肥降脂的目的;草果甲醇提取物能明显减少小鼠血浆和肝脏的甘油三酯和血糖。

3. 抗氧化 草果挥发油和水提取物均能提高大鼠胃黏膜 SOD 活性,降低胃黏膜组织 MDA 水平,且水提取物的抗氧化作用略优于挥发油。

4. 抗病原微生物 草果挥发油对桔青霉、黑曲霉、产黄青霉、黑根霉、黄绿青霉、黄曲霉有明显抑菌作用;草果水提液有明显的抑制 HBsAg 作用。

5. 其他作用 草果及其有效成分还具有抗炎、镇痛、抗肿瘤、抗惊厥、抗疟疾、抗诱变、促进渗透等作用。

【用法用量】煎汤,或入丸、散。3~6g。

【参考文献】

1.《本草纲目》:"温中,心腹痛,呕吐,去口臭气(《别录》)。下气,止霍乱,一切冷气,消酒毒(《开宝》)。调中补胃,健脾消食,去客寒,心与胃痛(李杲)。治瘴疠寒疟,伤暑吐下泄痢,噎膈反胃,痞满吐酸,痰饮积聚,妇人恶阻带下,除寒燥湿,开郁破气,杀鱼肉毒。制丹砂(时珍)。"

2.《慈幼新书》:"治疟疾,若胃中寒痰凝结,不易开解:草果、常山、知母、乌梅、槟榔、甘草、穿山甲。水煎服。"

3.《严氏济生方》:"治脾寒疟疾不愈,振寒少热,面青不食,或大便溏泄,小便反多。草果仁、附子(炮,去皮脐)。上等分,细锉。每服半两,水二盏,生姜七片,枣一枚,煎至七分,去滓,温服,不拘时候。"

4.《太平惠民和剂局方》:"新法半夏汤,治脾胃不和,中脘气滞,宿寒留饮,停积不消,心腹刺痛,胁肋膨胀,呕吐痰水,噫气吞酸,中酒吐酒,哕逆恶心,头痛烦渴,倦怠嗜卧,不思饮食。陈皮(去白)、神曲(炒,各四两)、草果(煨,去皮)、半夏曲(炒,各二两三钱)、干姜(炮,四两)、丁皮、木香、白茯苓(各七钱半)、甘草(四钱半)上为细末。每服一钱,盐汤点服,不拘时候。常服温中破痰,开胃健脾,消酒进食。"

笔记

茯　苓

《神农本草经》

【异名】茯菟，松腴。

【来源】为多孔菌科真菌茯苓的干燥菌核。

【性味归经】甘、淡，平。归心、肺、脾、肾经。

【功用】利水渗湿，健脾宁心。

1. 用于脾虚而泄泻、白带过多、遗精者日常保健。本品具健脾止泄之功，适用于脾虚所致的泄泻，可将茯苓与粳米煮粥服用(《寿世编》)。也可用于白带过多、遗精者日常保健，能利水渗湿，对于脾虚湿盛而致女子白带量多、男子遗精者，可将茯苓、莲肉等研粉服用(《寿世青编》)。

2. 用于吞咽不畅者保健。本品具健脾化痰之功，对年老体弱、脾气亏虚而咽下不畅者，可用茯苓碾粉和与黄雌鸡共煮服用(《养老奉亲书》)。

3. 用于心悸者保健，本品具宁心定悸之功，适用于惊惕不安、心悸怔忡者保健，可将茯苓与枳实、陈皮和甘草煮汤服用(《脉因证治》)。

【药理作用】

1. 利尿　茯苓水煎液对生理盐水负荷大鼠和小鼠有较明显的利尿作用，且作用时间长；茯苓对健康动物和人不具有利尿作用，但可增加水肿患者尿量；茯苓对浮肿严重的肾炎患者及心脏病患者利尿作用显著。

2. 免疫调节　茯苓水提取物、碱提取物和醇提取物都能促进小鼠腹腔内巨噬细胞的吞噬指数和吞噬百分率，显著增加小鼠血清内免疫因子 IL-2 和 TNF-α 的含量，使胸腺及脾脏的质量增加；茯苓多糖腹腔注射可使小鼠腹腔吞噬百分率及吞噬指数明显增加。

3. 镇静催眠　羧甲基茯苓多糖注射液能增强硫喷妥钠对小鼠中枢的抑制，使小鼠翻正反射消失持续的时间显著延长，增强麻醉效果；茯苓煎剂能明显降低小鼠的自发活动，并能对抗咖啡因所致小鼠的过度兴奋。

4. 抗炎　茯苓多糖可以抑制二甲苯所致的小鼠耳肿，并抑制棉球所致的大鼠皮下肉芽肿。

5. 抗病毒　羟甲基茯苓多糖钠对单纯疱疹病毒Ⅰ型(HSV-Ⅰ)致猪肾传代细胞的细胞病变具有抑制作用。

6. 其他作用　茯苓及其有效成分还具有抗氧化、抗癌、降血脂、抗糖尿病、抗疲劳、调节肠道菌群、保肝、抗肝纤维化、抗胃溃疡等作用。

【用法用量】研粉、做药丸或煎汤服用。9~15g。

【参考文献】

1.《神农本草经》:"治胸胁逆气，忧恚惊邪恐悸，心下结痛，寒热烦满咳逆，止口焦舌干，利小便。"

2.《寿世青编》:"茯苓粥:治脾虚泄泻，又治不寐。粳米二合，茯苓末一两，煮好，再下苓末一两，再煮烂食。"

3.《寿亲养老新书》:"食治老人噎病，食不通，胸胁满闷，黄雌鸡馎饦方。黄雌鸡(四两，切作臛头)、白面(六两)、茯苓末(一两)上以和茯苓末搜面作，豉汁中煮，空心

笔记

食之。常作三五服,极除冷气噎。"

4.《寿世编》:"白浊遗精,莲肉、白茯苓等分为末,白滚水调服。葱白五六根,盐一撮,煎汤熏阳物。"

布 渣 叶

《生草药性备要》

【异名】蓑衣子,破布叶。

【来源】为椴树科破布叶属植物破布树的叶。

【性味归经】淡、微酸,平。归脾、胃经。

【功用】清暑,消食,化痰。

1. 用于夏季日常养生保健。本品能清暑化痰,适合夏季日常预防感冒及保健,可用布渣叶煎汤,代茶饮服用(《常用中草药手册》),预防暑湿所致胃肠炎、腹痛,将布渣叶、番石榴叶、辣蓼等煮汤服用(《本草求原》)。

2. 用于脾胃虚弱尤其容易饮食积滞者保健。本品能消食化痰,适用于易饮食积滞者保健,可将布渣叶煮汤服(《本草求原》)。

【药理作用】

1. 降血脂 布渣叶水提液能降低小肠对胆固醇的吸收,促进肝合成或分泌 HDL。

2. 抗炎镇痛 布渣叶水提取物能显著抑制由醋酸引起的组织毛细血管通透性增加;对二甲苯引起的小鼠耳廓肿胀也有明显抑制作用;布渣叶水提取物能明显降低热板对小鼠刺激致痛阈值升高;在扭体实验中,对醋酸致小鼠腹腔疼痛有显著的抑制作用。

3. 对消化系统的作用 布渣叶正丁醇部位和水层部位能增加胃液的分泌量、降低胃液的 pH 值及提高胃蛋白酶活性。

4. 对心血管系统的作用 布渣叶水提液能增加冠脉血流量,提高小鼠耐缺氧能力,延长缺氧鼠的存活时间;对异丙肾上腺素(ISO)诱导的心肌缺血也具有良好的保护作用。

5. 保肝 布渣叶提取物对四氯化碳所致小鼠急性肝损伤模型的肝功能、脂质氧化、氧化应激具有改善作用。

6. 其他作用 布渣叶及其有效成分还具有抗衰老、退黄、解热、杀蚊、抗内毒素休克等作用;布渣叶水提取物具有一定的毒性作用。

【用法用量】研粉、做药丸或煎汤服用。亦可配作凉茶用。15~30g。

【参考文献】

1.《本草求原》:"解一切蛊胀药毒,清热,消积食,黄疸。"

2.《陆川本草》:"收敛去腐。治小儿盗汗;溃疡,煎汤外洗。"

3.《常用中草药手册》:"治感冒,消化不良,腹胀:布渣叶五钱至一两。水煎服。"

七、理气药

凡具有调理气机作用的药物称为理气药。气滞的表现因累及脏腑不同而异:脾胃气滞见脘腹胀满疼痛;肝气郁滞见胁肋胀痛、乳房胀痛或结块、疝痛、月经不调等。气逆也有肝气上逆、胃气上逆、肺气上逆之不同。由于理气药作用不尽相同,大体可分为

笔记

行气药、降气药和破气药三类。

理气药味多苦、辛，性多偏温，药食两用的理气药有刀豆、佛手、香橼、橘皮、橘红、薤白、玫瑰花、玳玳花、山柰等。本部分介绍佛手、香橼、橘皮、橘红、薤白、玫瑰花、玳玳花、玫瑰花和山柰，其余在食物类原料中介绍。

现代研究表明，常用理气类药食主要成分有对羟福林、挥发油、N-甲基酪胺、抗过敏介质等，具有缓解胃肠平滑肌痉挛、增强胃肠运动、增加消化液分泌、利胆、松弛支气管平滑肌、升压、抗休克、调节子宫平滑肌、祛痰、平喘、兴奋心肌、增加冠状动脉血流量和升压等作用。

佛　手

《滇南本草》

【异名】佛手柑，手柑。

【来源】为芸香科柑橘属植物佛手的干燥果实。

【性味归经】辛、苦、酸，温。归肝、脾、肺经。

【功用】疏肝理气，和胃止痛。

1. 用于情志不畅、胁肋疼痛者日常服用。本品具疏肝理气之功，对肝气郁结所致情志不畅、两胁疼痛者较为适宜，可泡酒服用，如与木瓜、橘皮等浸酒服用（《太医院秘藏膏丹丸散方剂》）。

2. 用于气滞所致胃痛者保健。本品可和胃止痛，对脾胃气滞所致脘腹胀痛尤为适宜，可单用，如新瓦焙为末（黄色），烧酒送下，每服三钱（《滇南本草》）。

【药理作用】

1. 止咳平喘祛痰　佛手挥发油可显著延长枸橼酸所致豚鼠引咳潜伏期，组胺喷雾致喘的潜伏期，明显增加腹腔注射苯酚红溶液后小鼠气管酚红排泌量。

2. 免疫调节　佛手可显著提高小鼠免疫器官重量，增加抗疲劳和抗急性脑缺氧的能力，具有增强体质、促进学习和增强免疫功能的作用。

3. 抗癌　佛手挥发油具有抑制 MDA-MB-435 癌细胞和海拉细胞增殖、抑制小鼠 B16 黑色素实体瘤生长的作用。

4. 对平滑肌的作用　佛手醇提液能明显增强家兔离体回肠平滑肌的收缩，其作用能被阿托品拮抗，具有显著的解痉作用，对小鼠小肠运动有明显推动作用。

5. 其他作用　佛手及其有效成分还具有抗炎、抗氧化、抗菌、抗感染、降血糖、抗艾滋病、抗抑郁、抗焦虑、抗心律失常、抑制血管紧张素转换酶（ACE）、抗心肌缺血等作用。

【用法用量】煎汤服用。3~9g。

【参考文献】

1.《秘藏膏丹丸散方剂》："佛手（一斤，去黄皮），木瓜（四两），橘皮（一两），泡烧酒十斤。此酒能治忧思气怒，饮食不调，损伤肝脾，以致呕吐嘈杂，胸膈满闷，不思饮食，郁结烦闷，身体疼痛，筋脉不舒，顽木诸痹，一切等症，并皆治之。每早晚饮一小盅，立有效。"

2.《滇南本草》："治面寒疼、胃气疼。佛手柑，新瓦焙为末（黄色），烧酒送下，每服三钱。"

笔记

香　橼

《本草拾遗》

【异名】枸橼，钩缘干。

【来源】为芸香科植物枸橼或香圆（西南香圆）的干燥成熟果实。

【性味归经】辛、苦、酸，温。归肝、脾、肺经。

【功用】疏肝理气，宽中，化痰。

1. 用于腹胀者养生保健。本品具疏肝理气之功，对肝郁气滞所致腹胀者较为适宜。可研粉服用，如与核桃肉、砂仁研粉，砂糖拌均匀同服（《本经逢原》）。

2. 用于素体脾胃虚弱、纳差者保健。本品具行气宽中之功，适用于脾胃气滞所致脘腹胀满、纳差，配伍服用可醒脾行气，如与佛手、莲肉、橘饼等浸酒服用（《本草纲目拾遗》）。

3. 用于外感咳嗽多痰者保健。香橼具理气化痰之功，对痰多咳嗽者较为适宜，可煮酒服用，如与酒煮熟，用蜜拌匀服用（《喻选古方试验》）。

【药理作用】

1. 抗菌　香橼挥发油对黑曲霉有较强的抑制能力。

2. 抗氧化　香橼精油具有清除1，1-二苯基-2-三硝基苯肼（DPPH）自由基、羟自由基能力，其抗氧化能力与质量浓度成正相关。

3. 其他作用　香橼及其有效成分还具有抗炎、抗肿瘤、镇静、调节血脂、抗心律失常、抗高血压、调节糖代谢、延缓衰老、净化空气、醒脑提神等作用，且有一定的毒性。

【用法用量】研粉，做药丸或煎汤服用。3~9g。

【参考文献】

1.《本经逢原》："陈香橼一枚连瓤，大核桃肉二枚连皮，缩砂仁二钱去膜，各煅存性为散，砂糖拌调，空心顿服。"

2.《本草纲目拾遗》："香橼、佛手各二个，核桃肉、圆眼肉、莲肉、橘饼各半斤，柏子仁四两，松子三两，红枣二十两，黑糖三斤，干烧酒五十斤浸，此酒补虚益肾，乃河中李太守秘方。"

3.《喻选古方试验》："《养疴漫笔》载：治嗽方甚多，余得一方甚简，但用香橼去核，薄切作细片，以时酒同入砂瓶内，煮令熟烂，自昏至五更为度，用蜜拌匀，当睡中唤起，用匙挑服甚效。"

橘　皮

《神农本草经》

【异名】陈皮，贵老。

【来源】为芸香科植物福橘或朱橘等多种橘类的果皮。

【性味归经】辛、苦，温。归脾、肺经。

【功用】理气，调中，燥湿，化痰。

1. 用于脾胃不调、胃纳不佳者保健。本品具理气调中之功，适用于脾胃虚弱所致的饮食不消、脘腹胀满、纳差，日常服用可开胃进食，如与枳实、白术等做成药丸服用（《脾胃论》）。

笔记

2. 用于胸腹胀满、痰多咳嗽者保健。本品不仅可以理气健脾，还可以燥湿化痰，可视情况配伍其他药食服用，如与甘草、茯苓等煎水服用（《太平惠民和剂局方》）。

【药理作用】

1. 祛痰、平喘 陈皮水煎剂能收缩主动脉平滑肌；能阻断氯化乙酰胆碱、磷酸组胺引起的支气管痉挛；陈皮挥发油有刺激性祛痰作用。

2. 对胃肠道的作用 陈皮可促进小鼠小肠推进，对阿托品所致的肠推进抑制有拮抗作用，但对去甲肾上腺素和异丙肾上腺素所致的肠推进抑制无明显作用；陈皮对于在体平滑肌具有兴奋作用，对于离体平滑肌具有抑制作用；陈皮挥发油对胃肠道有温和的刺激作用，能促进消化液分泌和排出胃肠积气。

3. 利胆 陈皮挥发油中的左旋柠烯为胆固醇的强烈溶解剂，能降低胆固醇饱和度和胆汁的成石指数，从而抑制结石形成；陈皮具有促进胆汁分泌的作用。

4. 兴奋心脏 陈皮水提取物、橙皮苷、甲基橙皮苷注射液均能增强实验动物的心肌收缩力，增加心输出量。

5. 松弛子宫平滑肌 陈皮及其有效成分甲基橙皮苷对离体子宫平滑肌有抑制作用，对 Ach 所致子宫平滑肌痉挛有拮抗作用。

6. 其他作用 陈皮及其有效成分还具有抗炎、抗菌、抗氧化、延缓衰老、抗肿瘤、抗疲劳、抗过敏、降血糖、升压、抗紫外线辐射、抑制黑色素生成、抗血小板凝集、抗动脉粥样硬化、降低毛细血管通透性和毛细血管壁的脆性、调节激素水平、止血、杀虫、避孕、保肝、神经保护等作用。

【用法用量】做药丸服用，煎水服用或代茶饮。3~9g。

【参考文献】

1.《脾胃论》："治老幼元气虚弱，饮食不消，或脏腑不调，心下痞闷。枳实（麸炒，去穰），橘皮（以上各一两），白术（二两）。上件为细末，荷叶烧饭为丸，如梧桐子大。每服五十丸，温水送下，食远。夫内伤用药之大法，所贵服之强人胃气，令胃气益厚，虽猛食、多食、重食而不伤，此能用食药者也。此药久久益胃气，令人不复致伤也。"

2.《太平惠民和剂局方》："治痰饮为患，或呕吐恶心，或头眩心悸，或中脘不快，或发为寒热，或因食生冷，脾胃不和。半夏（汤洗七次），橘红（各五两），白茯苓（三两），甘草（炙，一两半），上为㕮咀。每服四钱，用水一盏，生姜七片，乌梅一个，同煎六分，去滓，热服，不拘时候。"

知识拓展

橘子的功效

橘子浑身都是宝，其叶为橘叶，其成熟的干燥果皮为果皮，未成熟时的果皮为青皮，剥开后的白色筋络为橘络，种子为橘核，这些都具有理气的作用。

橘叶长于疏肝行气、化痰散结；陈皮具有理气健脾、燥湿化痰；青皮偏向疏肝破气，消积化滞；橘络善于疏通经络、理气化痰；橘核常用疏肝理气，散结止痛。

笔记

橘　红

《本草纲目》

【异名】芸皮,芸红。

【来源】为芸香科植物化州桔或橘及其栽培变种的干燥外层果皮。

【性味归经】辛、苦,温。归肺、脾经。

【功用】散寒,燥湿,利气,消痰。

1. 用于风寒感冒咳嗽者日常服用。本品具疏散风寒之功,风寒感冒者平素服用可促使散寒,可煎汤服用,如与半夏、厚朴、苍术、藿香、草果、人参等煎汤服用,薄粥汤佐之(《太平惠民和剂局方》)。

2. 用于脾胃不和、时有咳痰者保健。本品具燥湿、消痰之功,脾胃不和则运化失司,导致痰饮内生,常伴头眩心悸,可视情况配伍其他药食服用,如与半夏、橘红、茯苓、甘草、生姜和乌梅煎汤同服(《太平惠民和剂局方》)。

3. 用于脾胃气滞导致呃逆、恶心呕吐者保健。本品具理气宽中之功,对气滞所致脾胃不和、呃逆呕吐者较为适宜,可煎汤服用,如与藿香、丁香、人参等煎汤同服(《医灯续焰》)。

【药理作用】

1. 对心血管系统的作用　橘红中橙皮苷具有维持渗透压、增强毛细血管韧性、缩短出血时间、降低胆固醇等作用,可用于心血管系统疾病的辅助治疗。

2. 抗疲劳　橘红多糖能提高小鼠游泳能力,减缓疲劳。

3. 其他作用　橘红及其有效成分还具有消炎、止咳平喘、增强免疫力等作用。

【用法用量】研粉,做药丸或煎汤服用。3~9g。

【参考文献】

1.《太平惠民和剂局方》:"人参养胃汤,治外感风寒,内伤生冷,憎寒壮热,头目昏疼,肢体拘急,不问风寒二证及内外之殊,均可治疗。先用厚被盖睡,连进此数服,以薄粥汤之类佐之,令四肢微汗濈濈然。俟汗干,则徐徐去被,谨避外风,自然解散。"

2.《太平惠民和剂局方》:"半夏(汤洗七次),橘红各五两,白茯苓三两,甘草(炙)一两半。上细锉,每服四钱,用水一盏,生姜七片,乌梅一个,同煎六分,去滓,热服,不拘时候。"

3.《医灯续焰》:"半夏(汤洗七次,四两),南星(炮、去皮),枳实(去瓤、麸炒),赤茯苓(去皮),橘红(各一两),甘草(炙,半两)。上㕮咀,每服四钱。水一盏,姜十片,煎八分,食远温服。"

4.《医灯续焰》:"东垣藿香安胃散,治脾胃虚弱,不进饮食,呕吐不待腐熟。藿香(一钱半),丁香,人参(各二钱),橘红(五钱),上为细末,每服二钱。水二盏,生姜三片,同煎至一盏,去滓凉服,食前。和滓服亦可。"

薤　白

《神农本草经》

【异名】野薤,野葱。

【来源】为百合科植物小根蒜或薤的干燥鳞茎。

笔记

【性味归经】辛、苦,温。归肺、胃、大肠经。

【功用】通阳散结,行气导滞。

1. 用于心阳痹阻导致胸痛者日常服用。本品具通阳散结之功,对寒凝气滞、阳气不足所致胸痛较为适宜,可视情况配伍其他药物服用,如与瓜蒌、白酒等同用(《金匮要略》)。

2. 用于素体气滞者保健。本品具行气导滞之功,可用于妇人妊娠胎动、腹内冷痛等情况,可煎水服用,如与当归煮水服用(《古今录验方》)。

3. 用于泄泻者保健。本品不仅可以导滞,还可以止泄,适用于腹部胀满、慢性腹泻者,可单用,如煮食之(《医心方》)。

【药理作用】

1. 解痉平喘　薤白皂苷通过抑制炎症反应,进而缓解支气管平滑肌的痉挛,对组胺致离体豚鼠气管片收缩模型发挥平喘作用。

2. 抗菌　薤白对大肠杆菌、金黄色葡萄球菌、酵母菌等细菌具有抑制作用。

3. 降血脂、抗动脉粥样硬化　薤白能显著降低高血脂小鼠模型血清总胆固醇、甘油三酯、低密度脂蛋白胆固醇、动脉硬化指数等。

4. 抗癌　薤白挥发油能够明显抑制体外培养的肿瘤细胞生长,对 S180 和 H22 瘤细胞有明显的细胞毒效应。

5. 提高免疫力　薤白能提高小鼠免疫力,通过增强巨噬细胞分泌 IL-1、IL-2、TNF 等细胞因子的活性和 NK 细胞的细胞毒作用,增强机体免疫功能。

6. 保护心肌　薤白提取物能延长异丙肾上腺素作用的小鼠常压缺氧存活时间,对抗垂体后叶素所致的大鼠急性心肌缺血作用,并能明显保护缺血再灌注引起的大鼠心肌损伤,具有保护血管内皮免受损伤的作用。

7. 其他作用　薤白及其有效成分还具有抗炎、抗氧化、镇痛、抗凝血、抗血栓、保肝、抑制肝药酶、抑制内皮细胞凋亡、扩张血管、扩张兔主动脉条、杀虫等作用。

【用法用量】煮汤服用,煮粥服用,或做药丸服用。5~9g。

【参考文献】

1.《金匮要略》:“胸痹之病,喘息咳唾,胸背痛,短气,寸口脉沉而迟,关上小、紧、数,瓜蒌薤白白酒汤主之。瓜蒌实一枚(捣),薤白半斤,白酒七升。上三味,同煮,取二升,分温再服。”

2.《本草纲目》:“妊娠胎动,腹内冷痛:薤白一升,当归四两。水五升,煮二升,分三服。(《古今录验》)。”

3.《拾遗》:“调中,主久利不瘥,大腹内常恶者,但多煮食之。”

4.《本草便读》:“冷滑大肠,脾虚无火、大便不实者不可用。”

代　代　花

《饮片新参》

【异名】酸橙,回青橙。

【来源】为芸香科植物代代花的干燥花蕾。

【性味归经】苦、酸,微寒。归肝、脾经。

【功用】行气宽中,消食,化痰。

笔记

1. 用于情绪焦虑、紧张不安者保健。本品具疏肝行气之功，还可化痰气郁结，可用于精神压力大者保健，取之加水煮汤，或直接冲泡代茶饮服用，如与玫瑰花、丝瓜络、合欢花等煮水服用(《陈莲舫医案集》)。

2. 用于时有胃纳差、腹胀满者日常服用。本品不仅可行气宽中，尚可消食，尤适用于气滞所致的胃纳差、胃脘胀痛、腹胀者调理，可煎水服用，如与绿萼梅、薄荷、茯苓、香附、麦芽等水煎同服(《重订温热经解》)。

【药理作用】

1. 抗炎　代代花总黄酮对小鼠甲醛性足踝浮肿可以起到改善作用，但对5-羟色胺引起的炎症无效。

2. 抗菌　代代花挥发油中柠檬烯可抑制红色毛癣菌等皮肤致病菌，如霉菌、白念珠菌、铜绿假单胞菌、大肠杆菌、金黄色葡萄球菌等；代代花精油对革兰氏阴性菌和阳性菌也有抑制作用；代代花黄酮对革兰氏阴性菌也有良好的抑制作用。

3. 增强胃肠动力作用　代代花中辛弗林可促进小鼠胃肠运动，对正常小鼠胃排空没有影响，但是能够加快正常小鼠的小肠蠕动。

4. 其他作用　代代花及其有效成分还具有抗氧化、抗肿瘤、降血脂、利尿、提高射血功能和心肌收缩性、增强血管的收缩和升高血压等作用。

【用法用量】煎汤服或代茶饮。1.5~2.5g。

【参考文献】

1.《陈莲舫医案集》:“久有肝气，自产后营阴大伤，厥阴更为失养，皆以春令应肝，肝邪遂为鸱张，既犯中，又入络，脘腹胀满，遍体络脉牵引不和。肝通于心，心亦为悸，奇经因之失丽。癸事不行已经连月，种种营亏气痹，木土不协，脉见细弦。治以调降。西洋参，抱木神，炒当归，炒丹参，法半夏，远志肉，桑寄生，合欢花，左金丸，玉蝴蝶，炒杜仲，乌勒草(一钱五分)，玫瑰露炒竹茹，丝瓜络，代代花。”

2.《重订温热经解》:“舒气扶脾丸方：绿萼梅(八分)，代代花(一钱)，薄荷(八分)，云苓(一钱)，焦枳实(五分)，制香附(钱半)，甘草(八分)，青皮(五分)，炒麦芽(钱半)，姜半夏(一钱)，广皮(一钱)，白芍(钱半)，山药(一钱)。”

玫　瑰　花

《食物本草》

【异名】徘徊花，穿心玫瑰。

【来源】为蔷薇科植物玫瑰的干燥花蕾。

【性味归经】甘、微苦，温。归肝、脾经。

【功用】行气解郁，活血止痛。

1. 用于肝气郁结者的日常保健。本品具行气解郁之功，对平素情绪抑郁或压力过大者尤为适宜，可单用，如玫瑰花蒸取玫瑰露，点酒服，或冲汤代茶服(《本草纲目拾遗》)。

2. 用于乳痈者保健。本品具活血、止痛之功，对气滞血瘀所致乳痈初起较为适宜，可单用，如醇酒煎服(《沈氏女科辑要》)。

3. 用于跌打损伤者保健。本品具活血止痛之功，适用于跌打损伤所致气血瘀滞，可单用，如浸酒饮用(《本草纲目拾遗》)。

笔记

【药理作用】

1. 对心脑血管系统的作用　玫瑰花具有营养心肌、增加心肌血流量、降低血黏度和血小板聚集率等作用；玫瑰精油对小鼠局灶性脑缺血损伤有保护作用，具有抗血栓和抗血小板聚集作用。

2. 抗菌、抗病毒　玫瑰露对沙门氏菌的抑菌效果较强；玫瑰花提取物对人类免疫缺陷病毒、白血病病毒和T细胞白血病病毒均有抵抗作用。

3. 降血脂　玫瑰花黄酮可降低大鼠的血清总胆固醇、甘油三酯水平，提升高密度脂蛋白胆固醇水平，具有降低血脂的功能。

4. 抗抑郁　玫瑰花粉可减轻强迫游泳和悬尾两种行为绝望抑郁模型的小鼠抑郁症状；玫瑰花茶能够降低产后抑郁患者的爱丁堡产后抑郁量表（EPDS）评分，并不同程度减轻相关症状。

5. 对中枢神经系统的作用　玫瑰花乙醇提取物可以减少戊巴比妥诱导小鼠睡眠的开始时间、延长持续时间，有中枢抑制活性。

6. 其他作用　玫瑰花及其有效成分还具有提高认知功能、止呕、止咳、活血与调经、抗糖尿病、抗氧化、抗肿瘤、镇静止痛、保护肝胆、解毒等作用。

【用法用量】制作花露服用，代茶饮服用，酒煎服或浸酒饮用。1.5~6g。

【参考文献】

1.《本草纲目拾遗》："玫瑰露：玫瑰花蒸取，气香而味淡，能和血，平肝养胃，宽胸散郁，点酒服。金氏《药帖》：专治肝气胃气，立效。"

2.《本草纲目拾遗》："肝胃气痛，用玫瑰花阴干，冲汤代茶服。"

3.《沈氏女科辑要》："胡桃膈瓦上焙燥研末，每服三钱，红糖调匀，温酒送下，三服，无不全愈。又方：用玫瑰花五七朵，干者亦可，醇酒煎服；烫酒极热，冲服亦可；并以花瓣摘散，铺贴患处，三两次可愈，即已成块硬者，亦可消散。"

4.《药性考》："玫瑰，性温，行血破积，损伤瘀痛，浸酒饮益。"

山　柰

《本草纲目》

【异名】三奈子，三赖。

【来源】为姜科植物山柰的干燥根茎。

【性味归经】辛，温。归胃经。

【功用】行气温中，消食，止痛。

1. 用于寒性体质时有腹痛者保健。本品具行气温中、止痛之功，适用于心腹时常冷痛者，尤其适合常有饮食积滞者保健，可用山柰与丁香、当归、甘草等共同为末，醋糊为丸，用酒服下（《濒湖集简方》）。

2. 用于时有牙痛者保健。本品具止痛之功，适用于牙齿疼痛者保健，可用山柰子、麝香为细末，口噙温水，随牙痛处一边鼻内搐之（《孙真人海上方》）。

【药理作用】

1. 抗氧化　山柰抗氧化物在猪油、花生油和鱼油中均有较好的抗氧化活性，且随添加量的增加而增强。

2. 镇静　山柰中成分对甲氧基肉桂酸乙酯和肉桂酸乙酯有镇静作用。

笔记

3. 抗菌　山柰提取液对单增李斯特菌、耶尔森氏菌属和英诺克李斯特菌均具有较好的抑菌效果。

4. 其他作用　山柰及其有效成分还具有抗氧化、抗肿瘤、抗过敏、舒张血管等作用。

【用法用量】煎汤，或入丸、散；外用捣敷或研末调敷，或搐鼻。6~9g。

【参考文献】

1.《本草纲目》："山柰，暖中，辟瘴疠恶气，治心腹冷气痛，寒湿霍乱，风虫牙痛。入合诸香用。"

2.《濒湖集简方》："治心腹冷痛：山柰、丁香、当归、甘草等分。为末，醋糊丸，梧子大。每服三十丸，酒下。"

3.《孙真人海上方》："治一切牙痛：山柰子二钱（用面裹煨热），麝香半钱。为细末，每用三字，口噙温水，随牙痛处一边鼻内搐之，漱水吐去，便可。"

八、消食药

凡具有消化食积，健运脾胃功效的药物，称为消食药。饮食积滞会影响脾胃运化功能，常见脘腹胀满、嗳腐吞酸、恶心呕吐、食欲不振和大便失常等。由于食积有肉食、面食等积滞的不同，在中医药膳饮食养生中，应根据食积的不同类型选用适当的消食药以去除食积，改善脾胃功能。

本类药物大多味甘，性平。药食两用的消食药有山楂、麦芽、莱菔子、鸡内金等。本部分只介绍麦芽、莱菔子、鸡内金，其余在食物类原料中介绍。

现代研究表明，常用消食类药食成分有淀粉酶、维生素、有机酸等，具有助消化、增加消化酶的分泌和改善胃肠功能的作用。

麦　芽

《药性论》

【异名】大麦毛，大麦芽。

【来源】为禾本科植物大麦的成熟果实经发芽干燥而得。

【性味归经】甘，平。归脾、胃经。

【功用】行气消食，健脾开胃，退乳消胀。

1. 用于素体脾胃虚弱、消化不良者日常服用。本品具行气消食、健脾开胃之功，尤适于谷物食积、消化不良者，可单用，如炒麦芽，捣碎食用（《千金食治》）。

2. 用于妇人回乳、乳房胀痛者的日常保健。本品可退乳消胀，对乳汁郁积、乳房胀痛者尤为适宜，可单用，如炒香捣去皮，研粉服用（《药品化义》）。

【药理作用】

1. 助消化　麦芽中 α 淀粉酶和 β 淀粉酶可使淀粉分解成麦芽糖和糊精，糊精可再被 β 淀粉酶分解成麦芽糖，有利于机体吸收。

2. 调节泌乳素分泌　低剂量炒麦芽促进泌乳素分泌，高剂量炒麦芽抑制泌乳素分泌，这种双向调控机制可能是通过影响神经生长因子分泌实现的。

3. 调节肠道菌群　麦芽中的麦芽纤维可增加溃疡性结肠炎小鼠肠道内的杆菌、肠球菌及产气荚膜梭菌数量，减少双歧杆菌和乳酸杆菌数量，对溃疡性结肠炎小鼠肠

笔记

道菌群具有良好的调控作用。

4. 其他作用　麦芽及其有效成分还具有降血糖、抗氧化、保护肝脏、防治黄褐斑、促进化脓性创伤愈合、抗慢性骨髓炎、抗真菌、抗胃溃疡及溃疡性结肠炎、调节雌激素平衡、止痛等作用。

【用法用量】研粉做面食,做药丸或煎汤服用。9~15g。回乳炒可用60g。

【参考文献】

1.《千金食治》:"熬末,令赤黑,捣作麨,止泄利;和清酢浆服之,日三,夜一服。"

2.《本草撮要》:"麦芽味咸．入足太阴、少阴、厥阴经,功专消食下气,产后退乳,得川椒干姜治谷劳嗜卧,得蜜能下胎,乳胀欲成痈,单用一二两炒煎服立消,并消果食积。"

3.《药品化义》:"炒香开胃,以除烦闷。生用力猛,主消麦面食积,症瘕气结,胸膈胀满,郁结痰涎,小儿伤乳。又能行上焦滞血。若女人气血壮盛,或产后无儿饮乳,乳房胀痛,丹溪用此二两炒香,捣去皮为末,分作四服,立消,其性气之锐,散血行气,迅速如此,勿轻视之。"

莱 菔 子

《日华子本草》

【异名】萝卜子,芦菔子。

【来源】为十字花科植物萝卜的干燥成熟种子。

【性味归经】辛、甘,平。归肺、脾、胃经。

【功用】消食除胀,降气化痰。

1. 用于饮食积滞者日常服用。本品具消食除胀之功,可消食顺气,适用于脾胃虚弱、消化不良者。可配伍其他药食服用,如与山楂、神曲等为丸,白汤下(《丹溪心法》),平人服用健脾开胃,可单用,不可过量(《医学衷中参西录》)。

2. 用于咳嗽痰多者日常保健。本品具降气化痰之功,对肺气上逆所致咳嗽、咳痰尤为适宜,可煮汤服用,如与白芥子、紫苏子一同洗净,煮作汤饮,代茶水啜用(《韩氏医通》)。

【药理作用】

1. 促进胃肠动力　莱菔子水煎剂可增强豚鼠体外胃窦环行肌条、胃体胃底纵肌、回肠平滑肌及家兔离体胃、十二指肠平滑肌的收缩力;莱菔子油能明显促进大鼠结肠运动;莱菔子油和水提浸膏对地芬诺酯引起的小鼠便秘有通便作用。

2. 镇咳、祛痰、平喘　生莱菔子醇提取物和炒莱菔子醚提取物的镇咳、祛痰作用较强,小剂量炒莱菔子水提取物有一定的平喘作用;莱菔子的水提液体外能对抗磷酸组胺引起的豚鼠离体气管收缩,体内可延长 ACh 对豚鼠的引喘潜伏期,减少氨水引咳小鼠的咳嗽次数。

3. 降血压、降血脂　莱菔子可提高 ApoE 基因敲除小鼠血清 NO 含量和 SOD 活性,降低 MDA 含量及 TC、TG、LDL-C 含量,提高 HDL-C 含量;莱菔子正丁醇提取物和水溶性生物碱均对 SHR 大鼠具有降血压作用,并显著提高大鼠心肌 NOS 活性和血清 NO 含量,降低血浆 AngⅡ含量;莱菔子注射液对麻醉犬有明显的降血压作用。

4. 抗氧化　莱菔子水提取物具有 DPPH、羟自由基清除能力;莱菔子水溶性生物

笔记

碱能显著提高自发性高血压大鼠（SHR）血清 SOD 活性，降低 MDA 含量，具有抑制脂质过氧化、对抗氧自由基（OFR）损伤作用。

5. 其他作用　莱菔子及其有效成分还具有解毒、抗突变、抗癌、防心肌重构、抗尿潴留、抗菌等作用。

【用法用量】水煎代茶饮或煎水服用。4.5~9g。

【参考文献】

1.《丹溪心法》："治一切食积：山楂六两，神曲四两，半夏、茯苓各二两，陈皮、连翘、萝卜子各一两。上为末，炊饼丸如梧子大。每服七八十丸，食远白汤下。"

2.《医学衷中参西录》："无论或生或炒，皆能顺气开郁、消胀除满，此乃化气之品，非破气之品，而医者多谓其能破气，不宜多服、久服，殊非确当之论。盖凡理气之药，单服久服，未有不伤气者，而莱菔子炒熟为末，每饭后移时服钱许，借以消食顺气，转不伤气，因其能多进饮食，气分自得其养也。若用以除满开郁，而以参、芪、术诸药佐之，虽多服、久服，亦何至伤气分乎。"

3.《韩氏医通》："紫苏子（主气喘咳嗽）、白芥子（主痰）、萝卜子（主食痞兼痰）。上三味各洗净，微炒，击碎。看何证多，则以所主者为君，余次之，每剂不过三钱。用生绢小袋盛之，煮作汤饮。随甘旨，代茶水啜用，不宜煎熬太过。"

鸡内金

《神农本草经》

【异名】鸡肫皮，鸡黄皮。

【来源】为雉科动物家鸡的干燥沙囊内壁。

【性味归经】甘，平。归脾、胃、小肠、膀胱经。

【功用】健胃消食，涩精止遗。

1. 用于脾胃虚弱者尤其胃纳差者保健。本品具健胃消食之功，食积胀满、呕吐反胃、泻痢者可将鸡内金研末，与乳同服（《本草求原》）；胃纳欠佳、长期泄泻、完谷不化者，可将鸡内金配合白术、干姜、熟枣肉制成小饼食用（《医学衷中参西录》）。

2. 用于表现为夜尿多等虚劳者保健。本品具涩精止遗之功，虚劳、小便滑数者常用鸡内金配伍桑螵蛸、鹿茸等面糊为丸，每服以温酒调下（《太平圣惠方》）。也可用于遗精者保健，常以单味鸡内金炒焦研末，早晚用热黄酒冲服（《吉林中草药》）。

【药理作用】

1. 对消化系统的作用　鸡内金可以产生与阿托品相同的作用效果，均能抑制小鼠小肠运动；鸡内金可提高消化酶活性，调节消化液的分泌；鸡内金可激活保护胃黏膜相关因子，改善胃黏膜损伤引起的不适，调整胃肠功能；鸡内金生品和炮制品水煎液能提高大鼠胃液量和胃游离酸度，炒制品还能增加胃蛋白酶分泌量。

2. 改善血液流变学　鸡内金提取物可明显改善高脂模型家兔血液流变学异常，家兔全血低切、中切、高切黏度及血浆黏度均降低；有抗凝血作用，可使家兔血浆 Fg 减少，APTT 与 TT 延长；鸡内金多糖对高脂血症模型大鼠的血液流变学异常有改善作用。

3. 抗乳腺增生　生鸡内金粉混悬液可明显减少肝郁脾虚证乳腺增生大鼠乳腺小叶及腺泡的数量和直径，减轻上皮细胞增生。

4. 降血糖、降血脂 鸡内金多糖能显著降低糖尿病高脂血症模型大鼠的血糖和血脂水平，能明显降低TC、TG、LDL-C和空腹血糖水平，升高HDL-C水平。

5. 抗氧化 鸡内金多糖具较强的羟自由基清除作用、Fe^{2+}螯合作用和脂质过氧化抑制活性；鸡内金多糖可有效降低高脂血症大鼠血清及肝组织中MDA含量，显著升高总抗氧化能力（T-AOC）含量。

6. 其他作用 鸡内金及其有效成分还具有抗子宫肌瘤、抗口腔溃疡、抗慢性肾衰竭、保护心脏、解酒、促进锶排泄等作用。

【用法用量】煎汤服用，或入丸、散，或烘干研末调敷；或生用外贴。3~9g。

【参考文献】

1.《本草求原》："治食积腹满：鸡内金研末，乳服。"

2.《医学衷中参西录》："治脾胃湿寒，饮食减少，长作泄泻，完谷不化。白术四两，干姜二两，鸡内金二两，熟枣肉半斤。上药四味，白术、鸡内金皆用生者，每味各自轧细焙熟。再将干姜轧细，共和枣肉，同捣如泥，作小饼。木炭火上炙干，空心时，当点心，细嚼咽之。"

3.《太平圣惠方》："治妇人久积虚冷，小便白浊滑数不禁，鹿茸丸方。鹿茸（一两，去毛，涂酥，炙微黄）、椒红（一两，微炒）、桂心（一两）、牡蛎（一两，烧为粉）、附子（一两，炮裂，去皮脐）、桑螵蛸（三分，微炒）、补骨脂（一两）、沉香（一两）、石斛（一两，去根，锉）、肉苁蓉（一两，酒洗，去皱皮，微炙）、鸡肶胵（一两，微炙），上件药，捣细罗为末，酒煮面糊和丸，如梧桐子大。每服食前，以温酒下二十丸。"

4.《吉林中草药》："治遗精：鸡内金六钱，炒焦研末，分六包，早晚各服一包，以热黄酒半盅冲服。"

九、理血药

凡具有止血或活血作用，能通利血脉、调理血分、治疗血分病证的药物，称为理血药。常用于出血、跌打损伤、瘀肿疼痛、肢体麻木和月经不调等病症。本类药物可分为止血药和活血药。在中医药膳食物养生中，可以根据出血、瘀血的不同类型选用适当的理血药。

本类药物大多入血分，主要归心、肝经。药食两用的理血药有小蓟、槐花、白茅根、桃仁、西红花、姜黄等。本部分只介绍小蓟、白茅根、桃仁、西红花、姜黄，其余在食物类原料中介绍。

现代研究表明，常用理血类药食成分有芦丁、黄酮类物质、三萜皂苷、咖啡酸和糖类等，具有改善血液循环、增强血小板功能、改善毛细血管功能、改善机体代谢功能、调节免疫和抗菌消炎等作用。

小 蓟

《名医别录》

【异名】刺儿菜，刺菜。

【来源】为菊科植物刺儿菜的干燥地上部分。

【性味归经】甘、苦，凉。归心、肝经。

【功用】凉血止血，祛瘀消肿。

笔记

1. 用于血热妄行而出血者保健。本品具凉血止血之功，适用于血热及血热妄行所致出血，可取菜煮食（《食疗本草》），也可视情况配伍其他药食服用，如与大蓟、侧柏叶等同用（《十药神书》）。

2. 用于热毒疮痈初起肿痛者辅助保健。本品具祛瘀消肿之功，适用于热毒所致疮疡肿痛，可外用，如与丁香、地丁香、蚕沙等研碎，用醋调，敷病处（《普济方》）。

【药理作用】

1. 止血　小蓟广泛应用于衄血、吐血、尿血、血淋等病证的治疗，与其具有显著的凝血、止血作用紧密相连。

2. 对心血管系统的作用　小蓟水煎剂具有肾上腺素受体激动效应，使心脏兴奋；小蓟水煎液和乙醇提取物对离体兔心、豚鼠心房肌均有肾上腺素受体激动作用；有效成分酪胺对大鼠有显著的升压作用。

3. 抗菌　小蓟水煎剂对溶血性链球菌、肺炎球菌、白喉杆菌、金黄色葡萄球菌、铜绿假单胞菌、变形杆菌、大肠杆菌、伤寒杆菌、副伤寒杆菌及福氏痢疾杆菌均有抑制作用。

4. 抗糖尿病　小蓟总黄酮可减轻大、小鼠糖尿病模型的高血糖症状，并抑制糖原的分解，促进肝糖原的合成，降低血糖值。

5. 其他作用　小蓟及其有效成分还具有抑制肠平滑肌和支气管平滑肌收缩、抗癌、调节脂质代谢、延缓衰老、抗疲劳等作用。

【用法用量】取菜煮食，煎汤服用，做药丸服用或外用。4.5~9g。

【参考文献】

1.《食疗本草》："取菜煮食之，除风热。根主崩中。又，女子月候伤过，捣汁半升服之。叶：只堪煮羹食，甚除热风气。又，金创血不止，挼叶封之即止。夏月热，烦闷不止，捣叶取汁半升，服之立瘥。"

2.《十药神书》："治痨证，呕血、吐血、咯血、嗽血、先用此药止之。大蓟，小蓟，荷叶，扁柏叶，茅根，茜草根，山栀，大黄，牡丹皮，棕榈皮（各等份），上各烧灰存性，磨京墨半碗，调服五钱。食后服下。"

3.《普济方》："治背疮方：丁香，地丁香，小蓟，蚕沙，上等分为细末。用醋调，敷病处。"

白　茅　根

《神农本草经》

【异名】丝茅草，茅草。

【来源】为禾本科植物白茅的干燥根茎。

【性味归经】甘，寒。归肺、胃、膀胱经。

【功用】凉血止血，清热利尿。

1. 用于血热出血者保健。本品具凉血止血之功，对下焦血热出血尤为适宜。可煎水服用，如配伍生地黄、葱白等煎水服用（《太平圣惠方》）。

2. 用于湿热阻滞、小便难者保健。本品具清热利尿之功，对脬中有热、水道中痛的小便不利者尤为适宜，可视情况配伍其他药食服用，如与石韦、瞿麦、赤芍、橘皮等煎水服用（《太平圣惠方》）。

笔记

【药理作用】

1. 止血　茅根炭主要通过影响大鼠的凝血系统和血小板聚集而达到增强止血作用的效果。

2. 利尿、降血压　白茅根水煎剂可使肾血流量及肾小球滤过率增加而产生利尿效果，同时改善肾缺血，减少肾素产生，使血压恢复正常。

3. 抗菌　白茅根煎剂对福氏痢疾杆菌、宋内氏痢疾杆菌、肺炎球菌、卡他球菌、流感杆菌、金黄色葡萄球菌等有抑制作用。

4. 抗炎镇痛　白茅根水煎液能减轻二甲苯所致小鼠耳廓肿胀，减轻角叉菜胶所致大鼠足趾的肿胀，明显抑制冰醋酸所致小鼠腹腔毛细血管通透性的增加，能有效对抗酵母多糖 A 所致大鼠足趾肿胀；抑制醋酸引起的扭体反应，表明白茅根对化学刺激性疼痛有抑制作用。

5. 抗氧化　白茅根可使乙醇中毒模型小鼠肝及脑组织中 SOD 活力显著升高，MDA 含量和氧自由基的含量均明显降低。

6. 保护肝肾　白茅根及其复方水煎剂可减少 IgA 肾病模型大鼠尿红细胞和尿蛋白，改善肾功能，能有效抑制系膜细胞增生与基质增多；白茅根对乙醇引起的小鼠自发活动有明显的抑制作用，对提高乙型肝炎表面抗原阳性的转阴率有显著效果；白茅根甲醇提取物能抑制四氯化碳对肝的损伤且无毒副作用。

7. 其他作用　白茅根及其有效成分还具有免疫调节、耐缺氧、抗肿瘤、降血糖、降血脂等作用。

【用法用量】煎服入汤剂，捣汁或研末服用，做药丸服用或入散剂。9~30g，鲜品30~60g。

【参考文献】

1.《太平圣惠方》："治小肠实热，心中烦闷，小便出血，宜服此方。生地黄（一两），葱白（五茎），白茅根（一两）。上件药，细切。以水一大盏半，煎至八分，去滓，食前分温二服。"

2.《太平圣惠方》："治小便难，脬中有热，水道中痛，宜服石韦散方。石韦（一两去毛），蘧麦（一两），赤芍药（一两），葵子（一两），麻子（二合），榆白皮（一两锉），白茅根（二两锉），陈橘皮（二两汤浸去白瓤焙），上件药，捣粗罗为散。每服四钱，以水一中盏，煎至六分，去滓，每于食前温服。"

3.《本草从新》："吐血因于虚寒者非所宜也。"

桃　仁

《神农本草经》

【异名】桃核仁。

【来源】为蔷薇科植物桃或山桃的干燥成熟种子。

【性味归经】苦、甘，平。归心、肝、大肠经。

【功用】活血祛瘀，润肠通便。

1. 用于气滞血瘀而月经不调者保健。本品具活血祛瘀之功，适用于气滞血瘀所致的闭经、痛经，可视情况配伍其他药食服用，如与红花、当归、川牛膝等同用（《杨氏家藏方》）。

2. 用于肠燥便秘者保健。本品具润肠通便之功，适用于平素肠燥、便秘者，可做成药丸，如与当归、麻子仁等炼蜜为丸（《脾胃论》）。

【药理作用】

1. 抗凝血、改善微循环 桃仁提取液能增加麻醉家兔脑血流量，降低脑血管阻力；桃仁对凝血酶和ADP诱导的血小板聚集有明显的抑制作用，且体内外给药对血小板聚集的抑制作用均随着剂量的增加而增强；桃仁的乙酸乙酯提取物可延长血浆凝固时间；桃仁可使小鼠软脑膜微动脉血管扩张，增强软脑膜微动脉对去甲肾上腺素的敏感性，使血管活性增加。

2. 抗心肌缺血 桃仁石油醚提取物对结扎大鼠冠状动脉左前降支造成急性心肌梗死引起心电图ST段的升高有明显的降低作用，且可降低血清肌酸磷酸激酶（CPK）、乳酸脱氢酶（LDH）和减少心肌梗死面积。

3. 抗过敏 桃仁水提取物能抑制小鼠血清中的皮肤过敏抗体和脾溶血性细胞的产生，具有抗过敏性炎症的作用。

4. 提高免疫功能 桃仁总蛋白可纠正$CD4^{+}/CD8^{+}$细胞比值失衡，恢复机体正常免疫状态。

5. 其他作用 桃仁及其有效成分还具有抗炎、抗菌、抗氧化、抗肿瘤、镇咳、镇痛、改善学习记忆功能、美容、保护肝脏、润肠通便等作用。

【用法用量】做药丸服用，煎服入汤剂，或煮粥服用。5~9g。

【参考文献】

1.《杨氏家藏方》："治妇人、室女血闭不通，五心烦热。红花、当归（洗焙）、杜牛膝、桃仁（焙）。上件四味各等分，为细末。每服三钱，温酒调下，空心、食前。"

2.《脾胃论》："治饮食劳倦，大便秘涩，或干燥闭塞不通，全不思食，及风结、血结，皆能闭塞也。润燥、和血、疏风，自然通利也。大黄（去皮），当归梢，羌活（以上各五钱），桃仁（汤浸，去皮尖，一两），麻子仁（去皮取仁，一两二钱五分），上除麻仁另研如泥外，捣罗为细末，炼蜜为丸，如梧桐子大。每服五十丸，空心用白汤送下。"

3.《本草纲目》："主血滞风痹骨蒸，肝疟寒热，鬼注疼痛，产后血病。"

西 红 花

《本草纲目》

【异名】藏红花，番红花。

【来源】为鸢尾科番红花属植物番红花的干燥柱头。

【性味归经】甘，平。归心、肝经。

【功用】活血化瘀，凉血解毒，解郁安神。

1. 用于气滞血瘀者日常保健。本品具活血化瘀之功，适用于血瘀所致的妇人血块、积聚癥瘕、经络阻滞，可视情况配伍其他药食使用，如配伍大黄、虻虫等和丸（《黄帝素问宣明论方》）。也可用于外伤所致疼痛，如失力闪腰、跌仆瘀血，可配伍大黄、当归、牛膝、杏仁、赤芍等煎水服用（《医灯续焰》）。

2. 用于平素心烦失眠、忧郁痞闷者保健。本品具解郁安神之功，对七情郁结所致血瘀者较为适宜，可配伍其他药物使用，如与苏木、大麦芽、香附、牡丹皮等煎水服用（《医灯续焰》）。

笔记

【药理作用】

1. 对平滑肌的作用　西红花对肠、血管、支气管平滑肌均有不同程度的兴奋作用，使冠脉扩张，冠脉血流量增加。

2. 保护心脏　西红花苷能明显改善异丙肾上腺素诱导的大鼠心脏组织病理学和超微结构的损伤，从而保护心脏；西红花在常压缺氧条件下，可提高心肌细胞内乳酸脱氢酶活性，使细胞内代谢旺盛，提高心脏耐缺氧能力，保护心脏。

3. 保护肝肾　西红花可改善白酒加四氯化碳致肝损伤大鼠肝功能，降低血清丙二醛水平，提高谷胱甘肽过氧化物酶的活性而发挥抗氧化、抗自由基作用；西红花能抑制环氧化酶，减少血栓素 A2（TXA2）合成，通畅肾毛细血管，增加肾血流量，利于免疫复合物的吸收，促进炎症损伤修复；西红花苷能有效降低糖尿病大鼠肝脏与肾脏的硫代巴比妥酸活性产物的含量，升高二者硫醇的含量，降低脂质过氧化水平。

4. 保护视网膜　西红花提取液通过改善视网膜血液循环，阻断慢性高眼压条件下缺血低氧对视网膜神经节细胞的损害，对视网膜神经节细胞起保护作用。

5. 对子宫的作用　番红花水煎剂对多种动物的在体及离体子宫均表现有兴奋作用；小剂量可使子宫紧张性或节律性收缩，大剂量使子宫紧张性或兴奋性增高，甚达痉挛。

6. 抗血栓　西红花酸能够明显延长小鼠凝血时间、小鼠尾出血时间，对于大鼠的体外血栓和静脉血栓，西红花酸明显减轻血栓湿质量和干质量，并且对血瘀大鼠凝血酶时间（TT）、PT、活化部分凝血活酶时间（APTT）都有显著延长作用。

7. 抗炎镇痛　西红花总苷灌胃给药能明显抑制二甲苯所致小鼠急性耳廓肿胀，醋酸所致小鼠腹腔毛细血管通透性增高及蛋清、角叉菜胶致大鼠足跖肿胀，有一定的镇痛作用。

8. 其他作用　西红花及其有效成分还具有抗菌、抗氧化、抗肿瘤、抗胃溃疡、降血脂、抗动脉粥样硬化、降血压、抗应激、抗心律失常、提高学习记忆能力、改善睡眠、兴奋中枢、抗焦虑、抗抑郁、增强神经元活性、调节免疫功能、美容养颜等作用。

【用法用量】煎服或热水泡服。或入丸、散。3~9g。

【参考文献】

1.《黄帝素问宣明论方》："大红花丸治妇人血块，积聚癥瘕，经络阻滞。川大黄，红花（各二两），虻虫（十个，去翅足），上取大黄七钱，醋熬成膏，和药，丸如桐子大，每服五七丸，温酒下，食后，日三服。"

2.《医灯续焰》："调荣活络饮：治失力腰闪，或跌扑瘀血，及大便不通而腰痛。川大黄，当归条，川牛膝（去芦，酒洗），杏仁（去皮，研如泥，各二钱），赤芍药，红花，羌活，怀生地黄（酒洗，各一钱），川芎（一钱半），桂枝（三分）。水一钟半，煎八分，食前温服。"

3.《医灯续焰》："血郁汤，凡七情郁结，盛怒叫呼，或起居失宜，或挫闪致瘀，一应饥饱劳役，皆能致血郁。其脉沉涩而芤，其体胸胁常有痛如针刺者是也。香附（童便制，二钱），牡丹皮，赤曲（炒），川通草，穿山甲（炒），降真香，苏木，山楂肉，大麦芽（炒、研，各一钱），红花（七分）。水、酒各一半煎。去滓，入桃仁，去皮、泥七分，韭汁半盏，和匀，通口服。"

4.《本草经解要》："红花，气温，味辛无毒，主产后血晕口噤，腹内恶血不尽绞痛，

笔记

胎死腹中,并酒煮服。"

姜 黄

《新修本草》

【异名】黄姜,宝鼎香。

【来源】为姜科植物姜黄的干燥根茎。

【性味归经】辛、苦,温。归脾、肝经。

【功用】破血行气,通经止痛。

1. 用于气滞血瘀者的日常保健。本品具破血行气之功,对血瘀导致的心痛、胸痛、痛经较为适宜,亦可用于跌打损伤所致血瘀疼痛。可视情况配伍其他药食服用,如与当归、木香、乌药等捣罗为散,煎茱萸醋汤调下(《圣济总录》)。

2. 用于女性痛经调理。本品不仅可以破血行气,还可以通经止痛,适用于气滞血瘀所致的通经,可煎水服用,如常配伍防风、当归等煎水服用(《妇人大全良方》)。

【药理作用】

1. 抗肿瘤 姜黄可以抑制多种肿瘤细胞系的生长,预防化学性和放射性诱导的实验动物肝癌、食道癌、胃癌、皮肤癌、大肠癌、胰腺癌、乳腺癌等多种肿瘤的形成,显著减少肿瘤数目,缩小瘤体体积。

2. 抗炎、抗氧化 姜黄素能减少 IL-17 诱导的 NO 的产生,并且能减少一氧化氮合酶(iNOS)在蛋白甚至 mRNA 水平的表达,从而抑制炎症反应;姜黄素在体内外可以直接清除自由基,其清除活性氧较其他多酚类化合物更快。

3. 抗动脉粥样硬化 姜黄挥发油可减少脂质诱导的氧化应激和血小板活化,以及改善血管功能,通过降血脂和抗炎而抑制动脉粥样硬化。

4. 其他作用 姜黄及其有效成分还具有保护肝肾、祛痰、止咳、平喘、驱风、健胃、解热、镇痛、降血糖、抗菌、保护神经、抗内质网应激、抗阿尔茨海默病、抗抑郁等作用。

【用法用量】煎服入汤剂,生研汁服,做药丸服用或入散剂。3~9g。

【参考文献】

1.《圣济总录》:"治心痛不可忍。姜黄散方:姜黄(微炒),当归(切,焙)各一两,木香,乌药(微炒)各半两。上四味,捣罗为散,每服二钱匕,煎茱萸醋汤调下。"

2.《妇人大全良方》:"三痹汤,治血气凝滞,手足拘挛、风痹、气痹等疾皆疗。川续断,杜仲(去皮,姜汁炒),防风,桂心,华阴细辛,人参,白茯苓,当归,白芍药,甘草(各一两),秦艽,生地黄,川芎,川独活(各半两),黄芪,川牛膝(各一两)。"

3.《医林纂要》:"治四肢之风寒湿痹。"

十、化痰止咳平喘药

凡具有祛痰或消痰,制止或减轻咳嗽和喘息作用的药物,称为化痰止咳平喘药。常用于治疗咳嗽、喘息、咳痰等。在中医药膳饮食养生中,应根据不同情况适当选用化痰止咳平喘药。本类药物大多味苦,或兼辛甘之味。药食两用的化痰止咳平喘药有白果、杏仁、昆布、罗汉果、胖大海、沙棘、桔梗、黄芥子、苏子等,本部分只介绍杏仁、昆布、罗汉果、胖大海、沙棘、桔梗、黄芥子、苏子,其余在食物类原料中介绍。

现代研究表明,常用的化痰止咳平喘类药食成分有皂苷、脂肪酸、多糖等,具有祛

笔记

痰镇咳平喘、抑菌消炎、镇静镇痛等作用。

桔 梗

《神农本草经》

【异名】包袱花，铃当花。

【来源】为桔梗科植物桔梗的干燥根。

【性味归经】苦、辛，平。归肺经。

【功用】宣肺，利咽，祛痰，排脓。

1. 用于慢性咽炎咳嗽者保健。本品有宣肺利咽之功，适合肺热所致咽痛咳嗽者保健，可用桔梗与甘草煮汤服用（《伤寒论》《山居四要》）。

2. 用于咳痰较多者保健。本品不仅可以宣肺利咽，也可化痰消痞，适用于咳嗽痰多、咳吐脓痰者辅助保健，可将桔梗与姜半夏、陈皮、白茯苓等煎汤服用（《养生类要》）。

【药理作用】

1. 抗癌　桔梗根石油醚提取物在体外对人大肠癌细胞 HT-29、回盲肠癌细胞 HRT-18、肝癌细胞 HepG2 均显示出很强的细胞毒性。

2. 降血脂、减肥　桔梗粗皂苷可抑制高血脂小鼠和子宫脂肪组织重量的增加，防止肝脏脂肪变性；桔梗粗皂苷对高血脂大鼠甘油三酯的升高有抑制作用。

3. 增强免疫作用　桔梗水提取物可刺激巨噬细胞的增生，提高其撒布能力、噬菌作用，细胞抑制活性增强。

4. 其他作用　桔梗及其有效成分还具有抗炎、抗氧化、镇痛、止咳平喘、抑制胃液分泌、抗胰腺炎、抑制胰脂肪酶活性、保肝、抗糖尿病等作用。

【用法用量】研粉、做药丸或煎汤服用。3~9g。

【参考文献】

1.《神农本草经》："治胃胁痛如刀刺，腹满肠鸣幽幽，惊恐悸气。"

2.《伤寒论》："咳而胸满，振寒脉数，咽干不渴，时出浊唾腥臭，久久吐脓如米粥者，为肺痈，桔梗汤主之。"

3.《山居四要》："咽喉痛，用桔梗、甘草煎汤，徐徐呷。"

4.《养生类要》："半夏汤，消痞化痰甚捷，半夏（姜汁拌透晒干），陈皮（盐水微浸去白），白茯苓（各二钱），桔梗（去苗炒），枳实（炒各一钱），上用姜三片煎，食远服，或丸亦可。"

罗 汉 果

《岭南采药录》

【异名】神仙果。

【来源】为葫芦科植物罗汉果的干燥果实。

【性味归经】甘，凉。归肺、大肠经。

【功用】清热润肺，滑肠通便。

1. 用于肺热或阴虚咳嗽者保健。本品具润肺化痰、生津止咳之功，适合慢性咽喉炎、鼻炎者保健，可用罗汉果与猪精肉加水煮汤服用（《岭南采药录》）。

笔记

2. 用于血热便秘者保健。本品具滑肠通便之功，适合血热、肠燥便秘者保健，可用罗汉果煮水代茶饮（《广西中药志》）。

【药理作用】

1. 镇咳平喘　罗汉果中罗汉果甜苷对氨水诱发小鼠咳嗽的镇咳作用呈剂量依赖关系，随剂量加大镇咳作用增强。

2. 祛痰　罗汉果水提取物可明显增加小鼠气管酚红排泌量和大鼠气管排痰量。

3. 抗氧化　罗汉果提取物能直接清除自由基、调节自由基清除酶的活性。

4. 抗菌抗炎　罗汉果对龋齿的主要致病菌和口腔细菌体（如链球菌等）具有明显抑制作用；对入侵人体的细菌也通过对淋巴系统的作用而发挥消炎作用。

5. 调节胃肠功能　罗汉果水提取物对乙酰胆碱或氯化钡所致家兔或小鼠离体回肠痉挛均有拮抗作用，对肾上腺素所致家兔离体回肠松弛也有拮抗作用；罗汉果水提取物对正常小鼠或禁水所致燥结型便秘，可增加排便粒数和粪便含水率。

6. 其他作用　罗汉果及其有效成分还具有降血糖、降低血清谷丙转氨酶活力、美容等作用。

【用法用量】研粉、做药丸或煎汤服用。9~15g。

【参考文献】

1.《岭南采药录》："理痰火咳嗽，和猪精肉煎汤服之。"

2.《广西中药志》："止咳清热，凉血润肠。治咳嗽，血燥胃热便秘等。"

胖　大　海

《本草纲目拾遗》

【异名】安南子，大洞果。

【来源】为梧桐科植物胖大海的干燥成熟种子。

【性味归经】甘，寒。归肺、大肠经。

【功用】清热润肺，利咽解毒，润肠通便。

1. 用于因热毒而咽痛咽痒咳嗽者保健。本品具清热润肺、利咽解毒之功，因肺热干咳失音、咽喉燥痛、牙龈肿痛者，可用胖大海与甘草煮茶饮服（《慎德堂方》）。

2. 用于便秘者保健。本品具润肠通便之功，热性便秘或便血者可用胖大海数枚，开水泡发，去核，加冰糖调服（《医界春秋》）。

【药理作用】

1. 促进肠蠕动　胖大海浸出液可促进肠蠕动，因其吸水性大，可增加肠内容积，产生机械性刺激，反射性引起肠管蠕动而泻下通便。

2. 镇痛　复方胖大海制剂可明显减少醋酸诱发小鼠扭体反应次数。

3. 抗菌　胖大海对金黄色葡萄球菌等常见菌种有抑制作用；对大肠杆菌和痢疾杆菌有抑杀作用，可治疗菌痢。

4. 调节血压　胖大海仁可使犬、猫的血压明显下降；胖大海仁水浸剂对麻醉犬有降血压作用，而对兔则有升压作用；但对犬、兔血压的不同影响，均能被组胺增敏。

5. 其他作用　胖大海及其有效成分还具有抗炎、镇咳、平喘、抗抑郁、退热、驱虫、抗结石、减缓压力、抗动脉粥样硬化、降血脂、促进大脑发育等作用；大剂量服用胖大海

笔记

有一定毒性。

【用法用量】沸水泡服或煎汤。2~3枚。

【参考文献】

1.《慎德堂方》:“(治干咳失音)咽喉燥痛,牙龈肿痛,因于外感者:胖大海五枚,甘草一钱。炖茶饮服,老幼者可加入冰糖少许。”

2.《医界春秋》:“胖大海数枚,开水泡发,去核,加冰糖调服。因热便血,效。”

3.《本草纲目拾遗》:“治火闭痘,并治一切热症劳伤,吐衄下血,消毒去暑,时行赤眼,风火牙疼,虫积下食,痔疮漏管,干咳无痰,骨蒸内热,三焦火症。”

昆　布

《吴普本草》

【异名】纶布,海昆布。

【来源】为海带科植物海带或翅藻科植物昆布(鹅掌菜)的干燥叶状体。

【性味归经】咸,寒。归肝、胃、肾经。

【功用】软坚散结,消痰,利水。

1. 用于甲状腺肿大、结节者保健。本品具有软坚散结之功,甲状腺肿大或有结节者,可将昆布洗净后捣碎,用醋浸泡后含服(《证类本草》)。

2. 用于咽喉异物感者保健。本品不仅软坚散结,也具豁痰理气之功,咽喉中有异物感、吞吐不出者,可用昆布与小麦合煮,含咽(《本草纲目》)。

3. 用于痰湿阻滞导致高血压、高血脂者养生保健。本品可化痰降浊利水,适合痰湿阻滞型高血压、高血脂人群服用,也适合进食过多油腻肥甘者日常保健,也可做菜适量食用,也可煮汤服用(《玉楸药解》)。

【药理作用】

1. 抗甲状腺肿　昆布中富含碘,临床主要用于防治碘缺乏病,治疗缺碘性甲状腺肿。

2. 降血脂　昆布多糖可降低血浆中胆固醇和低密度脂蛋白的含量,增加高密度脂蛋白含量,还可减少动脉粥样硬化指数,降低血浆中脂质过氧化物浓度。

3. 抗氧化　褐藻多糖硫酸酯能够明显抑制细胞氧化溶血,对脂质过氧化具有很好的保护作用。

4. 抗癌　昆布多糖可通过激活巨噬细胞,产生细胞毒性作用,抑制肿瘤细胞增殖而杀死肿瘤细胞。

5. 其他作用　昆布及其有效成分还具有抗菌、抗疲劳、降血压、抗凝、抗肺间质纤维化、调节酪氨酸激酶活性、抗突变、抗白细胞减少、提高机体免疫功能等作用。

【用法用量】研粉、做药丸或煎汤服用。6~12g。

【参考文献】

1.《证类本草》:“治瘿气结核,𤺋𤺋肿硬。昆布一两,洗去咸,捣为散,每以一钱绵裹于好醋中浸过。含咽津,药味尽,再含之。”

2.《本草纲目》:“昆布:气噎,咽中如有物,吞吐不出,以小麦煮过,含咽。”

3.《玉楸药解》:“泻水去湿,破积软坚。清热利水,治气鼓水胀,瘰疬瘿瘤,㿉疝恶疮,与海藻、海带同功。”

笔记

沙　　棘

《晶珠本草》

【异名】醋柳果，醋刺柳。

【来源】为胡颓子科沙棘属植物沙棘的干燥成熟果实。

【性味归经】酸、涩，温。归脾、胃、肺、心经。

【功用】止咳祛痰，消食化滞，活血散瘀。

1. 用于咳嗽者保健。本品具止咳生津之功，常年咳嗽者可用沙棘与蜂蜜、枸杞子、五味子、金银花、绿茶同用，代茶饮（《吉林农业大学学报》）。

2. 用于消化不良、慢性腹泻者保健。本品具健脾消食化滞之功，适合脾胃虚弱、消化不良者保健，尤其适于合并气血瘀滞者，可捣为末，酒调服用（《本草纲目》《晶珠本草》）。

【药理作用】

1. 防治心脑血管疾病　沙棘具有加强心肌收缩力、降低心肌耗氧量、提高心肌供血、增强心功能、改善心肌细胞功能、抗心律失常、调血脂、抗血栓形成、抗心绞痛、降血压、改善心肌肥厚、保护血管内皮细胞等作用。

2. 对消化系统的作用　沙棘汁可促使动物唾液、胃肠腺体分泌增加，胃蛋白酶含量升高，并对胃肠运动功能有刺激作用，利于食物消化吸收。

3. 对新陈代谢及免疫系统的影响　沙棘果油对小鼠的非特异性免疫、体液免疫和细胞免疫功能均有明显的促进作用，对提高人体新陈代谢也有一定作用。

4. 防治呼吸系统疾病　沙棘对慢性咽炎、支气管炎、咽喉肿痛、哮喘、咳嗽多痰等呼吸系统疾病均有很好作用，其主要作用与沙棘中黄酮类化合物抗炎、促进毛细血管血液循环的作用有关。

5. 抗氧化、延缓衰老　沙棘中维生素、胡萝卜素和黄酮等成分具有清除人体内自由基和阻断过氧化的作用，对高脂血清损伤的血管平滑肌细胞有保护作用；沙棘中的黄酮可抑制氧化物对红细胞的损伤作用，推迟红细胞的氧化老化。

6. 抗炎、抗溃疡　沙棘油具有抗炎、促进溃疡愈合作用，临床上沙棘对辐射损伤、烧伤、烫伤、褥疮、皮炎、黏膜炎、子宫内膜炎、宫颈糜烂和胃及十二指肠溃疡等有很好的疗效；沙棘油内服及外用对治疗黄褐斑、慢性皮肤溃疡也有很好效果；具有促进手术后伤口愈合、消除疼痛、减少不良反应等作用。

7. 健脑益智、促进生长发育　沙棘含有的多种氨基酸、维生素、微量元素、不饱和脂肪酸，对儿童的智力发育及身体生长均有很好的促进作用。

8. 抗菌　沙棘叶总黄酮对金黄色葡萄球菌、枯草杆菌、大肠杆菌有较好的抑菌作用。

9. 解毒　沙棘中的有机酸具有缓解巴比妥类、抗生素和其他药物毒性的作用，对亚慢性砷中毒、铅神经毒性也有作用。

10. 其他作用　沙棘及其有效成分还具有降血糖、抗癌、抗辐射、保护肝脏、改善微循环、抗过敏、雌激素样作用、抑制酪氨酸酶活性、耐寒、耐热、耐疲劳、促进伤口愈合等作用。

【用法用量】研粉、泡茶、榨汁或煎汤服用。3~9g。

笔记

【参考文献】

1.《本草纲目》:"实,气味酸、温、无毒,主治久痢不瘥及心腹胀满黄瘦,下寸白虫,单捣为末,酒调一钱匕服之甚效。盐、醋藏者,食之生津液,醒酒止渴。"

2.《晶珠本草》:"沙棘利肺止咳,活血化瘀,利心脏血脉,消痰浊补益人体血液。"

黄芥子

《名医别录》

【异名】芥子。

【来源】为十字花科植物白芥或芥的干燥成熟种子。

【性味归经】辛,温。归肺经。

【功用】温通散结,通络止痛。

1. 用于寒性体质而腹痛、痛经者保健。本品有温通止痛的功效,适合寒性体质或受寒腹部冷痛、痛经、月经有血块者保健,可将本品研末水调贴脐上(《生生编》)。

2. 用于寒性关节疼痛者日常保健。本品有通络温经的功效,适合素有关节痛者保健,可用本品研粉,用醋调成糊状,贴敷痛处(《单方验方新医疗法选编》)。

3. 用于感受外风而口舌不利者保健。本品有祛风通络之功,可用于感受外风导致脸部麻木、口舌不利,可用本品研细末,用醋煎取药汁涂在颔颊里(《太平圣惠方》)。

【药理作用】

1. 镇咳平喘　芥子碱能通过扩张气道平滑肌而增加肺和气管容量。

2. 延缓衰老　芥子碱能延长果蝇的平均寿命和半数寿命,也能延长果蝇的最高寿命。

3. 抗炎、抗腹泻　芥子碱可抑制二甲苯引起的小鼠耳壳肿胀和组织胺引起大鼠皮肤毛细血管通透性增高,减少蓖麻油和番泻叶引起小鼠腹泻次数和发生频率。

4. 抗雄激素　芥子碱能显著抑制丙酸睾酮诱发的去势小鼠前列腺增生,降低小鼠包皮腺、精囊腺湿重,降低血清酸性磷酸酶活力。

5. 其他作用　黄芥子及其有效成分还具有抗氧化、降血压、抗癌、抗辐射等作用。

【用法用量】外用适量。研粉、做药丸或煎汤服用。3~9g。

【参考文献】

1.《生生编》:"治阴证伤寒,腹痛厥逆。芥菜子研末,水调贴脐上。"

2.《单方验方新医疗法选编》:"芥末一两,醋适量。将芥末先用少量开水湿润,再加醋调成糊状,摊在布上再盖一层纱布,贴敷关节痛处。三小时后取下,每隔三至五天贴一次。"

3.《太平圣惠方》:"治妇人中风,口噤、舌本缩。芥子一升,细研,以醋三升,煎取一升,涂颔颊下。"

苏子

《本草经集注》

【异名】紫苏子,铁苏子。

【来源】为唇形科植物紫苏的干燥成熟果实。

【性味归经】辛,温。归肺经。

笔记

【功用】降气化痰，平喘，润肠。

1. 用于痰壅气逆、咳嗽气喘者保健。本品具降气化痰、止咳定喘之功，可用于肺气上逆所致咳嗽痰喘者，可与其他药食配伍服用，如与莱菔子、白芥子等煮作汤饮，代茶水啜用(《韩氏医通》)。

2. 用于便秘者保健。苏子不仅可以降肺气，而且可以润肠通便，适用于肠燥和腑气不通导致便秘者保健，可做粥服用，如与麻子仁等煮粥服用(《严氏济生方》)。

【药理作用】

1. 抗菌　紫苏子油对大肠杆菌和枯草杆菌抑制效果较强，且对枯草杆菌的抑制效果优于大肠杆菌。

2. 促进学习记忆能力　紫苏子油可减少小鼠跳台错误次数，缩短到达终点时间，并能促进小鼠脑内核酸及蛋白质的合成，调节小鼠脑内单胺类神经递质水平。

3. 抗氧化、延缓衰老　紫苏油可显著降低脑及肝中 MDA 含量，显著提高红细胞中 SOD 活力。

4. 其他作用　苏子及其有效成分还具有降血脂、降血压、抗肿瘤、止咳、平喘、抗血小板凝固、抗血栓、保肝、抗过敏等作用。

【用法用量】煮汤代茶饮，煎汤服用或煮粥服用。3~9g。

【参考文献】

1.《韩氏医通》:"紫苏子、白芥子、萝卜子。上三味各洗净，微炒，击碎。看何证多，则以所主者为君，余次之，每剂不过三钱。用生绢小袋盛之，煮作汤饮。随甘旨，代茶水啜用，不宜煎熬太过。"

2.《严氏济生方》:"紫苏子、麻子仁。右二味，不拘多少，研烂，水滤取汁，煮粥食之。"

杏　仁

《本草经集注》

【异名】杏核仁，杏子。

【来源】为蔷薇科植物杏或山杏等味苦的干燥种子。

【性味归经】苦，温，有毒。归肺、大肠经。

【功用】祛痰止咳，平喘，润肠。

1. 用于咽痒咳嗽者保健。本品可调顺肺气，咽痒不适、时时咳嗽者可将杏仁研末与粟米、盐同炒，白开水送服(《饮膳正要》)。

2. 用于肺气亏虚者保健。本品可单用，也可视具体情况配伍其他药食服用，年老喘咳者可将杏仁与枣、粳米、桑白皮、生姜共用煮粥食(《养老奉亲书》)。

3. 用于大便干结者保健。本品有润肠通便的功效，时常便秘者可将杏仁与枳实、厚朴、芍药、大黄、麻仁共制丸药服用(《脉症治方》)。

【药理作用】

1. 降血压　杏仁中 ACE 抑制肽只对高血压患者有降血压作用，而对正常人血压没有影响，具有安全性高、降血压效果温和、专一、持久的特点，无副作用。

2. 止咳平喘　苦杏仁苷的体内分解产物氢氰酸对呼吸中枢可产生一定的抑制作用，使呼吸运动趋于安静而起到镇咳平喘的作用。

笔记

3. 补脑、益智　杏仁中所含有的维生素、磷等成分对改善脑部营养有很大益处，具有补脑、益智的作用。

4. 抗癌　苦杏仁苷及其水解所产生的氢氰酸和苯甲醛均有抗癌作用，可作为治疗癌症的辅助药物。

5. 保护肾脏　苦杏仁苷能明显减轻肾脏病理损害的程度，延缓肾间质纤维化的进程，具有抗纤维化作用。

6. 杀虫　苦杏仁精油对家蝇、白纹伊蚊及粘虫均具有很强的熏蒸杀虫活性。

7. 对消化系统的作用　杏仁中苯甲醛在体外以及在健康者或溃疡者体内均能抑制胃蛋白酶的消化功能，具有润肠通便、抗溃疡作用；对大鼠慢性胃炎及慢性萎缩性胃炎有较好的防治作用。

8. 其他作用　杏仁及其有效成分还具有抗骨质疏松、抗氧化、延缓衰老、抗病毒、镇痛、降血脂、抗凝血、抗血栓、调节免疫功能、美容、减肥、抗宫颈糜烂等作用，苦杏仁苷肠道水解产物氢氰酸有一定毒性。

【用法用量】研粉、做药丸或煎汤服用，或外用捣敷。4.5~9g。

【参考文献】

1.《汤液本草》："主咳逆上气，雷鸣喉痹，下气，产乳金疮，寒心，贲豚惊痫。"

2.《饮膳正要》："杏霜汤：调顺肺气，利胸膈，治咳嗽。粟米（五升，炒，为面）、杏仁（二升，去皮、尖，麸炒，研）、盐（三两，炒）上件拌匀。每日空心白汤调一钱。入酥少许尤佳。"

3.《养老奉亲书》："治肺气，疗虚羸，喘息促急，咳嗽等，杏仁粥方。杏仁（二十一枚，汤浸去皮尖双仁，研，以三合黄牛乳投绞取汁）、枣（七枚，去核）、粳米（二合）、桑白皮（一两，锉）、生姜（一分，切）上以水三大盏，先煮桑根白皮、姜、枣等，取汁三盏。将米煮粥，候临熟，入杏仁汁，更煮五、七沸。粥成，不计时候食之。"

4.《脉症治方》："若用之于东南方人，与热虽盛，而气血不实者，虽得暂安，将见脾愈弱而肠愈燥矣，惟知西北以开结为主，东南以润燥为主，斯无误矣。……又方脾约丸治大便难，而小便数，名脾约。以此丸治之。枳实（去穰，麸炒）、厚朴（姜汁制）、芍药（各二两，酒炒）、大黄（酒蒸，四两）、麻仁（去壳，净一两三）、杏仁（去皮、尖，一两二钱）上为末，炼蜜丸梧子大。每服三五十丸，白汤下，量虚实用之。"

十一、安神药

凡以安定神志、调治心神不宁为主要作用的药物，称为安神药。阳气躁动与阴血不足均会引起心神不宁，常见心悸怔忡、失眠多梦、惊风、癫、痫、狂等表现。由于药物来源及应用特点不同，本类药物可分为重镇安神和养心安神两类。在中医药膳食物养生中，应根据心神不宁的不同病因病机适当选用不同的安神药。

本类药物大多味甘，性平或偏寒。药食两用的安神药有酸枣仁等。本部分只介绍酸枣仁这一味药物。

现代研究表明，常用安神类药食主要成分有多醇、生物碱、脂肪油、皂苷及植物甾醇等，具有镇静、抗抑郁和保护心脑血管等作用。

笔记

酸　枣　仁

《雷公炮炙论》

【异名】山枣仁，山酸枣。

【来源】为鼠李科植物酸枣的干燥成熟种子。

【性味归经】甘、酸，平。归肝、胆、心经。

【功用】补肝，宁心，敛汗，生津。

1. 用于平素虚劳、失眠者日常保健。本品具宁心安神之功，主治虚烦不眠，对心阴不足、肝血亏虚所致心神失养、虚烦不眠者，可将酸枣仁与甘草、知母、茯苓、川芎等水煎温服（《金匮要略》）。

2. 用于惊悸者保健。本品具宁心安神之功，惊惕不安、心中悸动者可将其捣为散，冲服，如炒熟酸枣仁，捣细罗为散，以竹叶汤调下（《太平圣惠方》）。

3. 用于骨蒸潮热、虚劳盗汗者保健。本品具养血、敛汗之功，骨蒸潮热者可做粥食用，如酸枣仁、生地、米合煮作粥（《太平圣惠方》）。虚劳盗汗者可配伍其他药食服用，如将酸枣仁、人参、茯苓等做成细末，米饮调下（《本草述钩元》）。

【药理作用】

1. 镇静　酸枣仁提取物可显著抑制正常小鼠的自发活动次数，抑制苯丙胺的中枢兴奋，降低大鼠的协调运动；酸枣仁总黄酮、酸枣仁总皂苷均可减少小鼠自发活动。

2. 抗惊厥　酸枣仁提取物可明显延长小鼠出现惊厥的时间及死亡时间；酸枣仁皂苷能显著降低戊四氮引起的惊厥率；酸枣仁总黄酮可拮抗咖啡因诱发的小鼠精神运动兴奋，降低小鼠惊厥的发生率。

3. 改善睡眠　酸枣仁煎剂可使大鼠慢波睡眠的深睡平均时间明显增加，深睡发作频率也增加，每次发作的持续时间亦延长，慢波睡眠的脑电波幅度明显增大。

4. 抗抑郁、抗焦虑　酸枣仁总黄酮能减少小鼠强迫游泳和悬尾不动时间，具有较好的抗抑郁作用；酸枣仁可缓解高架十字迷宫诱发动物焦虑模型的焦虑症状。

5. 增强记忆力　酸枣仁油可改善和提高正常和记忆损坏小鼠的学习记忆功能。

6. 抗心肌缺血　酸枣仁总皂苷能降低冠状动脉左前降支（LAD）结扎引起的心电图 S-T 段和 T 波抬高的幅度，同时能在不同时间段分别使 S-T 段、T 波抬高幅度降低。

7. 降血压、降血脂　酸枣仁水煎液和醇提取物无论是口服、腹腔注射或静脉注射，对狗、猫、鼠均具有明显的降血压、降血脂作用；酸枣仁总皂苷可明显降低高血脂模型大鼠血清 TC 和低密度脂蛋白胆固醇（LDL-C）水平，升高 HDL-C 水平，提示可抑制动脉粥样硬化的形成和发展。

8. 增强免疫　酸枣仁提取物能明显提高小鼠淋巴细胞转化率和溶血素生成，能明显增强小鼠单核-巨噬细胞的吞噬功能，增加小鼠的迟发性超敏反应（DTH），并能拮抗环磷酰胺（CTX）引起的小鼠 DTH 的抑制作用。

9. 抗炎作用　酸枣仁提取液具有明显的抗炎作用，能抑制小鼠腹腔、背部皮肤及耳廓毛细血管的通透性，对大鼠后足蛋清性肿胀及大鼠腋下植入纸片产生的肉芽肿均具有抑制作用。

10. 其他作用　酸枣仁及其有效成分还具有抗缺氧、抗氧化、抗应激性溃疡、镇痛、降体温、延缓衰老、抗癌、抗血小板凝集、抗心律失常等作用。

笔记

【用法用量】水煎代茶饮，煮粥食用，或入丸、散。9~15g。

【参考文献】

1.《金匮要略》："虚劳虚烦不得眠，酸枣汤主之。酸枣仁（二升），甘草（一两），知母（二两），茯苓（二两），芎䓖（二两。上五味，以水八升，煮酸枣仁，得六升，内诸药煮取三升，分温三服。"

2.《太平圣惠方》："治胆虚睡卧不安，心多惊悸方：酸枣仁，一两，炒熟令香，捣细罗为散。每服二钱，以竹叶汤调下，不计时候。"

3.《太平圣惠方》："治骨蒸，心烦不得眠卧：酸枣仁二两。以水二大盏半，研滤取汁，以米二合煮作粥，候临熟，入地黄汁一合，更微煮过，不计时候食之。"

4.《本草述钩元》："睡中盗汗，枣仁茯苓人参等分，为末，每服一钱，米饮下。"

十二、平肝息风药

凡具有平降肝阳、止息肝风作用的药物，称为平肝息风药。肝肾阴虚、阴血不足肝阳上亢，肝风内扰，或风痰上扰、热盛动风，而见头目眩晕、头痛、耳鸣、心烦等表现。根据肝风的原因不同，本类药物又分为平肝潜阳药和息风止痉药两类。在中医药膳食物养生中，应根据不同类型选用适当的平肝息风药。

本类药物大多为咸寒之品。药食两用的平肝息风药有牡蛎等。本部分只介绍牡蛎这一味药物。

现代研究表明，常用平肝息风类药食主要成分有碳酸钙、磷酸钙、硫酸钙、镁、铝、硅及氧化铁等，具有镇静、降压和利尿等作用。

牡　蛎

《神农本草经》

【异名】左牡蛎，海蛎子壳。

【来源】为牡蛎科动物长牡蛎、大连湾牡蛎或近江牡蛎的贝壳。

【性味归经】咸，微寒。归肝、胆、肾经。

【功用】重镇安神，潜阳补阴，软坚散结。

1. 用于盗汗、失眠者保健。本品有安神补阴之功，可用于阴虚失眠盗汗者保健，可用牡蛎、白术、防风等加水煮汤服用（《备急千金要方》）。

2. 用于神疲乏力或病后体弱者日常保健。本品有敛汗养阴之功，可用于气阴两虚所致心悸气短、自汗出者保健，可用牡蛎、黄芪、麻黄根水煎服用（《太平惠民和剂局方》）。

3. 用于有形或无形之痰内存者保健。本品具消痰散结之功，适用于瘰疬痰核者保健，可用牡蛎（煅）、玄参研粉做药丸服用（《脉因证治》）。

【药理作用】

1. 增强免疫力　牡蛎多糖对小鼠的非特异性免疫和细胞免疫功能有较显著的增强作用；牡蛎多糖能显著提高Ⅰ型单纯疱疹病毒感染小鼠胸腺指数和脾脏指数，增强腹腔巨噬细胞吞噬能力，具有免疫增强作用。

2. 抗氧化、抗衰老　牡蛎原血浆、血浆纯化蛋白均具有较强的还原性，对羟自由基和超氧阴离子均有较好的清除能力；牡蛎水提液能够延缓去卵巢大鼠脑衰老，能使

笔记

大鼠的纹状皮质分子层厚度增加，分子层厚度和皮层总厚度的比值下降，海马 CA2 区单位面积大锥体细胞数增多，超氧化物歧化酶活性增强，而丙二醛含量下降，从而起到延缓衰老的作用；牡蛎多糖能降低黄嘌呤氧化酶的活性，进而降低 NO 的数量，提高机体清除自由基的能力，从而发挥延缓衰老的作用。

3. 抗肿瘤　牡蛎多糖对鼻咽癌细胞 CNE-1 和血管内皮细胞具有生长抑制作用；牡蛎多肽能明显抑制人脐静脉内皮细胞的增殖、迁移、管腔形成和促进内皮细胞凋亡而具有显著抗血管生成作用。

4. 抗病原微生物　牡蛎多糖对大肠杆菌、枯草杆菌、金黄色葡萄球菌生长都有抑制作用；牡蛎多糖能明显抑制犬肾细胞培养的甲型流感病毒增殖、抗乙型肝炎病毒。

5. 其他作用　牡蛎及其有效成分还具有抗高血压、抗动脉硬化、抗脑卒中、抗骨代谢紊乱、抗惊厥、镇静、催眠、安神、抗疲劳、解酒、降血糖等作用。

【用法用量】研粉、做药丸或煎汤服用。9~30g。

【参考文献】

1.《太平惠民和剂局方》："治诸虚不足，及新病暴虚，津液不固，体常自汗，夜卧即甚，久而不止，羸瘠枯瘦，心忪惊惕，短气烦倦。麻黄根（洗）、黄芪、牡蛎（米泔浸，烧赤）各一两。共为粗散，每服三钱，水一盏半，小麦百余粒，同煎至八分，去滓，热服，日二服，不拘时候。"

2.《备急千金要方》："治卧即盗汗，风虚头痛：牡蛎、白术、防风各三两。治下筛，酒服方寸匕，日二。"

3.《神农本草经》："主伤寒寒热，温疟洒洒，惊恚怒气，除拘缓鼠瘘，女子带下赤白。久服强骨节。"

4.《本草纲目》："（牡蛎）补阴则生捣用，煅过则成灰，不能补阴。"

十三、补虚药

凡以补益人体物质亏损、增强人体活动功能、提高抗病能力、消除虚弱证候为主要作用的药物，称为补虚药。由于有气虚、血虚、阴虚、阳虚的不同，因此补虚类药物又可分为补气药、补血药、补阴药和补阳药。在中医药膳食物养生中，根据虚损的不同类型选用适当的补虚药。

本类药物大多味甘或微苦，性平。药食两用的补虚药有山药、玉竹、甘草、白扁豆、白扁豆花、龙眼肉、百合、枣、枸杞子、桑葚、益智仁、黄精、黑芝麻、阿胶、蜂蜜、人参、当归等。本部分只介绍玉竹、甘草、白扁豆花、枸杞子、黄精、阿胶、人参、当归，其余在食物类原料中介绍。

现代研究表明，常用补虚类药食主要成分有挥发油、皂苷、果糖及氨基酸等，具有兴奋肾上腺皮质系统、血液循环系统和消化系统的作用。

人　参

《神农本草经》

【异名】人衔，鬼盖、神草，地精。

【来源】为五加科植物人参的干燥根。

【性味归经】甘、微苦，平。归脾、肺、心经。

笔记

【功用】大补元气，复脉固脱，补脾益肺，生津，安神。

1. 用于素体虚弱及过劳之人日常服用。本品具大补元气之功，可补益身体，缓解疲劳，适用于素体虚弱及常人服用。

2. 用于气虚者日常服用。本品具补脾益肺之功，可补肺脾之不足，可单用，也可视具体情况配伍其他药食服用，如平素脾胃虚弱、不思饮食者，与甘草、茯苓、白术水煎同服（《太平惠民和剂局方》）；肺气不足者与甘草、干姜和大枣等水煎同服（《脉因证治》）。

3. 用于心气不定者保健。本品能益气生津，养心安神，可用于心气不定、怔忡自汗者，可煎水服用，如与猪肾、当归煎服（《是斋百一选方》）。

【药理作用】

1. 对中枢神经系统的作用　人参具有镇静和兴奋的双向作用；人参皂苷 Rb1 和 Rg1 具有增强记忆力的作用；人参皂苷 Rg3 对脑缺血所致的神经细胞线粒体损伤有保护作用；人参皂苷 Rb1 和 Rg1 可促进神经元突起再生，增强神经元抗损伤与凋亡作用。

2. 对循环系统的作用　人参具有双向调节血压作用及强心、抗心肌缺血、抗心律失常、抗血栓作用。

3. 增强免疫功能　人参皂苷可增加正常小鼠脾脏、胸腺的质量，增强巨噬细胞的吞噬功能，对创伤失血性休克大鼠的免疫功能有调节作用；人参多糖和人参皂苷可提高 CTX 致免疫功能低下小鼠白细胞数，促进受抑制的巨噬细胞及体液免疫和细胞免疫功能。

4. 对内分泌系统的影响　人参能促进肾上腺皮质激素合成与分泌；具有兴奋下丘脑-垂体-肾上腺皮质轴作用；人参醇提取物可使家兔垂体前叶促甲状腺素（TSH）释放增加，提高血液中甲状腺激素的水平，具有增强甲状腺功能的作用；人参总皂苷可促进葡萄糖引起的胰岛素释放，提高小鼠血中胰岛素水平；人参乙醇提取物、人参皂苷、人参多糖和人参糖肽对小鼠糖尿病引起的高血糖有降血糖作用。

5. 促进生物合成　人参皂苷可促进核酸和蛋白质的合成，以 Rb1、Rb2 和 Rd 促进 RNA 合成的作用最强；人参对骨髓造血有刺激作用，对骨髓细胞 DNA、RNA、蛋白质及脂质的合成有促进作用。

6. 抗应激　人参水煎液和人参皂苷具有明显的抗疲劳作用，可延长小鼠游泳时间，抑制游泳大鼠肌糖原的降低；人参皂苷可减轻慢性束缚的疲劳大鼠肾上腺皮质超微结构的病理性变化，具有增加活动、运动和记忆能力等作用；手术前口服人参皂苷胶囊有助于降低手术后应激反应，减轻手术后疲劳，促进老年胃肠外科病的早期康复。

7. 延缓衰老　人参皂苷可延缓神经细胞衰老，减轻老龄大鼠海马 CA3 区神经细胞内脂褐素（LPF）增加，延缓线粒体及其他细胞器的衰老。

8. 保护肝肾　人参二醇对梗阻性黄疸肝损伤有一定的保护作用；人参皂苷 Ro 对半乳糖和四氯化碳诱发大鼠肝细胞损伤有抑制作用；人参皂苷可明显降低高脂血症大鼠血清 TC、TG 和非酯化脂肪酸含量，升高血清 HDL-C 和磷脂含量，减轻肝细胞脂肪变性从而改善轻度脂肪肝，并降低动脉硬化指数；人参皂苷 Rb1 可缩小肾损伤模型大鼠的肾小管坏死面积，减轻肾功能损害；人参皂苷 Rg1 可抑制单侧输尿管梗阻模型大

笔记

鼠的肾小管上皮细胞凋亡和促进其增殖、抑制间质纤维化和肾小球硬化。

9. 其他作用　人参及其有效成分还具有抗溃疡、抗炎、止痛、抗辐射、抗肿瘤、减轻放疗后副作用等作用。

【用法用量】水煎代茶饮、另煎兑入汤剂服用，或入丸、散。3~9g。

【参考文献】

1.《神农本草经》："人参，一名人衔，一名鬼盖，味甘微寒，生山谷，补五脏，安精神，定魂魄，止惊悸，除邪气，明目，开心益智。久服轻身延年。"

2.《太平惠民和剂局方》："治营卫气虚，脏腑怯弱，心腹胀满，全不思食，肠鸣泄泻，呕哕吐逆。人参（去芦）、茯苓（去皮）、甘草（炙）、白术（各等分）。上为细末，每服二钱，水一盏，煎至七分，通口服，不拘时，入盐少许，白汤点亦得。常服温和脾胃，进益饮食，辟寒邪瘴雾气。"

3.《脉因证治》："甘草干姜人参，治肺痿。甘草（四两），干姜（二两），参（一两），枣（三个）。"

4.《是斋百一选方》："猪腰子一只，用水两碗，煮至一盏半，将腰子细切，入人参半两，当归（上去芦、下去细者，取中段）半两。并切，同煎至八分，吃腰子，以汁送下。有吃不尽腰子，同上二味药滓，焙干，为细末，山药糊丸如梧桐子大，每服三、五十丸。"

甘　草

《神农本草经》

【异名】甜草根，粉甘草。

【来源】为豆科植物甘草、胀果甘草或光果甘草的干燥根。

【性味归经】甘，平。归心、肺、脾、胃经。

【功用】补脾益气，清热解毒，缓急止痛，调和诸药。

1. 用于素体脾胃虚弱，食少者日常服用。本品具健脾益气之功，可补脾胃不足而益中气，平日可煮水服用，如配伍人参、茯苓、白术等煮水同服（《太平惠民和剂局方》）。

2. 用于热证咽喉肿痛者服用。本品具清热解毒之功，可缓解热毒上攻所致的咽喉肿痛，如肺热喉痛者可将甘草、桔梗一同煎水服用（《小儿药证直诀》）。

3. 用于四肢挛急疼痛者的养生保健。本品具缓急止痛之功，针对阴血不足所致平素四肢挛急疼痛者，可视具体情况配伍其他药食服用，如与芍药煎水饮用（《伤寒论》）。

【药理作用】

1. 肾上腺皮质激素样作用　甘草浸膏、甘草甜素、甘草次酸能促进钠、水潴留，排钾增加，显示盐皮质激素样作用；甘草浸膏、甘草甜素使大鼠胸腺萎缩、肾上腺重量增加、血中嗜酸性粒细胞和淋巴细胞减少、尿中游离型17-羟皮质酮增加，显示糖皮质激素样作用。

2. 调节机体免疫功能　甘草葡聚糖能增强机体免疫功能；甘草酸类可增强巨噬细胞吞噬功能及细胞免疫功能，但对体液免疫功能有抑制作用。

3. 抗溃疡　甘草成分对多种实验性溃疡模型均有抑制作用，能促进溃疡愈合。

4. 解痉　甘草总黄酮和异甘草素对乙酰胆碱（ACh）、氯化钡、组胺引起的肠管痉

笔记

挛性收缩有显著缓解作用。

5. 保肝、抗病毒 甘草酸有抗乙肝病毒作用,可改善肝功能障碍;甘草甜素对人类免疫缺陷病毒、肝炎病毒、腺病毒Ⅲ、Ⅰ型单纯疱疹病毒、牛痘病毒均有明显抑制作用。

6. 镇咳祛痰 甘草及其提取物、甘草次酸、甘草黄酮具有镇咳、祛痰、平喘及抗呼吸道病原体等作用。

7. 抗炎、抗菌 甘草酸单铵盐、甘草次酸和总黄酮均具有抗炎作用;甘草黄酮对金黄色葡萄球菌、链球菌、枯草杆菌、酵母菌、真菌等均有抑制作用。

8. 解毒 甘草对误食毒物(毒蕈)、药物中毒(敌敌畏、喜树碱、顺铂、咖啡因、巴比妥)等有一定的解毒作用。

9. 抗肿瘤 甘草中异黄酮类物质具有植物雌激素活性,具有抗皮肤癌、乳腺癌、前列腺癌、肺癌作用。

10. 其他作用 甘草及其有效成分还具有抗心律失常、降血脂、美白、延缓衰老等作用。

【用法用量】煎汤或入茶剂。1.5~9g。

【参考文献】

1.《太平惠民和剂局方》:"治荣卫气虚,脏腑怯弱,心腹胀满,全不思食,肠鸣泄泻,呕哕吐逆:人参(去芦)、茯苓(去皮)、甘草(炙)、白术各等分。上为细末,每服二钱,水一盏,煎至七分,通口服,不拘时。入盐少许,白汤点亦得。"

2.《小儿药证直诀》:"治小儿肺热,手掐眉目鼻面。桔梗(二两)、甘草(一两),上为粗末,每服二钱,水一盏,煎至七分,去滓,食后温服。"

3.《伤寒论》:"若厥愈足温者,更作芍药甘草汤与之,其脚即伸。""夜半阳气还,两足当热,胫尚微拘急,重与芍药甘草汤,尔乃胫伸。""芍药甘草汤方:白芍药,甘草(炙)各四两。上二味,以水三升,煮取一升五合,去滓,分温再服。"

白扁豆花

《本草图经》

【异名】南豆花。

【来源】为豆科植物扁豆7~8月间采收未完全开放的花,晒干或阴干。

【性味归经】甘、淡,平。归脾、胃、大肠经。

【功用】和中健脾,消暑化湿。

1. 用于平素脾胃虚寒而腹泻者保健,本品有和中健脾止泻之功,脾胃虚寒而时常腹泻者可将白扁豆花与小猪脊膂肉、葱、胡椒共用制作小馄饨(《卫生易简方》)。

2. 用于脾胃湿热者保健。本品可以清胃除湿,胃中湿滞者可用白扁豆花加糖水煎服,或白扁豆与花同用研粉服用(《食物疗法》)。

3. 用于月经量多者日常保健,本品可健脾补气,祛除湿邪,适用于素体气虚或气滞而经血淋漓不尽或经量过多者,将白扁豆花与炒米、盐一同加水煎服(《神农本草经疏》)。

【药理作用】

1. 对心血管系统的作用 白扁豆花中芦丁能维持及恢复毛细血管的正常弹性,

笔记

增强其抵抗力，防止血细胞凝聚，用于防治脑出血、高血压等心脑血管疾病。

2. 抗炎抗菌　白扁豆花对急性菌痢具有良好的治疗作用；白扁豆花治疗急性肠炎效果较好。

3. 其他作用　白扁豆花及其有效成分还具有消食、利尿、止痛、抗吐泻等作用。

【用法用量】研粉、做药丸或煎汤服用。6~9g。

【参考文献】

1.《食物疗法》："小儿消化不良：扁豆花 15~30g，水煎加糖服。呃逆：扁豆 30g 炒后，研成细面，开水送服。一次服完。"

2.《卫生易简方》："用白扁豆花不拘多少，择净不洗，滚汤焯过，和小猪脊膂肉，葱一根，胡椒七粒，酱拌匀，将焯花汁和面，包作小馄饨，煮熟食。"

3.《神农本草经疏》："血崩不止。白扁豆花，焙干为末。每服二钱，空心炒米煮饮，入盐少许，调下，即效。"

黄　精

《名医别录》

【异名】老虎姜，鸡头参。

【来源】为百合科植物滇黄精、黄精或多花黄精的干燥根茎。

【性味归经】甘，平。归脾、肺、肾经。

【功用】补气养阴，健脾，润肺，益肾。

1. 用于气阴不足者日常服用。本品具补气养阴、健脾益肾之功，对气阴不足、脾肾亏虚的神疲乏力、口干食少者尤为适宜，可与枸杞子炼蜜为丸，温酒下（《奇效良方》）。

2. 用于素体虚弱或过劳之人日常服用。本品既可补气健脾，又能润肺益肾，故能延年益寿、黑发。可浸酒，如与天门冬、白术、松叶、枸杞根浸酒服用（《太平圣惠方》）。

【药理作用】

1. 改善记忆力、抗老年痴呆　黄精乙醇提取物对东莨菪碱所致小鼠记忆获得障碍有明显改善作用；黄精多糖可使痴呆小鼠海马 CA1 区线粒体密度增加，线粒体变性程度减轻，具有防治老年痴呆作用。

2. 抗炎　黄精多糖眼药水能消除兔模型结膜充血、水肿、分泌物增加等局部症状；黄精多糖能明显抑制小鼠耳廓肿胀、大鼠足趾肿胀、降低大鼠肉芽肿的质量，对治疗大鼠免疫性关节炎的原发病灶和继发病变有显著疗效。

3. 降血糖　黄精多糖可显著降低实验性糖尿病鼠血糖和血清糖化血红蛋白浓度，并能显著升高血浆胰岛素及 C 肽水平。

4. 抗抑郁　黄精皂苷能纠正抑郁模型小鼠的自主活动和学习记忆能力，并能提高脑内单胺类神经递质水平。

5. 免疫调节　黄精多糖可提高小鼠腹腔巨噬细胞吞噬百分率和吞噬指数、促进小鼠溶血素的生成和增加小鼠的脏器指数。

6. 抗动脉粥样硬化　黄精多糖能下调实验性兔动脉粥样硬化血管内膜血管细胞黏附分子-1 的高表达，抑制炎性细胞对内皮细胞的黏附，阻止血管内皮炎症反应的发生、发展。

7. 其他作用　黄精及其有效成分还具有抗骨质疏松、强心、抗疲劳、抗缺氧、抗应激、抗氧化、延缓衰老、降血脂、抗菌、抗病毒、抗辐射、促进能量生成等作用。

笔记

【用法用量】煎汤，浸酒，或做药丸。9~15g。

【参考文献】

1.《奇效良方》："二精丸助气固精，保镇丹田。黄精（去皮），枸杞子（各二斤），上各于八九月开采取，先用清水浸黄精令净，控细锉，与枸杞子相和，杵碎拌匀，阴干，再捣罗为细末，炼蜜为丸，如梧桐子大，每服三五十丸，空心温酒下。常服助气固精，补镇丹田，活血驻颜，长生不老。"

2.《太平圣惠方》："黄精酒，主万病。延年补养，发白再黑，齿落更生方。黄精四斤，天门冬三斤，去心，术四斤，松叶六斤，枸杞根三（五）斤，上件药，都剉，以水三硕，煮取汁一硕，浸曲十斤，炊米一硕，如常法酿酒。候熟，任饮之。忌桃李雀肉。"

枸　杞　子

《神农本草经》

【异名】枸杞红实，甜菜子。

【来源】为茄科植物宁夏枸杞的干燥成熟果实。

【性味归经】甘，平。归肝、肾经。

【功用】滋补肝肾，益精明目。

1. 用于体虚者保健。本品具滋补肝肾之功，对肝肾不足所致体虚尤为适宜，可浸酒饮用，如枸杞子酒浸7日，每日适量饮之(《外台秘要》)。

2. 用于筋骨不强者保健。本品擅于滋肾精、补肝血，适用于肾精不足所致的筋骨不强，可泡酒，如与生地黄、甘菊花煮汁，加糯米、细曲封酿，待熟澄清，日饮三盏(《本草纲目》)。

3. 用于眼目昏暗者保健。本品既可滋补肝肾，又能益精明目，对肝肾不足所致眼目昏暗者尤为适宜，久服可补不足，强目力。可做成药丸，如与菊花、肉苁蓉等炼蜜为丸，温酒或盐汤下(《太平圣惠方》)。

【药理作用】

1. 免疫调节　枸杞子水提取物可提高巨噬细胞的吞噬能力和血清溶菌酶含量，增加小鼠脾脏中的抗绵羊红细胞的抗体形成细胞的数量，提高抗病能力；枸杞子能显著降低胸腺细胞糖皮质激素受体核转换率，从而减弱糖皮质激素对胸腺的抑制作用，抑制迟发型超敏反应和降低抗体效价等免疫毒性；枸杞多糖可作用于T细胞、B细胞、巨噬细胞等主要免疫活性细胞，调节机体免疫功能。

2. 保肝　枸杞子水浸液对四氯化碳损伤小鼠的肝脏有保护作用，能抑制脂肪在肝细胞内沉积，促进肝细胞新生；枸杞多糖能降低血清谷丙转氨酶(ALT)和谷草转氨酶(AST)，促进粗面内质网及线粒体形态结构恢复，减少肝细胞脂滴形成。

3. 降血脂　枸杞子液明显降低血清TC、TG、LDL-C及肝组织TC、TG水平；枸杞多糖可降低高脂血症小鼠的血脂水平。

4. 降血糖　枸杞子提取物可降低大鼠血糖，增高糖耐量，修复受损胰岛B细胞并促进B细胞再生；枸杞多糖可减低正常动物血糖，对四氧嘧啶诱导的动物糖尿病有预防作用。

5. 抗氧化、延缓衰老　枸杞子煎剂可使老年大鼠SOD活力显著升高，血浆脂质过氧化物含量显著下降；枸杞子提取液可显著提高小鼠皮肤中SOD活性，增加胶原蛋白及减少MDA含量，延缓皮肤衰老。

笔记

6. 抑菌　枸杞子浸出液对金黄色葡萄球菌、表皮葡萄球菌、溶壁微球菌、伤寒杆菌 H901、白念珠菌等均有较强的抑菌作用。

7. 其他作用　枸杞及其有效成分还具有抗疲劳、抗抑郁、抗缺氧、抗应激、抗诱变、调整菌群失衡、保护肾脏、抗内分泌紊乱、降低血尿素氮含量、抗辐射损伤、促进毛发生长、抗溃疡、抗骨质疏松、抗眼部疾病、增强 DNA 修复能力、增强造血功能等作用。

【用法用量】浸酒，代茶饮，煎汤或入丸、散。6~12g。

【参考文献】

1.《外台秘要方》："《延年》常服枸杞补益延年方。春夏采苗叶，如常食法，秋冬采子根，以九月日采子曝干，十月采根取皮作散，任服。至于造酒服饵，各有常宜，及羹粥为妙。又生枸杞子酒，主补虚，长肌肉，益颜色，肥健人方。枸杞子（二升）上一味，以上清酒二升搭碎，更添酒浸七日，漉去滓，任情饮之。"

2.《本草纲目》："主五内邪气，热中消渴，周痹风湿。久服，坚筋骨，轻身不老，耐寒暑（《本经》）。下胸胁气，客热头痛，补内伤大劳嘘吸，强阴，利大小肠（《别录》）。补精气诸不足，易颜色，变白，明目安神，令人长寿。"

3.《本草纲目》："地骨酒：壮筋骨，补精髓，延年耐老。枸杞根、生地黄、甘菊花各一斤，捣碎，以水一石，煮取汁五斗，炊糯米五斗，细曲拌匀，入瓮如常封酿。待熟澄清，日饮三盏。"

4.《太平惠民和剂局方》："治肝肾不足，眼目昏暗，瞻视不明，茫茫漠漠，常见黑花，多有冷泪。久服补不足，强目力。甘菊花（四两），巴戟（去心，一两），苁蓉（酒洗，去皮，炒，切，焙，二两），枸杞子（三两）上为细末，炼蜜为圆，如梧桐子大。每服三十圆至五十圆，温酒或盐汤下，空心，食前服。"

玉　竹

《神农本草经》

【异名】葳蕤，玉参。

【来源】为百合科植物玉竹的干燥根茎。

【性味归经】甘，微寒。归肺、胃经。

【功用】养阴润燥，生津止渴。

1. 用于阴虚燥热者日常服用。本品具养阴润燥之功，对阴虚兼有口干、目干者尤为适宜，可视情况配伍其他药食服用，如加入薄荷、生姜等煮汤服用（《圣济总录》）。燥为秋之主气，易伤肺胃之阴，本品尤适于阴虚肺燥者在秋季养生保健，如配伍麦冬、沙参、生甘草等，煮汤服用（《温病条辨》）。

2. 用于气阴两虚者日常服用。本品不仅可以养阴润燥，还可以生津止渴，适用于阴虚口渴、高热烦渴者，可视情况配伍其他药食服用，如配伍黄芪、人参、知母、生地黄等，炼蜜为丸（《普济方》）。

【药理作用】

1. 降血糖　玉竹总皂苷对四氧嘧啶高糖小鼠具有降血糖作用。

2. 免疫调节　玉竹具有增强环磷酰胺造成免疫抑制模型小鼠免疫作用的功能，表现为提高其脾脏质量、吞噬百分率和吞噬指数等，并可促进溶血素、溶血斑形成及提高淋巴细胞转化率。

3. 抗氧化　玉竹多糖可增强对羟自由基、超氧阴离子、过氧化氢和 1,1-二苯基-2-

笔记

苦苯肼自由基的清除能力。

4. 抗衰老　玉竹水取物够降低衰老模型小鼠肝细胞 mtDNA 相对含量及血清 MDA 含量，提高血清 SOD 活性，延缓机体衰老。

5. 抗肿瘤　玉竹提取物可促进荷瘤鼠脾细胞分泌白细胞介素-2（IL-2）和腹腔巨噬细胞分泌白细胞介素-1（IL-1）和肿瘤坏死因子（TNF），能抑制 CL187 细胞的增殖，诱导肿瘤细胞凋亡。

6. 抗疲劳　玉竹药液能延长小鼠负重游泳时间，降低血尿素氮水平和肝糖原储备量。

7. 抗缺氧　玉竹多糖能降低小鼠耗氧量，其降低累计耗氧量的强度随观察时间延长而减弱。

8. 其他作用　玉竹及其有效成分还具有激活酪氨酸酶、抑制血栓形成、抗病毒等作用。

【用法用量】煎汤，或入丸、散。6~12g。

【参考文献】

1.《圣济总录》："治眼见黑花，赤痛昏暗：葳蕤（焙）四两。上一味为粗末，每服二钱匕，水一盏，入薄荷二叶，生姜一片，蜜少许，同煎至七分，去滓，食后临卧服。"

2.《温病条辨》："燥伤肺胃阴分，或热或咳者，沙参麦冬汤主之。"

3.《普济方》："黄连（半两去须），黄芪（半两锉），栀子仁（一分），苦参（半两锉），人参（二分去芦头），葳蕤（一分），知母（二分），麦门冬（一两去心焙），栝蒌根（半两），甘草（一两炙微赤锉），地骨皮（一分），赤茯苓（一分），生干地黄（一分），铁粉（一两研），上为细末，炼蜜和捣二三百杵，丸如梧桐子大。不计时候，以粥饮下三十丸。黄连丸出圣惠方，治消渴久不止，心神烦闷，眠卧不宁，宜服此。"

当　归

《神农本草经》

【异名】干归，马尾当归。

【来源】为伞形科植物当归的干燥根。

【性味归经】甘、辛，温。归肝、心、脾经。

【功用】补血活血，调经止痛，润肠通便。

1. 用于头痛、眩晕者保健。本品具补血和血之功，适用于血虚或血瘀所致头痛、头晕者调理，可单用，如用酒煮，可在头痛时作或较重情况使用（《卫生易简方》）。

2. 用于月经不调者保健。本品可以补血活血，还可以调经止痛，对血虚、血瘀所致月经不调、痛经者尤为适宜，可煎水服用，如与川芎、芍药、熟地黄、延胡索等煎水服用（《济阴纲目》）。

3. 用于肠燥便难者日常服用。本品具润肠通便之功，尤适用于血虚肠燥便秘，可视情况配伍其他药食服用，如与牛膝、肉苁蓉等煎水服用（《景岳全书》）。

【药理作用】

1. 对血液及造血系统的作用　当归能促进骨髓造血功能、抗血小板凝聚、抗血栓、改善血流变性。

2. 对心血管系统的作用　当归及其挥发油具有调节血管生成、抑制心肌细胞肥大、抗心律失常、抗心肌缺血、抗脑缺血、抑制心肌收缩、扩张血管、降血压等作用。

3. 调节平滑肌　当归挥发油对正常和病理性子宫均具有抗平滑肌痉挛作用；可

笔记

松弛支气管平滑肌，能对抗组胺、乙酰胆碱引起的支气管哮喘；还可舒张胃肠平滑肌。

4. 增强免疫功能　当归水浸液不仅能使正常小鼠巨噬细胞吞噬功能增强，还可对抗 CTX 对小鼠腹腔巨噬细胞的抑制作用；当归注射液可提高小鼠巨噬细胞吞噬功能，激活淋巴细胞产生抗体和促进溶菌酶的产生。

5. 保护脏器　当归具有良好的抗肝损伤和改善肝功能作用，有效阻止肝纤维化发展至肝硬化；防止高血压引起的肾损害，抑制肾间质纤维化，缓解高血压引起的肾血管病变；当归能平喘、减轻肺动脉高压，对肺具有保护作用。

6. 抗损伤、抗辐射　当归多糖对小鼠急性放射病有保护作用，可显著促进骨髓和脾脏造血功能恢复；当归对神经损伤、肌肉萎缩及关节软骨损伤均有一定的保护作用。

7. 其他作用　当归及其有效成分还具有抗炎、抗氧化、延缓衰老、镇痛、抗惊厥、抗抑郁、抗休克、降血压、抗病毒、抗肿瘤、抗动脉粥样硬化、抗老年痴呆、抗帕金森病、抗银屑病、抗牛皮癣、抗白癜风、改善胃肠道功能、促进皮肤渗透、防治冻疮、抗骨骼肌萎缩、治疗青光眼等作用。

【用法用量】煎汤，酒煮，或入丸、散。6~12g。

【参考文献】

1.《卫生易简方》："治头痛欲裂：用当归二两，酒一升，煮六合饮，再服瘥。"

2.《济阴纲目》："八物汤（治经将行，脐腹痛者，气滞血涩也。）当归，川芎，芍药，熟地黄，玄胡索，苦楝（碎，炒，各一钱），木香，槟榔（各五分）。上作一服，水煎，食前服。（前四味是血，后四味是气，而川芎血中有气，玄胡气中有血，不可不知）"

3.《景岳全书》："济川煎，凡病涉虚损，而大便闭结不通，则硝、黄攻击等剂必不可用；若势有不得不通者，宜此主之。此用通于补之剂也，最妙最妙。当归（三、五钱），牛膝（二钱），肉苁蓉（酒洗去咸，二、三钱），泽泻（一钱半），升麻（五、七分或一钱），枳壳（一钱，虚甚者不必用）。水一钟半，煎七、八分，食前服。如气虚者，但加人参无碍；如有火，加黄芩；如肾虚，加熟地。"

阿　胶

《神农本草经》

【异名】傅致胶，驴皮胶。

【来源】为马科动物驴的皮经煎煮、浓缩制成的固体胶。

【性味归经】甘，平。归肺、肝、肾经。

【功用】补血滋阴，润燥，止血。

1. 用于血虚、阴虚体质者保健。本品具补血滋阴之功，可补虚益血，可烊化兑入服用，如兑入当归、麦冬、人参、芍药、酸枣仁、甘草等水煎剂共同服用（《奇效良方》）。

2. 用于阴虚干咳、咽痒久咳者保健。本品具润燥之功，适用于肺燥久咳，可视情况配伍其他药食服用，如烊化兑入杏仁、麦冬、枇杷叶等水煎剂共同服用（《医门法律》）。

3. 用于吐血者服用。本品具止血之功，对阴虚、血虚所致出血尤为适宜，可视情况配伍其他药食服用，如配伍木香、糯米，白汤调服（《鸡峰普济方》）。

【药理作用】

1. 对血液及造血系统的作用　阿胶具有抗失血性贫血、抗溶血性贫血作用，可明显升高失血性贫血小鼠的红细胞和血红蛋白、白细胞；阿胶治疗晚期肿瘤患者化疗后引起的外周血血小板减少症，提高骨髓髓外造血功能。

笔记

2. 对心血管系统的作用　阿胶可改善微循环障碍，使动脉血压较快恢复、稳定。

3. 延缓衰老　阿胶中的咖啡酰奎尼酸和桃叶珊瑚苷可以缓解 H_2O_2 诱导的氧化损伤；阿胶含有的人体必需氨基酸和微量元素对皮肤有营养作用，并能促进钙的吸收，使肌肤光泽，延缓皮肤衰老。

4. 骨骼修复　阿胶可提高体外碱性磷酸酶的合成，对成骨细胞的分化有明显的作用，防治骨质疏松。

5. 对生殖系统的作用　阿胶能提高促排卵大鼠模型子宫内膜的雌激素受体（ER）、血管内皮生长因子（VEGF）的表达，从而改善子宫内膜血流，有利于激素发挥生理作用，改善子宫内膜的容受性和卵巢功能。

6. 防治哮喘　阿胶可能抑制哮喘大鼠存在的 Th2 细胞优势反应，从而调节 Th1/Th2 细胞因子平衡，同时减轻哮喘大鼠肺组织嗜酸性粒细胞炎症反应。

7. 增强记忆力　阿胶可拮抗亚慢性铅染毒造成大鼠学习记忆能力下降趋势，且对大鼠海马 CA3 区神经元超微结构及功能的损害具有保护作用。

8. 其他作用　阿胶具有增强免疫力、抗疲劳、抗辐射、抗休克、抗癌、抗炎、抗幽门螺杆菌、促进内皮细胞增生、修复耳蜗损伤、改善微循环障碍、维护机体微生态平衡等作用。

【用法用量】煎水，做粥食用，烊化兑服，做成阿胶糕服用，或入散剂。3~9g。

【参考文献】

1.《奇效良方》：“滋养荣血，补妇人诸虚，治血海久冷。当归一钱半，川芎、麦门冬、牡丹皮、人参、芍药、琥珀、半夏曲、官桂、阿胶（炒）、酸枣仁、甘草各半钱。上作一服，水二盅，生姜三片，煎至一盅，食前服。”

2.《医门法律》：“治诸气膹郁，诸痿喘呕。桑叶（经霜者，得金气而柔润不凋，取之为君，去枝梗，三钱），石膏（煅，禀清肃之气，极清肺热，二钱五分），甘草（和胃生金，一钱），人参（生胃之津，养肺之气，七分），胡麻仁（炒，研，一钱），真阿胶（八分），麦门冬（去心，一钱二分），杏仁（炮，去皮尖，炒黄，七分），枇杷叶（一片，刷去毛，蜜涂炙黄），水一碗，煎六分，频频二三次滚热服。”

3.《鸡峰普济方》：“开胃阿胶散，治吐血。阿胶三十片，木香三钱，糯米三合，上为细末。每服三钱白汤调下，食后临卧。”

十四、收涩药

凡具有收敛固涩作用，调治各种滑脱证候的药物，称为收涩药。久病体虚、元气不固可引起自汗、盗汗、久咳、久泻、久痢、脱肛、遗精、早泄、遗尿、尿频、带下日久、失血、崩漏等滑脱不禁的病证。本类药物可分为固表止汗药、敛肺涩肠药和固精缩尿止带药。在中医药膳食物养生中，应根据病证的不同适当选用收涩药。

本类药物味多酸或涩，性多温或平。药食两用的收涩药有乌梅、肉豆蔻、芡实、莲子、覆盆子等。本部分只介绍乌梅、肉豆蔻、覆盆子，其余在食物类原料中介绍。

现代研究表明，常用收涩类药食主要成分有鞣酸等，具有调节中枢神经系统、心血管系统、呼吸系统和消化系统的作用及降低谷丙转氨酶等作用。

乌　梅

《神农本草经》

【异名】酸梅，干枝梅。

笔记

【来源】为蔷薇科植物梅的干燥近成熟果实。

【性味归经】酸、涩，平。归肝、脾、肺、大肠经。

【功用】敛肺生津，涩肠，安蛔。

1. 用于肺虚久咳或肺燥干咳者日常服用。本品具敛肺生津之功，适用于肺虚久咳或干咳无痰者，可做成药丸，如与百部、紫菀、款冬花、桔梗、贝母等炼蜜为丸（《圣济总录》）。

2. 用于虚热烦渴者日常服用。本品具生津止渴之功，适用于津液不足、烦渴，可煎水服用，如乌梅肉与淡豆豉加水煎煮服用（《证类本草》《千金翼方》）。

3. 用于久痢久泻者保健。本品具涩肠止泻之功，适用于久泻久痢者，可单用，如乌梅肉适量，加水煎煮服用（《本草纲目》）。

【药理作用】

1. 抗早孕　乌梅煎液对未孕和早孕大鼠子宫平滑肌均有兴奋作用，妊娠子宫对其尤为敏感，有明显的抗着床、抗早孕作用。

2. 止血　乌梅炒炭品及烘炭品水煎液均能显著缩短小鼠出血和凝血时间，缩短血浆凝血酶原时间、活化部分凝血活酶时间、凝血酶时间，增加血小板数量，增强止血作用。

3. 缓解更年期症状　乌梅醇提取物可减轻由乙醚造成的更年期模型大鼠的症状，影响体内促肾上腺皮质激素和儿茶酚胺（包括肾上腺素、去甲肾上腺素及多巴胺）的水平。

4. 解毒　乌梅中的柠檬酸可使体液保持弱碱性，使血液中酸性有毒物质分解以改善血液循环；乌梅中琥珀酸是重金属及巴比妥类药物中毒的解毒剂，枸橼酸可做碱中毒的解毒剂；乌梅配合甘草可解颠茄碱类药物中毒。

5. 其他作用　乌梅及其有效成分还有抗炎、抗菌、抗病毒、抗氧化、抗过敏、抗变态反应、抗疲劳、延缓衰老、抗肿瘤、降血脂、保护肝脏、杀精子、抑制结石、抑制黑色素、抗辐射、强心、抗心律失常、降血压、镇静催眠、抗惊厥、抗溃疡、抗纤溶、防治前列腺肥大、抑制乳腺增生、驱虫安蛔等作用。

【用法用量】煎水，代茶饮，或入丸、散。6~12g。

【参考文献】

1.《圣济总录》："治咳嗽。百部丸方。百部（新瓦上炒），紫菀（去苗土），款冬花（择洗各一两半），桔梗（炒），贝母（去心炒各一两），上五味，捣罗为细末，炼蜜丸梧桐子大，每服二十丸，煎甘草乌梅汤下。食后临卧服。"

2.《证类本草》："简要济众治消渴，止烦闷。以乌梅肉二两，微炒为末。每服二钱，水二盏，煎取一盏，去滓，入豉二百粒，煎至半盏，去滓，临卧时服。"

3.《千金翼方》："乌梅二七枚（大者），香豉一升，以水一斗，煮乌梅取五升，去滓，纳豉，煮取三升，分三服，可常用之。"

4.《本草纲目》："《肘后》：用乌梅肉二十个，水一盏，煎六分，食前分二服。"

肉 豆 蔻

《药性论》

【异名】肉果，玉果。

【来源】为肉豆蔻科肉豆蔻属植物肉豆蔻的干燥种仁。

【性味归经】辛，温。归脾、胃、大肠经。

笔记

【功用】温中行气，涩肠止泻。

1. 用于腹胀肠鸣、消化不良者保健。本品具温中行气之功，对虚寒所致腹胀不适较为适宜，可煎水服用，如配伍干姜、人参、木香、陈皮、吴茱萸等捣粗罗为散，水煎服用（《太平圣惠方》）。

2. 用于慢性腹泻者保健。本品不仅可以温补脾肾，尚可涩肠止泻，尤适合素体脾肾阳虚久泄者，可将本品做成药丸保健，如与吴茱萸、补骨脂、五味子等做丸服（《本草新编》）。小儿虚寒久泻，亦可用肉豆蔻研粉调理，以白粥饮服（《海药本草》）。

【药理作用】

1. 保护心肌　肉豆蔻挥发油能提高心肌组织 SOD 含量，减少 MDA 生成量，保护大鼠缺血再灌注心肌损伤。

2. 抗癌　肉豆蔻对 3-甲基胆蒽烯诱发的小鼠子宫癌有一定抑制作用；对二甲基苯并蒽诱发的小鼠皮肤乳头状瘤具有抑制作用。

3. 保肝　肉豆蔻挥发油可显著提高小鼠肝细胞中细胞色素 P450 含量，同时细胞色素 B5 和血清中谷胱甘肽硫转移酶（GST）含量明显增高，并呈剂量依赖性，但使 MDA 含量降低。

4. 抗菌　肉豆蔻中马拉巴酮 B 对金黄色葡萄球菌、枯草杆菌和坚忍链球菌有较强的抑菌作用。

5. 镇静催眠　肉豆蔻中甲基异丁香酚有抑制中枢神经作用，可见睡眠时翻正反射、痛觉反射和听觉反射均消失，睡眠平均时间延长。

6. 其他作用　肉豆蔻及其有效成分还具有抗炎、抗氧化、抗溃疡、止泻、抗血小板聚集、促进胃液分泌、刺激胃肠蠕动、降低谷丙转氨酶、杀虫、防辐射、抑制黑色素生成等作用。

【用法用量】研粉，做药丸或煎汤服用。3~9g。

【参考文献】

1.《太平圣惠方》："治脾脏虚冷。大肠泄痢。腹内疼痛。心腹（四肢）不和。少思饮食，宜服木香散方。木香（一两），肉豆蔻（一两，去壳），人参（一两，去芦头），附子（二两，炮裂，去皮脐），当归（二两微炒），干姜（一两，炮裂），甘草（半两，炙微赤），陈橘皮（二两，汤浸，去白瓤，焙），苍术（二两，炒），吴茱萸（半两，汤浸七遍，焙干，微炒），厚朴（二两，去粗皮，涂生姜汁炙令香熟）。上件药，捣粗罗为散。每服三钱，以水一中盏，入枣三枚，煎至六分，去滓，食前稍热服之。"

2.《本草新编》："或问肉豆蔻暖胃而健脾，温肾而止泻，故入之四神丸中，以治脾肾寒虚之作泻，然而有效、有不效者，何故？盖肾虚作泻，又有不是命门之寒，故服四神丸，而反多后重之症矣。"

3.《海药本草》："主心腹虫痛，脾胃虚冷气，并冷热虚泄，赤白痢等。凡痢以白粥饮服，佳；霍乱气并以生姜汤服，良。"

覆盆子

《备急千金要方》

【异名】覆盆，小托盘。

【来源】蔷薇科悬钩子属植物华东覆盆子的干燥果实。

【性味归经】甘、酸，温。归肾、膀胱经。

笔记

【功用】益肾,固精,缩尿。

1. 用于素体虚弱、肾气不足者日常服用。本品具补肝益肾之功,可填精补髓,疏利肾气,日常服用可补益身体,缓解疲劳,可视情况配伍其他药食服用,如与枸杞子、菟丝子、五味子、车前子等煎汤同用(《摄生众妙方》)。

2. 用于白发较多者日常保健。本品具益肾之功,多生白发者多属肾精亏虚,可用本品补肾固精以乌发,可单用,食用成熟果实(《名医别录》)。

3. 用于夜尿频多、小便频数者保健。本品具固精缩尿之功,可调理肾气不足所致小便频数,可煎服,如与益智仁水煎同服(《得配本草》)。

4. 用于胃气不和者日常保健。本品可配伍其他药食,发挥理气和胃的作用,如覆盆子根配伍枣、人参、白茅根、灯心、半夏、前胡、白术等水煎温服(《圣济总录》)。

【药理作用】

1. 对下丘脑-垂体-性腺轴的作用 覆盆子水提取液能降低下丘脑促性腺素释放激素(LHRH)、促卵泡素(FSH)、黄体生成素(LH)及雌二醇(E2)水平,升高睾酮水平。

2. 改善记忆 覆盆子可明显缩短衰老模型小鼠的游泳潜伏期,降低脑B型单胺氧化酶(MAO-B)活性;覆盆子中银椴苷可显著改善D-半乳糖衰老小鼠的学习记忆能力,升高脑组织SOD活性,降低肝组织MDA含量和脑组织MAO活性。

3. 抗菌 覆盆子黄酮可抑制金黄色葡萄球菌、枯草杆菌、大肠杆菌和青霉菌。

4. 降血糖、降血脂 覆盆子提取物具有降血糖、降血脂、减轻胰岛素抵抗的作用,对糖尿病引起的肝脏损伤有一定的保护作用。

5. 抗氧化 覆盆子糖蛋白粗提取物可显著增强小鼠血清、肝脏、脑组织中CAT、SOD、GSH-Px活性,有效清除羟自由基、超氧阴离子自由基和DPPH自由基,具有明显的抗氧化作用。

6. 抗骨质疏松 覆盆子素A和覆盆子素B可显著抑制破骨细胞活性及骨吸收,具有抗骨质疏松作用。

7. 其他作用 覆盆子及其有效成分还具有增强免疫、抗肿瘤、减肥、祛斑、抗尿路感染、抗炎、抗诱变、保护心脏、抗血栓、防治心血管疾病等作用。

【用法用量】煎汤,食用新鲜果实或入丸、散。6~12g。

【参考文献】

1.《摄生众妙方》:"五子衍宗丸,男服此药,添精补髓,疏利肾气,不问下焦虚实寒热,服之自能平秘,旧称古今第一种子方。甘州枸杞子八两,菟丝子八两(酒蒸,捣饼),辽五味子二两(研碎),覆盆子四两(酒洗,去目),车前子二两(扬净),上各药,俱择道地精新者,焙晒干,共为细末,炼蜜丸,梧桐子大。每服空心九十丸,上床时五十丸,白沸汤或盐汤送下,冬月用温酒送下。"

2.《名医别录》:"主益气轻身,令发不白。"

3.《得配本草》:"甘、酸、温。入足少阴、厥阴经。止肾脏之虚泄,疗肺气之虚寒。补肝脏,明耳目,壮阳治痿。得益智仁,治小便频数。佐破故纸,治阳事不起。去皮蒂,酒煮用,戒酒、面、油腻。"

4.《圣济总录》:"治胃气不和,呕逆不下食,覆盆饮方。覆盆子根,枣(青州者去核),人参,白茅根,灯心,半夏(汤洗七遍焙),前胡(去芦头),白术(各等分),上八味,锉如麻豆大,每服五钱匕,水一盏半,煎至八分,去滓温服,日三。"

(胡美兰 张琳 何富乐 许琳)

笔记

学习小结

- 药膳原料
  - 食物类原料
    - 粮食类
      - 谷薯类、豆类
    - 蔬菜类
      - 瓜茄类、根茎类、茎叶类
    - 野菜类
    - 食用菌类
    - 果品类
      - 鲜果类、干果类
    - 禽类
    - 畜类
    - 奶蛋类
    - 水产类
    - 调味品及其他原料
  - 药物类原料
    - 解表药
    - 清热药
    - 泻下药
    - 温里药
    - 祛风湿药
    - 祛湿药
    - 理气药
    - 消食药
    - 理血药
    - 化痰止咳平喘药
    - 安神药
    - 平肝息风药
    - 补虚药
    - 收涩药

笔记

第三章

药膳食养方剂

学习目的

通过对14类不同药膳食养方剂的学习，了解中医辨证与药膳食养的关系，掌握基本药膳食养方剂的组成、制作工艺及适用人群，初步形成中医辨证施食的思维，并能在中医理论指导下，根据具体人群体质、临床表现进行中医辨证，灵活运用所掌握的食材与药物特性进行配伍应用，为临床指导养生保健与病后调护奠定基础。

学习要点

药膳食养方剂的组成、功用、制作工艺、配伍规律及使用注意。

本章选取历代具有代表性的口味佳、效果好、实用性较强的药膳食养方剂，主要介绍药膳食养方剂的来源、膳方的制作工艺、服用方法、使用注意与禁忌，以及配伍意义等。根据药膳食养方剂的功用与养生特点，本章将药膳食养方剂分为解表类、清热类、泻下类、温里祛寒类、祛风湿类、利水渗湿类、化痰止咳平喘类、消食解酒类、理气类、理血类、安神类、平肝潜阳类、固涩类、补益类等14类。需要注意的是，药膳食养方虽然是养生与调养的方剂，但大部分药膳食养方剂均为食物与药物共同配方而成，因此在使用过程中一定要在中医理论的指导下，本着因时、因地、因人制宜的原则辨质或辨证运用。

第一节　解　表　类

解表类药膳食养方多是以疏风解表、发汗解肌的药物与食材为主，根据感受邪气的性质及人体的不同体质进行相应配伍，用于固护人体卫阳之气、发散外邪的一类药膳食养方，适用于有恶寒、发热、头痛等表现的人群，也可用于健康人群外感疾病的预防。

葱豉豆腐汤

《中华药膳秘方》

【组成】豆腐250g，淡豆豉12g，葱白15g，调料、清水适量。

【制法与用法】将豆腐洗净、切块，淡豆豉洗净，葱白洗净、拍扁切段，备用；在锅中放入适量油，用中火将油烧热后，放入豆腐块，将豆腐块煎至金黄色，再放入淡豆豉、适量清水，武火煮沸后，改用文火煮约半小时，放入葱白，煮至葱香飘出，调料调味即可。每日1次，连服2~3日。

笔记

【功用】本方具有发散风寒、芳香通窍的功效。适用于防治伤风感冒及久吹空调引起的不适，常见有恶寒、发热、头痛、鼻塞、鼻流清涕、打喷嚏、咽喉痒痛、咳嗽等表现者，有预防和缓解感冒症状的作用。

【方解】方中淡豆豉辛、苦、平，归肺、胃经，具有解表除烦，宣郁解毒的作用；葱白辛、温，归肺、胃经，具有发汗解表，通达阳气的作用。淡豆豉与葱白合用，辛能散邪，发汗解表而祛邪。豆腐甘而益气宽中，调和脾胃。三味同用，清淡而宽中，辛散而祛邪，不仅是治疗外感的良方，也是日常预防外感的养生食疗方。

【使用注意】服用时要趁热，饮后卧床盖被休息，至微汗出、避风即可。

芫荽汤

《岭南草药志》

【组成】鲜芫荽 150g，鲜胡萝卜 200g，鲜荸荠 100g，干板栗 15g。

【制法与用法】将芫荽、胡萝卜、荸荠、板栗洗净、切碎，备用；再将以上四味食材一同放入锅中，加入适量清水，煎煮至沸腾，去渣取汁饮用即可。以上煎煮后取汤两碗为 1 日量，分作两次温热饮用，连续饮用 3~5 日。

【功用】本方具有透发痘疹的功效。适用于防治小儿水痘、疹出不畅等。

【方解】方中芫荽辛、温，归肺、胃经，内通心脾，外达四肢，具有发汗透疹、醒脾和中的作用；荸荠甘、寒，具有清热解毒、凉血生津、化痰利湿的作用。芫荽与荸荠合用，以达清热凉血、透疹发汗的作用。胡萝卜辛、甘、平，归脾、肝、肺经，具有健脾和中、清热解毒的作用；板栗甘、温，归脾、胃、肾经，具有健运脾胃的作用。胡萝卜与板栗合用，可健运脾胃，固护后天之本。四者合用，固护脾胃之气，助正气透发痘疹，故本方具有防治之功。

【使用注意】温服，发汗后应注意避风。

银花茶

《疾病的食疗与验方》

【组成】金银花 20g，绿茶 6g，白糖 50g。

【制法与用法】将金银花和绿茶置于茶杯中，用 150ml 开水冲泡 5~10 分钟，放入白糖溶化即可。每日 1 次，连服 2~3 日。

【功用】本方具有辛凉解表、清热解毒的功效。适宜夏季热盛时饮用，适用于预防外感风热有恶寒发热、口渴咽干等表现者。

【方解】方中金银花甘、寒，归肺、胃经，具有清热解毒的作用；绿茶甘、苦、凉，具有清热解暑、生津止渴的作用。金银花与绿茶合用，加强清热解毒生津的功效，可解夏日暑热。白糖甘、平，归脾、肺经，具有滋阴润肺、生津止渴的作用，在方中还可调节茶的苦味。三者合用，散邪解毒、清热生津，散邪而不伤正。

【使用注意】素体阳虚或脾虚便溏者忌用。

菊花粥

《慈山粥谱》

【组成】菊花末 10g，粳米 50g，冰糖 20g。

笔记

【制法与用法】将干菊花去蒂、洗净、研末，粳米洗净，备用；将粳米、冰糖中加入清水 500ml 一同煮至米开汤未稠时，放入干菊花末，改用文火慢煮至粥稠停火，焖 5 分钟即可。每日 2 次，稍温服食。

【功用】本方具有疏风清热、清肝明目的功效。适用于防治外感风热有头痛、目赤等表现者；肝经风热有目赤肿痛等表现者；也可用于健康人群用眼过度、眼睛干涩等。

【方解】方中菊花甘、苦、寒，归肺、肝经，具有疏散风热、清肝明目的作用；粳米甘、平，归脾、胃、肺经，具有补中益气、健运脾胃的作用。菊花与粳米合用，借助米谷之力，补益气血生化之源，加以疏风清热、清肝明目的菊花，可上清头目，清上降下。冰糖调和粥味，使粥甘甜可口。

【使用注意】气虚胃寒、食少腹泻者慎用；本品夏季服用最宜，春秋亦可，冬季不宜服用。

葛 粉 羹

《常用特色药膳技术指南(第一批)》

【组成】葛根粉 250g，菊花 15g，淡豆豉 150g，生姜 9g，葱白 9g，盐 3g。

【制法与用法】将葱白洗净、切丝，菊花、淡豆豉、生姜洗净，备用；将生姜、菊花、淡豆豉放入清水中，用文火煮 20 分钟后，去渣取汁；用武火将药汁煮沸，调入葛根粉，加入适量清水调至成芡汁，继续熬制至成熟，加盐调味，放入葱白即可。可早晚空腹随量服用。

【功用】本方具有解肌生津、除烦的功效。适用于外感风热有口干、口渴、心烦等表现者的日常调理。

【方解】方中葛根辛、甘、平，归脾、胃、肺、膀胱经，具有解肌退热、生津止渴的作用；菊花甘、苦、寒，归肺、肝经，具有疏散风热、清肝明目的作用；淡豆豉辛、苦、平，归肺、胃经，具有解表除烦、宣郁解毒的作用。三者合用，以达清热解肌除烦的作用。生姜辛、温，归肺、脾、胃经，具有发汗解表的作用；葱白辛、温，归肺、胃经，具有发汗解表、通达阳气的作用。生姜、葱白合用，辛散通达以助解表，且缓和葛根、菊花、淡豆豉的寒凉之性。

【使用注意】风寒、虚寒、脾胃虚弱者忌用。

五 神 汤

《惠直堂经验方》

【组成】荆芥 10g，苏叶 10g，生姜 10g，茶叶 6g，红糖 30g。

【制法与用法】将生姜洗净、切丝，荆芥、苏叶洗净，备用；将荆芥、苏叶、生姜、茶叶一同放于文火上煮至沸腾后，加入红糖溶化即可。按需服用。

【功用】本方具有发汗解表的功效。适用于风寒感冒者，常见恶寒、流涕、喷嚏、咳嗽等，也可作为寒冷环境下的御寒之品。

【方解】方中荆芥辛、苦、温，归肺、肝经，具有祛风透表镇咳的作用；苏叶辛、温，归肺、脾、胃经，具有解表散寒、行气化痰的作用；生姜辛、温，归肺、脾、胃经，具有发汗

笔记

解表的作用。三者合用,合奏解表驱邪之功效。配以茶叶、红糖,加强解表散寒的功效,并可达调味之目的。

【使用注意】温服,避风寒。

生 姜 粥

《饮食辨录》

【组成】生姜 20g,粳米 100g,葱白 2 根。

【制法与用法】将生姜、葱白洗净、切丝,粳米洗净,备用;将粳米放于锅中,加入适当清水煮粥,粥将熟时,放入生姜、葱白,再煮沸一二次即可。每日 1~2 次,连服 3~5 日。

【功用】本方具有发汗解表、温胃止呕、温肺止咳的功效。适用于风寒感冒、胃寒呕吐、肺寒咳嗽者,也可作预防感冒之用。

【方解】方中生姜辛、温,归肺、脾、胃经,具有发汗解表、温胃止呕、温肺化饮的作用;葱白辛、温,归肺、胃经,具有发汗解表、通达阳气的作用。生姜与葱白合用,加强解表散寒、温养肺胃的功效。粳米甘、平,归脾、胃、肺经,具有补中益气、健运脾胃的作用;煮粳米为粥,可借助米谷之力,化生营卫之气以护正祛邪。

【使用注意】趁热服用,取微汗出,避风寒。本品为辛温之剂,属阴虚内热及外感风热者忌用。

第二节　清 热 类

清热类药膳食养方多是以清热解毒、滋阴降火的药物与食材为主,根据人体内热虚实及人群不同体质进行相应配伍,用于清热生津、滋阴凉血的一类药膳食养方,适用于有发热、口渴等热象的人群,也可以用于健康人群在温热季节对热邪伤人的防治。

清 爽 茶

《常用特色药膳技术指南(第一批)》

【组成】干荷叶 3g,鲜荷叶 10g,生山楂 5g,普洱茶 2g。

【制法与用法】将荷叶、山楂洗净、切丝,备用;将荷叶丝、山楂丝、普洱茶放入茶壶中用少量沸水冲洗摇晃数次后,迅速将沸水倒出以洗茶;再将沸水倒入茶壶中,盖上壶盖,浸泡 10 分钟后即可饮用。待茶水饮尽,加入沸水再次浸泡续饮即可。本品可服用 1 个月以上,如见效,可连续服用 2~3 个月或更长时间。

【功用】本方具有清热祛湿解暑的功效。适用于盛夏酷暑燥热季节引起的不适,有头晕、头痛、发热、乏力等表现者,也可用于暑季健康人群的保健养生之用。

【方解】方中荷叶辛、涩、平,归心、肝、脾经,具有清热解暑利湿的作用;普洱茶具有清热解毒、生津止渴的作用。荷叶与普洱茶合用,可增强清热解暑生津的作用。山楂酸、甘、温,归脾、胃、肝经,具有健脾理气的作用,加入山楂可消食散结,以防暑湿滞气。

【使用注意】脾胃虚弱便溏而无积滞者不宜饮用,孕妇慎用。

笔记

小贴士

普洱茶

《本草纲目拾遗》记载其"解油腻牛羊毒……逐痰下气，刮肠通泄"，同时还提出"普洱茶膏黑如漆，醒酒第一。绿色者更佳，消食化痰，清胃生津，功力尤大也"。

马齿苋绿豆粥

《饮食疗法》

【组成】鲜马齿苋 120g，绿豆 60g。

【制法与用法】将马齿苋、绿豆洗净，备用；将二者同煮成粥即可。每日分 2 次服用。

【功用】本方具有清热解毒、凉血止痢的功效。适用于热毒壅盛，有腹泻、痢疾、肠痈、夏季暑热等表现者，少量服用也可用于健康人群湿热体质者。

【方解】方中马齿苋酸、寒，归肝、大肠经，具有清热解毒、散瘀消肿的作用；绿豆甘、寒，具有清热解毒、祛湿消暑的作用，适合于炎热的夏季食用。两者合用增强清热解毒的功效，可有效缓解夏季腹泻、肠炎等症状。

【使用注意】素体阳虚或脾胃虚寒者慎用。

二鲜三花茶

《中华药膳秘方》

【组成】鲜竹心、鲜荷梗、南沙参、绿豆各 30g，丝瓜花、扁豆花各 20 朵，南瓜花 5 朵。

【制法与用法】将各味食材洗净，备用；将绿豆、南沙参放入锅中加水同煮，煮至绿豆开花后，再加入其他食材煮约半小时，去渣取汁即可。每日代茶饮。

【功用】本方具有清热生津、祛暑的功效。适用于有汗多、口渴、心烦溺黄、肢倦神疲等表现者饮用。

【方解】方中竹心甘、凉，具有清心除烦的作用；荷梗苦、平，归肝、脾、胃经，具有清暑、宽中理气的作用；绿豆甘、寒，具有清热解毒消暑的作用；丝瓜花甘、苦、寒，具有清热解毒的作用；南瓜花甘、凉，具有清热利湿、消肿解毒的作用。竹心、荷梗、绿豆、丝瓜花、南瓜花，五者合用，共奏清热解毒祛暑的功效。南沙参甘、寒，归肺、胃经，具有清肺养阴、益胃生津的作用，在清热的同时，固护阴液，以防热久伤阴；扁豆花甘、平，具有健脾和中、解暑化湿的作用。七味同用，清热解暑，理气和胃，生津以补耗伤之阴，理气以防暑湿困脾，相得益彰。

【使用注意】素体阳虚或脾胃虚寒者慎用。

竹茹饮

《太平圣惠方》

【组成】竹茹 30g，黄芩 30g，蒲黄 6g，伏龙肝 6g，生藕汁 120ml。

笔记

【制法与用法】将藕搅碎成汁，备用；在竹茹、黄芩中加入清水300ml，煎煮至200ml，去渣取汁后加入蒲黄、伏龙肝、藕汁搅拌均匀即可。分3次饮完，不拘时候。

【功用】本方具有清热止血的功效。适用于具有热病吐血、衄血不止者，也可酌减用量用于鼻衄、齿衄等。

【方解】方中竹茹甘、凉，归胃、胆经，具有清热化痰除烦的作用；黄芩苦、寒，归心、肺、胆、大肠经，具有清热燥湿、泻火解毒凉血的作用；伏龙肝辛、温，归脾、胃经，具有温中止血的作用，同时佐制竹茹、黄芩的寒凉之性。竹茹、黄芩、伏龙肝三者合用，共奏清热止血之功。蒲黄甘、辛、凉，归肝、心经，具有祛瘀止血的作用，在止血的同时不滞血；生藕甘、寒，归心、脾、胃经，具有清热凉血的作用，加强清热止血之力。

【使用注意】素体阳虚或脾胃虚寒者慎用。

黄花菜饮

《中国药膳》

【组成】黄花菜60g，藕60g，白茅根30g。

【制法与用法】将黄花菜泡发、洗净，藕、白茅根洗净，备用；将洗净的黄花菜、藕、白茅根放入清水中煎汤即可。每日2次。

【功用】本方具有清热止血的功效。适用于上消化道出血者，也可作为有胃热或肝火表现的健康人群的日常调护。

【方解】方中藕甘、寒，归心、脾、胃经，具有清热生津、散瘀止血的作用；白茅根甘、寒，归心、肺、胃、膀胱经，具有清热生津、凉血止血的作用。藕与白茅根合用，共奏清热凉血止血之效。黄花菜辛、苦、温，具有活血消肿的作用，用以佐制藕及白茅根的寒凉之性，止血的同时不滞血。

【使用注意】素体阳虚或脾胃虚寒者慎用。

秋梨白藕汁

《中华药膳秘方》

【组成】秋梨500g，白藕500g。

【制法与用法】将秋梨洗净、去皮及核、切碎，白藕洗净、去节、切碎，备用；将备好的秋梨、白藕包裹于纱布中，绞挤出汁即可。代茶饮。

【功用】本方具有清热润肺、止咳化痰的功效。适用于肺热咳嗽、口燥咽干者，也可作为秋季燥咳者养生保健之用。

【方解】方中秋梨具有养阴清热润肺的作用；白藕甘、寒，归心、脾、胃经，具有清热凉血的作用。两者合用，清热生津，润肺养肺，对于入秋温燥伤津有显著的防治效果。

【使用注意】脾胃虚寒便溏及寒性咳嗽者慎服。

菊槐绿茶饮

《中国药膳》

【组成】菊花、槐花、绿茶各3g。

【制法与用法】将槐花、菊花洗净，备用；将槐花、菊花、绿茶一同放入茶杯中，用

笔记

沸水冲泡,加盖闷泡5分钟即可。代茶饮。

【功用】本方具有疏风清热、清肝明目的功效。适用于肝火偏旺,有头痛、眩晕、目赤肿痛等表现者的日常调理。

【方解】方中菊花甘、苦、寒,归肺、肝经,具有疏散风热、清肝明目的作用;槐花苦、寒,归肝、大肠经,具有清肝泻火、凉血止血的作用;绿茶甘、苦、凉,具有清热解暑、生津止渴的作用。三者合用,具有清肝泻火的功效。

【使用注意】不宜空腹饮用。

知识拓展

菊花的种类

菊花一药,主要分白菊、黄菊、野菊。黄、白两菊,都有疏散风热、平肝明目、清热解毒的功效。白菊花味甘,清热力稍弱,长于平肝明目;黄菊花味苦,泻热力较强,常用于疏散风热;野菊花味甚苦,清热解毒的力量很强。

竹叶粥

《运化玄枢》

【组成】竹叶15g,栀子10g,粳米100g,盐3g。

【制法与用法】将竹叶、栀子、粳米洗净,备用;将竹叶、栀子水煎后,去渣取汁,再将粳米放入药汁中煮粥,粥熟,加盐调味即可。温服,每日1次,连服3~5日。

【功用】本方具有清热泻火解毒的功效。适用于有口渴多饮、心烦、目赤、口舌生疮等表现者,也可用于急躁易怒人群的养生调护。

【方解】方中竹叶甘、淡、寒,归心、胃、肺、胆经,具有清热除烦、生津利尿的作用;栀子苦、寒,归肝、心、胃、肺经,具有清热泻火凉血的作用。竹叶与栀子相须为用,加强清热泻火之功。粳米甘、平,归脾、胃、肺经,具有补中益气、健运脾胃的作用,煮粳米为粥,可借米谷之力,固护脾胃,以防寒凉之品损伤后天之本。

【使用注意】脾胃虚寒者不宜多食。

第三节 泻下类

泻下类药膳食养方多是以滋养肝肾、润肠通便类的药物与食材为主,依据人群不同体质进行相应配伍,用于增强人体胃肠功能、通利大便的一类药膳食养方,适用于习惯性便秘、排便无力、肠燥便秘等人群,也可以用于病后、产后大便干结的人群。

蜂蜜决明茶

《食物本草》

【组成】生决明子15g,蜂蜜适量。

【制法与用法】将决明子捣碎,加水200~300ml,武火煮开后改文火煎煮5分钟,搅匀滤渣后冲入蜂蜜,代茶饮。每日晨起空腹及晚上睡前温服。

笔记

【功用】本方具有润燥清热、养阴润下之功。适用于老人、产妇素体阴虚、津亏血少人群，亦可调节病后、产后阴血不足之便秘，常见大便干结、舌红少津无苔等。

【方解】方中决明子甘、苦、咸、微寒，清热明目、润肠通便，具有上清肝火、下润大肠之功；蜂蜜甘、平，可补中润燥，善润肠通便。两味合用，养阴润燥，润下通便。

【使用注意】决明子用于润肠通便，不宜久煎。湿阻中满及气虚便溏者慎用。

五仁粥

《中华药膳秘方》

【组成】黑芝麻10g，松子仁10g，核桃仁10g，桃仁（去皮、尖，炒）10g，甜杏仁10g，粳米200g。

【制法与用法】将黑芝麻、松子仁、核桃仁、桃仁、甜杏仁混合碾碎，与淘洗干净的粳米一同入锅，加水2000ml，用武火烧开后转用文火熬煮成稀粥，食用时可调入适量白糖。每日早晚温服。

【功用】本方具有滋养肝肾、润燥滑肠之功。适用于中老年人及气血亏虚人群之习惯性便秘、排便无力及肠燥便秘等。

【方解】方中黑芝麻甘、平，补肝肾，润肠通便，对于精亏血虚之肠燥便秘有较好的调节作用；松子仁甘、温，润肠通便，润肺止咳，质润气香，甘润入肠而有润肠通便之功；核桃仁甘、平，补肾温肺，润肠通便；桃仁苦、甘、平，活血祛瘀，润肠通便，既能润燥滑肠，又可活血以促血行；甜杏仁甘、平，润肺止咳，润肠通便，有“提壶揭盖”之意。五味皆含油脂，相须为用，润肠之功更著。粳米补脾益气，化生气血，以滋养后天之本，与黑芝麻相配通过扶助正气，加强脏腑功能而促进大便排泄。此方诸药食相合，补肝肾，养津液，益气血，润肠燥，共奏润肠通便之效。

【使用注意】大便黏腻或便溏者不宜服用。服用期间，宜清淡饮食，不可过食辛燥之物，忌饮白酒。

郁李仁饮

《寿亲养老新书》

【组成】郁李仁60g，薏苡仁60g。

【制法与用法】将郁李仁研细，以水研末滤取汁，薏苡仁淘洗干净，研破，取前汁相和而煮。每日晨起空腹服之。

【功用】本方具有润肠通便、利水消肿之功。适用于中老年人便秘、水肿人群，常见脚肿、大小便秘涩不通、气息喘急、食饮不下等。

【方解】方中郁李仁辛、苦、甘，平，归脾、大肠、小肠经，具有润肠通便、利水消肿之功，质润而多脂，润中兼可行大肠之气滞；薏苡仁淡渗甘补，既利水消肿，又健脾补中，亦治脚气浮肿。两药同用，取汁而饮，共奏润肠通便、利水消肿之效。

【使用注意】素体大便黏腻或便溏者不宜服用。

第四节　温里祛寒类

温里祛寒类药膳食养方多是以温阳散寒、行气止痛类的药物与食材为主，依据人

笔记

群不同体质进行相应配伍，用于调节人体中焦阳气及功能、固护人体阳气的一类药膳食养方，适用于常见脘腹冷痛、呃逆、大便稀溏、四肢不温、怕冷喜暖、小便清长或不利等表现的人群，也可以用于健康人群阳气略虚者的食疗养生。

干 姜 粥

《寿世青编》

【组成】白（粳）米200g，干姜30g，高良姜30g。

【制法与用法】先取干姜、高良姜洗净，入2000ml水煎煮20分钟，取汁去渣，再入粳米同煮为粥。每日1~2次温食。以秋冬季节为宜。

【功用】本方具有温暖脾胃、散寒止痛之功。适用于体质虚寒、阳郁不达及饮冷受凉即脘腹胀痛等人群，常见脘腹冷痛、呃逆、泛吐清水、肠鸣腹泻等表现。

【方解】方中白（粳）米健脾胃、培中气；干姜辛、热，归脾、胃、心、肺经，温中散寒，回阳通脉，温肺化饮；高良姜辛、热，归脾、胃经，散寒止痛，温中止呕。本方药食合用，共治客寒犯胃，胃冷呕逆，以及生冷所致吐泻。

【使用注意】本方辛热燥烈，素体内热者忌用。

白胡椒炖猪肚

《常用特色药膳技术指南（第一批）》

【组成】白胡椒粒10g，猪肚500g，食盐适量。

【制法与用法】将白胡椒粒在锅中微火煸炒至香味出，然后加水适量，再将猪肚清洗干净，切丝后放入锅内，文火炖1小时以上，至猪肚丝软烂，加食盐调味即可。不拘于时，可作日常食养保健。

【功用】本方具有温中暖胃、行气止痛之功。适用于脾胃虚寒人群，常见腹胀食少、腹痛而喜温喜按、口淡不渴、四肢发凉、大便稀溏，或四肢浮肿、怕冷喜暖、小便清长或不利等表现。正常人群亦可食用。

【方解】方中白胡椒味辛性热，温中散寒，下气消痰；猪肚具有补虚损、健脾胃作用，常人及脾胃虚弱者日常都可食用，以脏补脏固护脾胃。两味同用温中、散寒、理气，使中焦之寒得温而散，阳气通利而温煦四末，诸症得以缓解。

【使用注意】胃火炽盛者慎用。

吴 茱 萸 粥

《饮膳正要》

【组成】吴茱萸6g，粳米200g。

【制法与用法】将吴茱萸洗净，焙干，可研末或研碎，备用。将粳米淘洗后，与吴茱萸同煮粥。每日晨起空腹温食。以秋冬季节为宜。

【功用】本方具有温中、祛寒、止痛之功。适用于脾胃中寒人群，常见呕逆吞酸、腹痛而喜温喜按、脏寒吐泻、脘腹胀痛、经行腹痛、厥阴头痛、五更泄泻等表现。

【方解】方中吴茱萸辛、苦，性大热，去脏中冷痛，能温脾气消食，治心腹冷气攻冲，胁肋疼痛，上行而治厥阴头痛；粳米健脾胃、培中气，以养后天之本，载吴茱萸之药力，使其疏布通达。药食同用能温中、散寒、止痛。

【使用注意】阴虚火旺者忌用。

第五节 祛风湿类

祛风湿类药膳食养方多以温通气血、散寒除湿类的药物与食材为主，依据感受邪气性质不同进行相应配伍，用于扶助人体正气，以祛风湿、止痹痛的一类药膳食养方，适用于常见四肢关节疼痛、筋脉拘挛、半身不遂、手足痿软、屈伸不利、四肢不温等表现的人群，酌减药量，也可作为防治风寒湿邪气侵犯的保健方。

胡椒根煲蛇肉

《常用特色药膳技术指南(第一批)》

【组成】胡椒根60g，鲜蛇肉500g，米酒15ml，生姜3片，食盐适量。

【制法与用法】将胡椒根洗净，切成3cm长的小段。将蛇剖杀，去除头部及内脏，洗净，切成5cm长的小段，然后将胡椒根、蛇肉、米酒、生姜同放入砂锅内，加适量清水，用武火烧沸后，改用文火煲汤，煲约1.5小时，至蛇肉熟透即成，加适量食盐调味，食肉饮汤。

【功用】本方具有祛风除湿、舒筋活络之功。适用于四肢关节疼痛属风寒湿痹的人群，常见四肢关节疼痛，或中风后遗症见风寒湿痹之证，如半身不遂、手足痿软、屈伸不便、四肢不温等表现，正常人群亦可食用。

【方解】方中胡椒根味辛性热，温经通络，祛寒除痹；鲜蛇肉祛风湿，除痹痛；佐以米酒、生姜以助辛散之性。药食合用，温通气血，散寒除湿，既祛风湿、止痹痛，又对中风后遗症、四肢麻木、小儿惊风等有治疗辅助作用。诸味相合，祛风除湿，舒筋活络。

【使用注意】素体阴虚血亏者慎用。

白花蛇酒

《本草纲目》

【组成】白花蛇1条，羌活60g，当归身60g，天麻60g，秦艽60g，五加皮60g，防风30g。

【制法与用法】白花蛇(1条，取龙头虎口，黑质白花，尾有佛指甲，目光不陷者为真。以酒洗润透，去骨刺，取肉)备用，其余诸药洗净、晾干后锉碎，诸药和白花蛇以生绢袋盛之，入金华酒坛内，悬胎安置，入糯米生酒醅五壶浸袋，箬叶密封。安坛于大锅内，水煮1日，取起埋阴地7日取出。用法用量，每饮1~2杯。仍以滓晒干研末，酒糊为丸，如梧桐子大。每服50丸，用煮酒送下。

【功用】本方具有祛风除湿、通经除痹之功。适用于有风湿痹痛、中风等人群，常见风湿痹痛、筋脉拘挛、骨节酸痛、半身不遂、口目歪斜，以及年久疥癣、恶疮、风癞等表现。

【方解】方中白花蛇性温，祛风、通络、止痉，具走窜之性，能内走脏腑，外达肌表而透骨搜风，以祛内外之风邪，为截风要品，又能通经络，凡风湿痹证无不宜之，尤善治病深日久之风湿顽痹、经络不通、麻木拘挛，以及中风口眼歪斜、半身不遂；羌活辛散，性温，味苦，祛风、燥湿、散寒，有较强的祛风湿、止痛作用；当归性温，味甘、辛，活血、散

笔记

寒、止痛；天麻祛外风，通经络，止痛；秦艽辛散苦泄，质偏润而不燥，为风药中之润剂。天麻、羌活、当归配伍使用，共治风寒湿痹。五加皮辛能散风，苦能燥湿，温能祛寒，且兼补益之功，为强壮性祛风湿药，尤宜于老人及久病体虚者；防风辛温，功能祛风散寒，胜湿止痛，为较常用之祛风湿、止痹痛药。本方浸酒饮用，治疗风寒湿痹，肢节疼痛、筋脉挛急。

【使用注意】忌见风犯欲，及鱼、羊、鹅、面、发风之物。本方辛香温燥之性较烈，故阴血亏虚者慎用。用量过多，易致呕吐，脾胃虚弱者不宜服。

黄芪酒

《济生方》

【组成】白酒 10000ml，黄芪 30g，防风 30g，仙灵脾 30g，川续断 30g，白芍 30g，官桂 30g，天麻 30g，当归 30g，云母粉 30g，茵芋叶 30g，白术 30g，萆薢 30g，木香 30g，石斛 30g，炙甘草 30g。

【制法与用法】以上诸药切如大豆大小，以生绢袋盛，以白酒 10000ml 入陶瓷瓶中浸之，春浸五日，夏浸三日，秋浸七日，冬浸十日后可服。不拘于时，每次温服一盏，常令酒气相续为佳。

【功用】本方具有祛风湿、除挛急、止痹痛之功。适用于风湿痹痛人群，常见身体顽麻，皮肤瘙痒，筋脉挛急，言语謇涩，手足不遂，肌肤麻木或半身不遂者。

【方解】本方黄芪补肺气、益脾气，补气以行血，血行风自灭；防风去经络之湿及一身骨节痛，为除风祛湿要药；仙灵脾能益精气，真阳不足者宜之；川续断补肝肾、强筋骨、调血脉，治腰膝酸痛，肢节痿痹；白芍平肝止痛，肝主筋，亦除挛急疼痛；官桂治腰髀痛楚，足痿软，形寒无力；天麻主头风头痛，肢体麻木，半身不遂，语言謇涩；当归助活血行血；云母粉主身皮死肌，中风寒热，续绝补中，疗五劳七伤，坚固肌理；茵芋叶主治风湿痹痛，四肢挛急，两足软弱；白术健脾益气，补后天之本；萆薢能祛风湿，通络止痛，善治腰膝痹痛，筋脉关节屈伸不利；木香行气，止痛，健脾，消食；石斛治骨蒸劳热，筋骨痿软；炙甘草调和诸药；白酒活血行气，壮神御寒。将诸药泡酒饮服，酒行药势，药借酒力，有相得益彰之妙。诸药同用，以酒为浆，共治痹证、中风后遗症、气虚而致血滞筋脉失养之证等。

【使用注意】阴血亏虚、热病动风者不宜使用；血虚发痉、阴虚火旺者慎用。

第六节 利水渗湿类

利水渗湿类药膳食养方多是以利水消肿、渗湿健脾、宁心安神类的药物与食材为主，依据人群不同体质进行相应配伍，用于调节人体水液代谢功能及脏腑功能的一类药膳食养方，适用于常见小便不利、水肿胀满、痰饮咳逆、小便频数短涩、淋沥刺痛、小腹拘急等表现的人群。

茯苓粥

《仁斋直指方》

【组成】茯苓 30g，粳米 30g，大枣 7 枚。

笔记

【制法与用法】先将茯苓研粉，备用。把粳米加适量水煮沸，然后放入红枣煮粥，粥成时再加入茯苓粉搅匀，稍煮即可。作早餐食用，或不拘时服食。

【功用】本方具有利水消肿、渗湿健脾、宁心安神之功。适用于湿热质和痰湿质人群，常见小便不利、水肿胀满、痰饮咳逆、呕哕、泄泻、遗精、淋浊、惊悸、健忘等表现。

【方解】方中茯苓味甘而淡，甘则能补，淡则能渗，药性平和，既可祛邪，又可扶正，利水而不伤正气；粳米补中益气，健脾和胃，除烦渴，止泻痢；大枣补中益气，养血安神。诸品合用，煮粥而食，利水渗湿，健脾消肿，宁心安神。

【使用注意】虚寒、精滑或气虚下陷者忌服。

车前叶粥

《圣济总录》

【组成】车前叶30g，葱白1根，粳米100g。

【制法与用法】车前叶去老叶、黄叶片，清水洗净，切碎，备用；把车前叶同葱白放入锅内，加清水2000ml，武火煮沸，去渣留汁。将粳米淘净后，与药汁同煮为粥。每日早晚服用。

【功用】本方具有利尿、清热、明目、祛痰之功。适用于湿热质和痰湿质人群，常见小便频数、短涩、淋沥刺痛、欲出未尽、小腹拘急、目赤障翳、痰热咳喘或痛引腰腹等表现。

【方解】方中车前叶利水渗湿，通淋祛痰，善通利水道，清膀胱热结；葱白通阳散寒，治膀胱气化不利的小便不通；粳米甘、平，为水谷精微化生之本，利小便，止烦渴，养肠胃。此方药食相合，且煮粥食用，更能利水渗湿，利尿通淋。

【使用注意】遗精、遗尿者不宜食用。

小贴士

车前草的妙用

1. 治小便不通

（1）车前子草一斤，水三升，煮取一升半，分三服（《补辑肘后方》）。

（2）生车前草捣取自然汁半盅，入蜜一匙调下（《摄生众妙方》）。

2. 治衄血　其叶生研，水解饮之（《本草图经》）。

3. 治目赤肿痛　车前草自然汁，调朴硝末，卧时涂眼胞上，次早洗去（《圣济总录》）。

薯蓣芣苢粥

《医学衷中参西录》

【组成】生山药30g，生车前子15g，粳米100g。

【制法与用法】山药去皮切片，车前子清水洗净，备用；将粳米淘净后，把山药、车前子一同放入锅内，注入清水2000ml，武火煮沸后改文火煮作稠粥服之。每日早中晚各服一次。

笔记

【功用】本方具有利小便、实大便、利痰止咳之功。适用于阴虚质和痰湿质人群，常见阴虚肾燥、小便不利、大便滑泻，或兼虚劳有痰作嗽等表现。

【方解】方中山药能固大便，而阴虚小便不利者服之，又能利小便；车前子能利小便，而性兼滋阴，可为补肾药之佐使，又能助山药以实大便。况二药皆汁浆稠黏，同作粥服之，大能留恋肠胃，是以效也。盖用车前者，以其能利水，即能利痰，且性兼滋阴，于阴虚有痰者尤宜。粳米甘、平，为水谷精微化生之本，亦利小便，养肠胃，合诸药。

【使用注意】滑泻、遗尿者不宜食用。车前生用煮之始能成粥。治虚劳痰嗽者，车前宜减半，而仍不敢多用者，恐水道过利，亦能伤阴分也。

小贴士

芣 苢

读作 fú yǐ（音同服以），即车前草。中国古代第一部诗歌总集《诗经》中《国风·周南·芣苢》就是描绘当时人们采芣苢时所唱的歌谣。

第七节 化痰止咳平喘类

化痰止咳平喘类药膳食养方多是以止咳化痰、降气平喘类的药物与食材为主，依据人群不同体质进行相应配伍，用于调节人体肺、脾、肾等脏腑功能的一类药膳食养方，适用于常见咳嗽吐痰、气逆喘满等表现的人群，也可以用于此类人群日常的食疗调理。

秋梨川贝膏

《中华临床药膳食疗学》

【组成】雪花梨 1000g，款冬花、百合、麦冬、川贝各 30g，冰糖 50g，蜂蜜 200g。

【制法与用法】将款冬花、百合、麦冬、川贝切碎，加水浓煎，去滓取汁，将切碎的秋梨、冰糖、蜂蜜加入，文火煎成膏。每次服食 15g，每日 2 次，温开水冲服。

【功用】本方具有润肺养阴、止咳化痰之功。适用于肺热燥咳或肺虚久咳者日常保健食用，常见表现为咳嗽气短、痰少而黏、难以咳出、咽干等，亦可用于因热伤津液所致的烦渴、大便秘结等。

【方解】方中川贝性寒微苦，既能清泄肺热化痰，又味甘质润以润肺止咳，尤适宜于内伤久咳、燥痰、热痰之证；秋梨味甘酸而性凉，能生津、润燥、清热、化痰，两者相配以润燥生津，清热化痰。款冬花、百合、麦冬三味有润肺、止咳、化痰之功；蜂蜜亦能润肺止咳。此方药食合用，可增强养阴润肺化痰之效，使肺阴充而燥咳止。此膏滋而不腻，口味甘甜，为润肺化痰止咳之佳品。

【使用注意】本方为甘凉之剂，脾胃虚寒、咳痰清稀、腹泻者禁食。

燕 窝 粥

《本草纲目拾遗》

【组成】燕窝 10g，糯米 100g，冰糖 10g。

笔记

【制法与用法】先将燕窝放入开水中闷泡，待水冷后，挑除绒毛及污物，换水洗净，加清水100ml，上锅蒸30分钟，使燕窝完全涨发；将提前泡发24小时的糯米放入锅中煮沸，加入燕窝、冰糖，文火煮至熟烂，即可食用。每日1次，连服7~10日。

【功用】本方具有润肺补脾、止咳化痰、养颜延年之功。适用于元气虚损者食用，常见表现为面色无华、气短乏力、容颜憔悴、咳嗽痰喘、阴虚盗汗、咳嗽咯血等。

【方解】方中燕窝甘平，能养阴润燥，益气补中，《本经逢原》谓"燕窝能使金水相生，肾气上滋于肺，而胃气亦得以安，食品中之最驯良者"；燕窝尚能化痰止咳，《本草从新》"燕窝大养肺阴，化痰止嗽……一切病之由于肺虚，不能清肃下行者，用此皆可治之。"糯米甘温，能补中益气，健脾止泻。两者相配，加入冰糖，制成燕窝粥，成为营养价值极高的滋补药膳，对于脾气虚、肺阴虚、咳嗽咳痰者可作为辅助食疗之品食用。

【使用注意】湿痰停滞及有表证者不宜食用。

百冬灌藕

《常用特色药膳技术指南(第一批)》

【组成】生百合、白茯苓、天冬各60g，山药100g，红枣50g，牛奶150ml，蜂蜜20g，鲜藕400g。

【制法与用法】将百合、山药、天冬研烂，加蜂蜜研磨极细，再与研末的白茯苓调匀。将红枣煮熟去皮核，做成枣泥，加入茯苓粉混匀物，调入牛奶至稀稠适中，灌入藕孔中，使之全部灌满，堵住藕孔，上屉蒸熟。每日食用1次。

【功用】本方具有润肺化痰、止咳平喘之功。适用于燥邪伤肺致肺失宣降者日常保健食用，常见表现为咽痒咽痛、干咳少痰或痰中带血、口干舌燥、饮不解渴，还适用于肺阴虚而引发干咳少痰、痰中带血、潮热、盗汗等。

【方解】方中百合甘润微寒，擅养阴润肺，兼能止咳祛痰，用于燥邪伤肺，或肺阴虚燥咳少痰或痰中带血；天冬甘苦性寒，养肺阴润肺燥，又清肺热，可用于燥邪伤肺之干咳无痰或痰少而黏或痰中带血。两味相须为用，以养肺阴，润肺燥，清肺热，止咳嗽。山药甘、平，能益气健脾，润肺生津，与百合、天冬相配，润肺作用增强；白茯苓甘、淡、平，能益气健脾，利水渗湿；藕甘、寒，能健脾、开胃。山药、茯苓、藕相配，以培土生金。红枣、牛奶、蜂蜜相伍补中益气、养阴润燥。诸味药食相合，润肺化痰，止咳平喘。

【使用注意】煮藕时忌用铁器，以免使藕变黑。

杏仁粥

《食医心鉴》

【组成】甜杏仁10g，粳米50g，冰糖或食盐适量。

【制法与用法】将杏仁去皮尖，加水煮至软烂，取杏仁水煮粳米成粥，调入冰糖或食盐温热食，每日2次。

【功用】本方具有降气化痰、止咳平喘之功。适用于痰浊阻肺、肺气上逆所致之咳嗽气喘及脾胃不足、肠燥便秘者食用。

【方解】方中杏仁性微温，能降肺气，兼宣肺气，无论外感、内伤，凡邪壅于肺，肺气不降而咳喘者，用之可降气消痰止嗽，又可润肠通便；粳米甘、平，能补中益气，健脾和胃。此方药食相合，且煮粥食用，更能降气化痰，止咳平喘。

笔记

【使用注意】伤食腹泻者慎用。

第八节 消食解酒类

消食解酒类药膳食养方多是以消食类和解酒类药物与食材为主，依据人群不同体质进行相应配伍，用于调节人体脾胃运化功能的一类药膳食养方，适用于暴饮暴食导致饮食积滞、脾虚食积、饮酒酒醉等人群，见脘腹痞闷、胀满疼痛、嗳腐吞酸、眩晕头痛等，也可用于此类人群的日常调理。

荸荠内金饼

《中国食疗学》

【组成】荸荠 600g，鸡内金 25g，天花粉 20g，玫瑰 20g，白糖 150g，菜油、面粉、糯米粉适量。

【制法与用法】将鸡内金打成粉末，加入天花粉、玫瑰、白糖、熟猪油 60g、面粉 10g，搅拌均匀，做成饼馅；荸荠去皮洗净，绞成细泥，加入糯米粉 100g 拌匀上笼蒸熟；趁热把刚蒸熟的荸荠糯米粉分成汤圆大小，包入饼馅，压成扁圆形，撒上细干淀粉；炒锅置武火上，倒入菜油，烧至八成热，把做好的荸荠饼放入油锅内，炸至金黄色，捞起后装入盘中，撒上白糖即可。作点心直接食用。

【功用】本方具有开胃消食、清热生津之功。适用于饮食积滞、郁久化热伤津者食用，常见表现为胸中烦热、口渴、脘腹痞闷、恶心恶食、苔黄腻、脉滑数等。

【方解】方中鸡内金味甘性平，健脾消食作用较强，不论肉积、乳积、谷积及其他积滞均可使用；荸荠甘、寒，擅清热，化痰，消积；天花粉味甘苦性寒，苦寒泻火，甘以化阴，善于清热降火，生津润燥。荸荠、天花粉、白糖相配以清热生津止渴。玫瑰花甘、温，花香气浓，既行气止痛，又醒脾和胃，用于饮食积滞壅中碍胃。此方药食相合，更能开胃消食，清热生津。

【使用注意】本方偏寒，猪油滑肠，脾胃虚寒泄泻者不宜食用。

五豆汤

《普济方》

【组成】黑豆 20g，黄豆 20g，绿豆 20g，青豆 20g，赤小豆 20g，葛根 4g，甘草 4g，贯众 2g。

【制法与用法】将五豆洗干净，用清水泡发，加水一升，与葛根、甘草、贯众同煮，待豆子熟后取汁，酒后饮用。

【功用】本方具有解酒毒、止烦渴之功。适用于宿醉后湿热壅滞脾胃者服用，常见表现为胸中烦热、口渴、脘腹痞闷、恶心恶食、苔黄腻、脉滑数等。

【方解】方中葛根甘、辛、平，能生津止渴除烦，解酒；黑豆、绿豆、赤小豆解酒毒，利水湿。上药相合，既解酒毒，又清热除烦，利水渗湿。黄豆甘、平，健脾宽中，以治醉酒之脘腹痞闷；青豆能补养脾胃；贯众、甘草均可清热解毒，既可与上药相合解酒毒，又可清热止烦渴，甘草尚能与青豆相配以益气健脾，治伤酒后之脾胃虚弱。此方药食相合，且煮汁饮用，能解酒毒，止烦渴，益气健脾。

笔记

【使用注意】本方偏寒,脾胃虚寒泄泻者不宜食用。

益脾饼

《医学衷中参西录》

【组成】白术30g,鸡内金15g,干姜6g,红枣250g,面粉500g,菜油、食盐适量。

【制法与用法】将白术、干姜用纱布包成药包,放入锅内,下红枣,加水1000ml,用武火烧沸后再用文火熬煮1小时,除去药包,将红枣去核,枣肉搅拌成枣泥待用;将鸡内金研成细末,与面粉混匀,倒入枣泥,加盐适量,和成面团;将面团分成若干个小团,做成薄饼;在锅内放入菜油,用文火烙熟即成。作点心空腹食用。每日2次,连食1个月。

【功用】本方具有温中祛寒、健脾消食之功。适用于脾胃虚寒、食积内停者食用,常见表现为面色苍白、饮食减少、食不消化、脘腹胀满、腹痛喜温、大便溏泻等。

【方解】方中干姜辛、热,能温脾暖胃,补虚助阳;白术甘、苦、温,既能补气健脾,又能燥湿;大枣甘、温,与白术相配,增强补脾益气之功。三者相配,温脾阳、补脾气、除脾湿。鸡内金甘、涩、平,能运脾磨谷,消化食积。全方能温中祛寒、健脾消食,正如张锡纯所言针对"脾胃寒湿,饮食减少,常作泄泻,完谷不化"。可作为脾胃虚寒、食积内停者的辅助食疗。

【使用注意】食积化热者不宜食用。

橘味醒酒羹

《滋补保健药膳食谱》

【组成】糖水橘子250g,糖水莲子250g,红枣50g,青梅25g,白糖300g,白醋30g,糖桂花5g。

【制法与用法】红枣洗净,取出枣核,青梅切丁,一并放入碗内,加水蒸熟;糖水橘子、莲子放入锅中,加入蒸熟的红枣、青梅,再加入白糖、白醋、桂花、适量清水,煮开即成。放凉后食用。频频食用,醉酒后连服3天。

【功用】本方具有清解酒毒、和胃降逆、生津止渴之功。适用于醉酒所致湿热中阻,运化失常,胃气上逆者保健食用,常见表现为嗳气呕逆、吞酸嘈杂、不思饮食、烦热口渴等。

【方解】方中橘子甘、酸,开胃理气,止渴润肺;莲子、红枣益气健脾止泻,《食医心鉴》谓莲子亦能"止渴,去热";青梅生津止渴;桂花辛、温,能行气散郁;白糖、白醋为民间常用的解酒用品。此解酒羹食材为日常果品,味道酸甜可口,清香怡人,具有清解酒毒、和胃降逆、生津止渴之功,酒后频食,是解酒和胃之良方。

【使用注意】本方解酒之力较弱,可用于醉酒醒后湿热积聚、胃气上逆的辅助调理。

第九节 理 气 类

理气类药膳食养方多是以理气类药物与食材为主,依据人群不同体质进行相应配伍,用于调节人体气机及脏腑功能的一类药膳食养方,适用于表现为脘腹胀满、不思饮

笔记

食、恶心呕吐等脾胃气滞、肺胃气逆证人群，也可以用于此类人群的日常食疗。

二花调经茶

《民间验方》

【组成】玫瑰花、月季花各 9g（鲜品各用 18g），红茶 3g。

【制法与用法】上三味研为粗末，置有盖的杯中，倒入沸水泡闷 10 分钟，不拘时温服。每日 1 剂，连服数日。尤于经前 3~5 日饮用，效果最佳。

【功用】本方具有活血祛瘀、理气止痛之功。适用于气滞血瘀证者日常保健饮用，常见表现为月经不调，月经或先期或后期，或先后不定期，月经量少，色黯或夹较多血块，精神抑郁，乳房胸胁胀痛，纳食减少。还可用于气滞血瘀型痛经。

【方解】方中玫瑰花甘、微苦、温，气味芳香，既能行气解郁，又能和血散瘀止痛；月季花甘、温，气味芳香浓郁，具平和的活血解郁、调经止痛作用。玫瑰花长于理气开郁，月季花长于活血调经，本方合二花之长，治疗气滞血瘀之月经不调。红茶性温，可散寒除湿，如患者不喜饮茶，亦可单用二花泡饮。

【使用注意】两药可行气解郁，活血调经，平素经血量多者慎用。

薯蓣半夏粥

《医学衷中参西录》

【组成】山药 30g，半夏 10g，白糖少许。

【制法与用法】生山药轧细备用。将半夏用微温之水淘洗数次，尽去矾味，用小锅加清水煎煮 25 分钟，取汁 250ml，将半夏汁倒入山药泥中，加清水适量，搅拌均匀，煮 5 分钟，加入白糖调味食用。若有热者，用柿霜代替白砂糖；有寒者，用粥送服干姜细末。一日三餐食用。

【功用】本方具有燥湿化痰、降逆止呕、健脾益胃之功。适用于脾胃虚弱，痰湿壅盛，胃气上逆者日常保健食用，常见表现为平素痰多、倦怠乏力、饮食减少、恶心呕吐等。

【方解】方中半夏辛温而燥，为治疗湿痰、止呕要药，以治疗痰湿壅盛，胃气上逆；山药甘甜适口，上能补肺生津，与大剂半夏相配，使其燥湿化痰而不伤津，中能健脾益气，治疗脾胃虚弱。两者药食相合，皆无药味，且煮粥食用，借粥之黏稠留滞之力，可以留存胃腑，以发挥药效，更能燥湿化痰，降逆止呕，健脾益胃。

【使用注意】若呕吐后出现口舌干燥、渴欲饮水是为热证，用柿霜代替白砂糖以清热，润燥，化痰；呕吐后口舌湿润、不思饮水、脉弦迟为寒证，用粥送服干姜末，以增强温中祛寒作用。

竹茹芦根茶

《备急千金要方》

【组成】竹茹、芦根各 30g，生姜 3 片。

【制法与用法】将竹茹、芦根放水中泡 1 小时，加入生姜，水煎，代茶饮。每日 1 剂，频频饮用。

【功用】本方具有清热益胃、降逆止呃之功。适用于因胃火导致的胃气上逆者日

笔记

常保健食用，常见表现为呕吐、呃逆，症见呕声洪亮，冲逆而出，口臭，烦渴及热病后呕逆等，亦可用于妊娠而引发上述表现者。

【方解】方中竹茹甘而微寒，能清热降逆止呕，为治胃热呕逆之要药；芦根甘寒，既清泄胃热，又生津止渴，和胃止呕，与竹茹相配清热生津、止呕除烦；生姜素有"呕家圣药"之称，随证配伍，可用于多种呕吐。三药相伍，清热益胃，降逆止呃。此方药食相合，药性平和，妊娠呕吐亦可用之。

【使用注意】本方药性偏寒，胃虚或寒湿伤胃舌苔白腻者忌用。

第十节　理　血　类

理血类药膳食养方多是以活血、止血类的药物与食材为主，依据人群不同体质进行相应配伍，用于调节人体瘀血及出血的一类药膳食养方，适用于痛经、闭经、外伤瘀肿疼痛、出血等人群。

益母草煮鸡蛋

《药膳食疗学》

【组成】益母草 30~60g，鸡蛋 2 枚。

【制法与用法】鸡蛋洗净，与益母草加水同煮，待鸡蛋熟后剥去蛋壳，入益母草水中复煮片刻，吃蛋饮汤。每日 1 剂，连服 5~7 日。

【功用】本方具有活血调经、养血益气、利水消肿之功。适用于气血瘀滞之月经不调、痛经、闭经、崩漏、产后恶露不行等，亦可作妇人产后调补之方。

【方解】方中益母草辛、苦、微寒，能活血祛瘀而通经，为妇人经产要药，《本草求真》谓其"行血，去瘀生新，调经解毒，为胎前胎后要剂"，又能利水消肿；鸡蛋甘、平，能滋阴润燥养血。两者药食相合，祛瘀与扶正并举，活血调经，养血益气，利水消肿。

【使用注意】本方微寒凉，脾胃虚弱者不宜多食，多食令人闷满。

艾叶炖母鸡

《中华养生药膳大典》

【组成】艾叶 15g，老母鸡 1 只，米酒 60ml，葱白 2 段，精盐适量。

【制法与用法】将老母鸡宰杀，去毛、内脏、头、爪，洗净，剁块，入沸水中烫透；将鸡肉放入砂锅内，加入艾叶、米酒、适量清水，武火煮沸；加入葱白、精盐，文火煨至熟烂，拣出艾叶、葱白即成。食肉喝汤，连用 5~7 日。

【功用】本方具有益气扶阳、温经散寒、止血安胎之功。适用于阳虚血瘀出血者日常保健食用，常见表现为月经过多、崩漏、便血等。

【方解】方中艾叶辛、苦、温，能温经止血，散寒止痛，调经安胎，为妇科止血要药；葱白辛而微温，能散寒通阳，调理气血；米酒甘、苦、辛、温，能通血脉，御寒气，行药势，两者助艾叶温中止血；母鸡甘、温，能温中、益气、补精、填髓，既助后天气血生化，又补益先天精血，全方标本兼顾。此方药食相合，且炖汤食用，更能益气扶阳，温经散寒，止血安胎。

【使用注意】本方为辛温之剂，阴虚血热者慎用。

笔记

鸡血藤膏

《本草纲目拾遗》

【组成】鸡血藤 100g，益母草 200g，红糖 200g。

【制法与用法】将鸡血藤、益母草洗净，放入锅内加适量水，武火煮沸转文火，文火微沸 30 分钟，过滤取煎液，药渣再煎煮一次，过滤，两次药液兑一起。将滤液煮沸浓缩至约 100ml，加红糖，再煎 15 分钟即可。每次 10g，每日 2 次，3～5 日为一个疗程。

【功用】本方具有活血养血、舒筋活络之功。适用于瘀血阻络、血虚失荣所致的月经不调者日常保健食用，常见表现为月经错后、经量少、有血块，腰酸、小腹下坠、手足麻木、关节酸痛等，亦可用于老人手足麻木属于血瘀血虚者。

【方解】方中鸡血藤苦而不燥，温而不烈，活血补血，舒筋活络，《本草纲目拾遗》谓："其藤最活血，暖腰膝，已风瘓。"益母草可活血调经，佐以红糖加强养血活血之力，并可矫味。诸味合用，更能活血祛瘀，养血荣筋，舒筋活络。

【使用注意】孕妇慎用。

第十一节　安　神　类

安神类药膳食养方多是以健脾养心、安神益智类的药物与食材为主，依据人群不同体质进行相应配伍，用于调节人体气血及脏腑功能的一类药膳食养方，适用于常见失眠多梦、头晕心烦等表现的人群，也可以用于睡眠质量不佳的健康人群。

茯苓龙眼粥

《中华药膳秘方》

【组成】茯苓 15g，龙眼肉 20g，粳米 100g，白糖或冰糖少许。

【制法与用法】将茯苓、龙眼肉洗去浮灰备用。将粳米淘洗干净，放入砂锅中，注入适量水，放入茯苓、龙眼肉，用文火煮至粥熟，可适当放入少许白糖或冰糖调味即成。

【功用】本方具有养心安神之功。适用于中老年人平素心血不足者保健食用，常见失眠多梦、心情烦躁、头晕心悸等。

【方解】方中龙眼肉甘、温，归心、脾经，具有补心益脾、养血安神之功；茯苓甘、淡，具有渗湿健脾之效；粳米甘、平，具有健脾益气的作用。三味同用可以补养心血，健脾益气，宁心安神。

【使用注意】常见咳痰黄稠、食后胃脘胀闷、舌苔黄腻者不宜食用。

紫菜猪心汤

《中华药膳秘方》

【组成】紫菜 10g，猪心 250g，料酒 15g，葱段 10g，姜片 5g，肉汤 300g，猪油、精盐少许。

【制法与用法】紫菜泡发，去杂质；猪心剖开洗净放入沸水锅中汆去血水，捞出洗净切片。锅烧热放入猪油、葱段、姜片、料酒、肉汤，烧煮至猪心熟时加入紫菜，汤再烧沸腾时加入精盐即可出锅盛碗。

笔记

【功用】本方具有祛热除烦、利水养心之功。适用于因暑热引起的失眠、烦躁等症。

【方解】方中猪心甘咸而平，入心经，镇静宁心，养血安神，对气血不足之失眠多梦有调养作用；紫菜甘咸而寒，具有养心除烦、利咽止咳之功，对气阴不足有补养作用；两食材配用，既能补心血不足，又能清血虚之内热。

【使用注意】痛风、高血脂人群不宜食用。

甘麦大枣汤

《金匮要略》

【组成】甘草10g，小麦20g，大枣3枚。

【制法与用法】小麦用水清洗干净备用；大枣洗干净后用手掰开，或用刀切成两半。将小麦、甘草、大枣放在锅中，加水1000ml，武火煮开后调成文火煮炖20分钟即可。每日2次，早晚服用。

【功用】本方具有养心安神之功。适用于白天精神恍惚，夜晚烦躁难眠等，对更年期妇女心烦易怒、情绪波动大等也具有调养作用。

【方解】方中小麦甘、凉，可养心益肾，除热止渴，养心血和肝阴；甘草甘、温，温中养胃，温和调补；大枣甘、温，补中益气，养血安神。三味同用重在调养心脾，气血兼顾，补中有清。

【使用注意】湿热盛者慎用。

知识拓展

妇人脏躁的发病机理

缘妇人之病，木郁为多。木郁生风，妄肆疏泄，伤耗肺脏津液。金性本燥，肺属阴金，从湿土化气。金气主降，金气发现，志悲声哭。所以其病发作，如神灵为之，不能自主。欠者开口呵气，伸者举臂舒筋。此阴阳相引，欲交不能之象，乃中气虚也(《圆运动的古中医学》)。

第十二节　平肝潜阳类

平肝潜阳类药膳食养方多是以滋养肝肾、息风止痉类的药物与食材为主，依据人群不同体质进行相应配伍，用于调节人体阴阳盛衰的一类药膳食养方，适用于常见头晕眼花、手足麻木等表现的人群，也可以用于由于情绪波动导致出现此类表现的健康人群。

天麻汆鱼片

《常用特色药膳技术指南(第一批)》

【组成】天麻15g，鳜鱼1条(约400g)，豆苗50g，鸡蛋250g，奶汤750g，盐、鸡粉、胡椒粉、生粉、花雕酒、葱、姜适量。

笔记

【制法与用法】鳜鱼宰杀好，从背上入刀，取下鱼肉，剔下鱼皮后放入水中浸泡洗净血水，切成大薄片，用葱、姜、花雕酒、盐腌制入味。鸡蛋去蛋黄留蛋清，加入生粉打成蛋清糊，放入腌制好的鱼片抓匀。天麻用清水发透，切成薄片飞水。锅内放入奶汤烧开后，放入天麻片煮10分钟，加盐、鸡粉、胡椒粉调好口味，放入浆好的鱼片，文火炖至鱼肉成熟后，撒入豆苗即可。

【功用】本方具有息风定眩之功。适用于头晕头痛、高血压及中风后遗症的老年人群，常见肢体拘挛、手足麻木、腰腿酸痛等，亦可用于亚健康人群的日常食养保健。

【方解】方中天麻甘、平，入肝经，具有平肝息风止痉的功效，故有“定风草”之称，《神农本草经》记载“久服益气力”，且可清利头目；鳜鱼甘、平，入脾、胃经，可以补气血、益脾胃，益气养血而补虚；鸡蛋甘、平，补血滋阴，养心安神；奶汤（牛乳）甘、平，入肺、胃经，益气养血。四味同用，滋阴养血，息风定眩，标本兼顾。

【使用注意】儿童、孕妇禁用；肢体疼痛、咳嗽咯血属热证者禁用；寒湿盛者慎用。

九 月 肉 片

《常用特色药膳技术指南（第一批）》

【组成】菊花100g，石斛20g，瘦猪肉300g，鸡蛋3枚，鸡汤300g，姜15g，湿淀粉10g，麻油50g，食盐3g，白砂糖3g，绍酒20g，胡椒粉2g。

【制法与用法】将瘦猪肉去皮、筋后，切成薄片；菊花瓣用清水轻轻洗净，用凉水漂上；姜洗净后切片；鸡蛋去黄留清备用，石斛沸水泡取少量汤液调制淀粉。肉片用蛋清、食盐、绍酒、胡椒粉、湿淀粉调好匀浆。用食盐、白砂糖、鸡汤、胡椒粉、湿淀粉、芝麻油勾兑成调料汁。炒锅置武火上烧热，放入食用油500g，待油五成热时投入肉片，滑撒后倒入漏勺沥油。锅中留底油烧热，下葱、姜炒香，放入肉片，烹绍酒，倒入芡汁，撒入菊花瓣炒匀即可。

【功用】本方具有清热、滋阴、明目、祛风、平肝、养血之功。适用于肝虚火旺或阴虚体质的中老年人群，常见视疲劳、眼花干涩、头痛眩晕、眼胀、口干等症。亦可作为亚健康或健康人群日常食养保健。

【方解】方中菊花辛、苦、微寒，清肝明目，疏风解毒，既可上清头目，又可清降阴虚之火；石斛甘、淡、微咸而寒，有清热养阴、生津益胃之功；猪肉甘、咸、平，滋阴润燥，以补阴血之不足；加入鸡蛋与鸡汤，益气养血，是滋阴清热、养肝明目之良方。

【使用注意】脾胃虚寒者慎食；阳虚体质或头痛恶寒者禁食。

海带绿豆粥

《中华药膳秘方》

【组成】海带50g，绿豆60g，粳米100g。

【制法与用法】海带清洗干净，切碎；绿豆充分浸泡，与粳米一同加水熬煮30分钟，放入海带再熬煮15分钟即可。每日1次。

【功用】本方具有清热利尿、化痰醒神之功。适用于血压偏高的中老年人群，常见视物模糊、头晕眼胀、心情烦躁。亦可作为易怒、情绪波动较大等亚健康或健康人群日常食养保健。

【方解】方中海带咸、寒，具有软坚化痰、利水清热的功效；绿豆甘、凉，清热解毒，

笔记

利水除烦;粳米甘、平,健脾和胃。海带与绿豆相配,寒凉清热,咸入肾而降虚火;粳米和中以促进水谷化生,滋阴血而降虚热,且可防海带与绿豆寒凉伤胃。

【使用注意】甲状腺功能异常者慎用。

第十三节 固涩类

固涩类药膳食养方多是以益气健脾、收敛固涩类的药物与食材为主,依据人群不同体质进行相应配伍,用于调节人体卫表不固或气不敛津的一类药膳食养方,适用于常见气短乏力、动则汗出等表现的人群,也可以用于素体气虚,出汗较多,经常感冒的健康人群。

浮小麦饮

《卫生宝鉴》

【组成】浮小麦 30g,大枣 10g。

【制法与用法】将浮小麦、大枣洗净,加水适量,煎煮去渣,取汁 100ml,加糖少许调味即可,早晚服用。

【功用】本方具有固表止汗之功。适用于中年老人或容易感冒之人,常见自汗,动则汗出,恶风,气短乏力,舌质淡嫩,舌苔白,脉缓无力等。

【方解】方中浮小麦甘、咸而凉,能敛汗清心除烦,《本经逢原》记载“浮麦……能敛盗汗,取其散皮腠之热也”;大枣甘、温,补脾和胃,益气生津。两味同用既可收敛而止汗,以防止汗出太过,又可益气生津,以补过汗而损伤之气阴,为表虚易感之人调养之良方。

【使用注意】儿童用量应按年龄酌减。

小贴士

浮小麦的妙用

治盗汗及虚汗不止:浮小麦不以多少,文武火炒令焦,为细末。每服二钱,米饮汤调下,频服为佳。一法取陈小麦用干枣煎服(《卫生宝鉴》)。

八珍糕

《外科正宗》

【组成】人参、莲肉、芡实、茯苓、山药各 20g,糯米 300g,粳米 700g,白糖霜 100g,白蜜 50g。

【制法与用法】将人参、莲肉、芡实、茯苓、山药五味研为细末;将糯米、粳米研成粉,与上五味粉末混合均匀;将白糖入白蜜中加热溶化,随即将混合粉末倒入搅匀,趁热摊铺在蒸笼内,蒸熟后切成条状,火上烘干,密封保存。每日清晨用温水泡数条,也可干用。

【功用】本方具有健脾养胃止泻之功。适用于中老年人、儿童及身体虚弱之人,

笔记

以及脾胃虚弱的亚健康人群，常见饮食无味，食少纳差，精神萎靡，大便溏薄等。

【方解】方中人参味甘，为补益后天之本之要药，健脾益气，和中养胃；芡实甘、涩、平，补脾固肾而止泻；山药甘、平，入脾、肺、肾经，补脾养胃，生津益肺，补肾涩精；莲肉甘、涩、平，补脾益肾养心；茯苓甘、淡而平，渗湿健脾，与上药相配，既可固护脾胃，又可防补益之品滞气；糯米甘、温，补中益气，粳米甘、平，健脾和胃。多味相配，调补脏腑，以补脾为主，旨在健脾和胃，以促气血化生之源。

【使用注意】血糖偏高人群忌用。

芡实煮老鸭

《大众药膳》

【组成】芡实200g，老鸭1只，葱、生姜、食盐、料酒适量。

【制法与用法】芡实洗净，将老鸭宰杀后，去毛和内脏，洗净血水，将芡实放入鸭腹内。将鸭放入瓦锅（或砂锅）内，加水适量。将锅置武火上烧沸，放入葱、生姜、料酒，改用文火炖熬约2小时，至鸭肉煮烂即成。食用时，加入食盐即可。

【功用】本方具有益脾养胃、健脾利水、固肾涩精之功效。适用于身体瘦弱及糖尿病人群，以及脾胃虚弱的亚健康人群。常见食少纳差，晨起眼睑浮肿，腰膝酸软等。

【方解】方中芡实甘、涩而平，具有益肾固精、健脾止泻、除湿止带之功效；鸭肉甘、咸、微寒，滋阴补血、益气利水消肿。二味同用，脾肾双补，涩利两用，补益以生精，收涩以固精，是补益养生之良方。

【使用注意】感冒人群不宜食用。

白果肉粥

《中华药膳秘方》

【组成】白果肉20g，大枣10枚，粳米50g，白糖适量。

【制法与用法】将白果肉、大枣、粳米洗净，枣去核；然后置锅加入适量水及白果肉、大枣，武火烧开后加粳米，煮沸后改为文火煨至米熟软，加入白糖调匀即成。

【功用】本方具有健脾开胃、补五脏、安神止遗、除斑美容之效。适用于正常人及遗尿症者食用。

【方解】方中白果肉甘、苦、涩而平，具有敛肺止咳、止带缩尿之功，且有美容抗衰老之功效；大枣甘、温，健脾和胃，益气生津；粳米甘、平，健脾益气。三味合用收敛固精，益气健脾，是调和脾胃、敛精止遗之良方。

【使用注意】白果肉不可多食；小儿忌食；舌红者不宜食用。

理脾糕

《寿世青编》

【组成】松花、百合、莲肉、山药、薏米、芡实各50g，粳米粉600g，糯米粉150g，砂糖100g。

【制法与用法】百合、莲肉、山药、薏米、芡实研成粉末，加入松花、粳米粉、糯米粉，混合均匀，加入砂糖，加水拌匀蒸熟，放入烤箱中烤干后即可。每日1次，每次30~50g。

笔记

【功用】本方具有理脾和胃、祛湿止泻之效。适用于老人或儿童大便不成形等，同时对于平素食少、大便溏稀、身体消瘦等人群具有调理作用。

【方解】方中松花甘、温，具有益脾气、祛湿气、止泻痢的功效；莲肉甘、涩、平，养心益肾，补脾涩肠，有补虚止泻之功；山药甘、平，补脾益胃，益肺生津，固肾益精；薏米甘、淡、凉，健脾渗湿止泻；芡实甘、涩而平，益肾固精，健脾止泻；百合甘、寒，养阴润肺，清心安神，能补泻痢所致阴津耗损。诸味同用，和胃健脾固护后天之本而止泻，是调补与固涩并用之方。

【使用注意】伤食泄泻者不适宜食用。

第十四节　补　益　类

补益类药膳食养方多是以补气养血、滋阴温阳类的药物与食材为主，依据人群不同体质进行相应配伍，用于调节人体脏腑功能或气血阴阳不足的一类药膳食养方，适用于常见食少乏力、便溏腹胀等表现的人群，也可以用于素体脾胃不健、气血不和的亚健康人群。

板栗烧鸡块

《常用特色药膳技术指南（第一批）》

【组成】白豆蔻 20g，枸杞子 50g，板栗 300g，鸡 1 只，葱白 9g，姜 9g，淀粉 15g，胡椒粉 10g，绍酒 15g，盐、酱油少许。

【制法与用法】将干净的鸡剔除粗骨，剁成约 3cm×3cm 的方块。板栗洗净沥干。葱切成斜段，姜切片备用。油倒入锅中烧六成热时，炸板栗上色，捞出备用。锅中底油烧热后下葱、姜煸香，倒入鸡块炒干水气，烹绍酒，加清水、盐、酱油，文火煨至八成熟后，再放入炸过的板栗、枸杞子、白豆蔻，煨至鸡块软烂，调入胡椒粉炒匀，勾芡即可。

【功用】本方具有健脾补肾之功。适用于脾肾两虚人群，常见食欲不振、气短乏力、腰酸怕冷等。亦可用于亚健康或健康人群日常食养保健。

【方解】方中鸡肉甘、温，入脾、胃经，具有温中益气、补精填髓之功；板栗甘、温，入脾、胃、肾经，可补肾气，强筋骨，健脾胃；枸杞子甘、平，滋补肝肾；白豆蔻辛、温，行气宽中，以防滋补之品滞气。四味同用，补而不滞，健脾补肾。

【使用注意】食滞胃肠、阴虚火旺者少服或慎服；大便溏泄者慎服；糖尿病人群忌服。

山　药　汤

《常用特色药膳技术指南（第一批）》

【组成】山药 480g，杏仁 30g，粟米 750g，酥油 50g，白糖 25g。

【制法与用法】山药洗净切片备用；粟米洗净，炒至干香，备用；杏仁浸泡 1～2 小时后晾干，炒熟去皮尖，切碎，备用。将粟米、杏仁、山药加清水，煮沸至稍稠，再加白糖和酥油调匀即可。

【功用】本方具有补虚益气、温中润肺之功。适用于脾气亏虚人群，常见食欲不振、面色萎黄、形体瘦弱、时有泄泻、消化不良等。亦可用于亚健康或健康人群日常食

笔记

养保健。

【方解】方中山药甘、平，具有补脾益胃、益肺生津、固肾益精的功效，既可健脾以补后天之本，培土生金益肺气，又可固肾以壮先天之本，金水相生滋肺阴；杏仁苦、温，润肺止咳，祛痰平喘，且能润肠通便；粟米咸、凉，具有和中益肾、清热除烦之功，可调补脾肾。三味同用肺、脾、肾三脏得补，肺气阴得养，既可调养脾虚之食少不化，又可调整肺气不足之干痒咳嗽。

【使用注意】有食积者忌食。

健脾益气粥

《常用特色药膳技术指南（第一批）》

【组成】生黄芪 10g，党参 10g，茯苓 6g，炒白术 6g，薏苡仁 10g，大米 200g，大枣 20g。

【制法与用法】将生黄芪、炒白术装入纱布包内，放入锅中，加 3000ml 清水浸泡 40 分钟备用；将党参、茯苓蒸软后切成颗粒状备用；将薏苡仁浸泡回软后，放入锅中煎 30 分钟备用。大米、大枣放入浸泡药材包及薏苡仁煮后的锅中，武火煮开后改文火熬煮 2 小时，取出纱布包，放入党参、茯苓即可。

【功用】本方具有健脾益气之功。适用于脾气亏虚之各类人群，常见平素痰多、倦怠乏力、食少便溏等。亦可用于亚健康或健康人群日常食养保健。

【方解】方中黄芪甘、温，归肺、脾经，具有健脾补中、益气固表的功效，且可补益肺气，具有培土生金之功；党参甘、平，亦归肺、脾经，与黄芪一同补中益气；白术苦、甘、温，燥湿健脾；茯苓甘、淡、平，渗湿健脾；薏苡仁甘、淡、凉，健脾渗湿止泻；三药助黄芪与党参固脾益气，燥湿而护脾，渗湿而止泻；大米为水谷化生之源，大枣健脾和胃。方中诸药食同用，既可健脾益气，又可培土生金，是脾肺同补的良方。

【使用注意】有面赤气粗、痰壅肿胀、腹痛拒按、大便干结、小便短赤等症状者禁用；糖尿病人群禁用。

牛肉炖海带

《常用特色药膳技术指南（第一批）》

【组成】海带 500g，黄牛肉 1000g，陈皮 2g，草果 1g，小茴香 2g，花椒 2g，八角茴香 6g，肉豆蔻 2g，丁香 0.5g，肉桂 2g，葱 130g，生姜 60g，大蒜 20g，盐适量。

【制法与用法】将牛肉切块，冷水下锅，锅开后撇去浮沫，放入陈皮、草果、肉豆蔻、丁香、花椒、肉桂、小茴香、八角茴香、葱、姜、蒜，炖至牛肉软烂。另起一锅，用炖好的牛肉汤煮已泡发的海带丝，炖好后放入牛肉块，加适量盐调味即可。

【功用】本方具有补中益气、滋补脾胃、软坚散结之功。适用于脾气亏虚人群，常见头晕气短、心慌乏力等。亦可用于身体虚弱者。

【方解】方中牛肉甘、温，入脾、胃经，具有补脾胃、益气血、强筋骨之功效；海带咸、寒，软坚化痰，其寒凉之性可防方中温补太过而生热；陈皮理气健脾，燥湿化痰；肉豆蔻温中行气，草果燥湿祛痰，与陈皮相配行气化痰；丁香、肉桂、小茴香、八角茴香温中助阳，理气和胃。方中药食同用，补益脾胃，化痰散结，补而不滞气，消而不伤正。

【使用注意】甲状腺功能异常或有上火表现者慎用。

笔记

神仙鸭

《常用特色药膳技术指南(第一批)》

【组成】人参 3g,白果 49 枚,莲子 49 枚,大枣 49 枚,鸭肉 750g,黄酒 10g,酱油 10g。

【制法与用法】先在鸭皮上用竹签戳些小孔,再将黄酒和酱油调匀,涂在鸭的表皮和腹内,搓匀。将大枣去核、白果去壳去心、莲子去皮去心后装在碗内,撒入人参粉调匀后填入鸭腹,再将鸭肉上笼用武火蒸 2.5~3 小时,至鸭肉熟烂即可。

【功用】本方具有健脾补虚之功。适用于脾胃气虚人群,常表现为食少乏力、腹胀、腹泻等。亦可用于亚健康或健康人群日常食养保健。

【方解】方中人参味甘,为补益后天之本之要药,有益气健脾之功;大枣甘、温,益气生血;莲子甘、涩、平,养心益肾,补脾涩肠;白果甘、苦、涩、平,收敛固涩;鸭肉甘、咸、平,滋阴养胃,利水消肿。方中诸药食同用,健脾益肺,气阴双补,且敛气涩精,是补中益气之良方。

【使用注意】风热感冒者不宜食用。

甘麦大枣羹

《常用特色药膳技术指南(第一批)》

【组成】大枣(去核)60g,百合 100g,甘草 10g,鸡蛋 10 个,淮小麦 500g。

【制法与用法】将甘草洗净,煎取汁液备用;小麦洗净,大枣洗净,切成小块,百合洗净后切碎,鸡蛋破壳入碗打匀备用。将甘草汁煮沸加入小麦、大枣及百合同煮约 30 分钟,倒入鸡蛋液,煮沸搅匀即可。

【功用】本方具有补气、养血、安神之功。适用于情志不调的人群,常见烦躁易怒、失眠、焦虑、乏力等。亦可用于亚健康或健康人群日常食养保健。

【方解】方中百合甘、寒,养阴润肺,清心安神;淮小麦甘、凉,养心益肾,除热止渴,且为水谷,可和胃安中,化生气血;甘草甘、平,益气和中;大枣甘、温,益气养血;鸡蛋甘、平,滋阴润燥。诸药食同用,益气养血,宁心安神。

【使用注意】湿热体质人群慎用。

当归生姜羊肉汤

《常用特色药膳技术指南(第一批)》

【组成】当归 30g,生姜 60g,羊肉 750g,葱 30g,黄酒 50ml,盐 15g。

【制法与用法】将羊肉切块、焯水备用;当归清水洗净,葱、姜切片备用。羊肉、葱、姜、黄酒、当归同放砂锅内,加开水适量,武火煮沸后改为文火煲 1 小时左右放盐调味即可。

【功用】本方具有温中、补血、散寒之功。适用于血虚、阳虚体质人群,常见神倦乏力、头晕心慌、怕冷等。亦可用于亚健康或健康人群日常食养保健。

【方解】方中当归甘、辛、温,养血和血,调经止痛;生姜辛、温,温中散寒,亦可辛散透达而防御外邪;羊肉甘、温,益气补虚,温中暖下。三味同用,温中散寒,养血和血,既畅通血脉,又可血充而行,补而不滞,寒祛血充,诸证自愈。

笔记

【使用注意】口干口苦、咽喉肿痛及大便干结等人群慎用。

补骨脂胡桃煎

《类证本草》

【组成】补骨脂100g,胡桃肉200g,蜂蜜100g。

【制法与用法】补骨脂酒拌后研末,胡桃肉捣为泥,蜂蜜煮沸后加入胡桃泥、补骨脂粉,和匀即可,每次服10g,开水调服。

【功用】本方具有温肾阳、强筋骨、定喘嗽之功。适用于肾阳虚弱的人群,常见滑精尿频、腰膝冷痛、久咳虚喘等。

【方解】方中补骨脂性温味辛,善补肾助阳,强健筋骨,而且还兼有收涩的作用;胡桃肉补肾助阳以益精,温肺纳气以定喘。两味相配,既可以用于肾气亏虚的腰痛脚软、尿频遗精,也可以用于肺肾两亏之咳嗽。亦可用于亚健康或健康人群日常食养保健。

【使用注意】素体有热或痰火咳嗽者禁用。

黄芪羊脖粥

《常用特色药膳技术指南(第一批)》

【组成】黄芪12g,羊脖1200g,粳米100g,大麦200g,陈皮5g,草果5g,小茴香2g,葱、姜、蒜各5g。

【制法与用法】将黄芪、大麦清水泡透备用。羊脖洗净焯水,放入黄芪、葱、姜、蒜、陈皮、草果、小茴香,加清水,待羊脖肉炖至软烂后取出,放入大麦熬30分钟后,再放入粳米熬煮成粥,最后放入羊脖肉煮5分钟,调适量盐即可。

【功用】本方具有益气养血、健脾温肾之功。适用于气血虚弱、脾肾亏虚人群,常见头晕耳鸣、心慌气短、疲乏无力、腰酸腿软、失眠多梦等。亦可用于亚健康或健康人群日常食养保健。

【方解】方中羊肉甘、温,益气补虚,温中暖下,具有温补脾肾之功;黄芪亦为甘温之品,健脾益气,补益脾胃;大麦与粳米,和胃健脾,为水谷化生之本,且大麦甘、咸、凉,又可宽肠利水,以防水湿困脾;陈皮、草果、小茴香,温中行气,使补而不滞。

【使用注意】口干、眼干、大便干及感冒者忌食;夏季慎食。

滋养胃阴粥

《常用特色药膳技术指南(第一批)》

【组成】太子参6g,石斛10g,麦冬6g,生地10g,陈皮3g,枸杞子20g,大米200g。

【制法与用法】太子参、麦冬、枸杞子洗净,水泡透备用。将生地、石斛、陈皮装入纱布包内放入锅中,加入3000ml清水,浸泡40分钟。大米、太子参、麦冬放入锅中,武火煮开后改文火熬煮,在大米煮至七成熟时放入枸杞子,熬煮2小时,取出纱布包即可食用。

【功用】本方具有滋养胃阴之功。适用于胃阴亏虚的各类人群,常见胃部隐痛、嘈杂似饥、食少口干、大便干结、舌红少津、脉细数等。亦可用于亚健康或健康人群日常食养保健。

【方解】方中石斛甘、淡、微咸而寒，生津益胃，清热养阴；配伍生地、麦冬，生地滋阴清热以养肾阴为主，麦冬滋阴润燥以润肺阴为要，肺肾阴津充足，胃阴得补；枸杞子滋补肝肾；太子参益气健脾，且可生津润肺，以健脾胃；陈皮燥湿醒脾，以防补益太过而滞气；大米为谷物，气血化生之源，益气和胃。

【使用注意】头身困重、口淡不渴、痰多质稠、大便溏泄、小便不利等痰湿或湿热体质者禁食；糖尿病人群禁食。

银杞明目汤

《常用特色药膳技术指南（第一批）》

【组成】银耳 15g，枸杞子 15g，茉莉花 24 朵，鸡肝 100g，水豆粉 3g，料酒 3g，姜汁 3g，食盐 3g。

【制作与用法】将鸡肝洗净，切成薄片焯水备用；银耳洗净，撕成小片，用清水浸泡焯水备用；茉莉花择去花蒂，洗净，淡盐水浸泡 15 分钟备用；枸杞子洗净备用。将锅置火上，放入清汤，加入料酒、姜汁、食盐，随即下银耳、鸡肝、枸杞子烧沸，撇去浮沫，待鸡肝刚熟，加入水豆粉，装入碗内，将茉莉花撒入碗中即可。

【功用】本方具有补肝益肾、滋阴明目之功。适用于阴血亏虚的人群，常见视疲劳、视物模糊、眼干涩、头晕目眩、耳鸣、腰膝酸软等。亦可用于亚健康或健康人群日常食养保健。

【方解】方中银耳甘、淡、平，滋补生津，润肺养胃；枸杞子甘、平，滋肾润肺，补肝明目；鸡肝甘、温，具有补肝肾而明目之功；茉莉花辛、甘、温，理气开郁，辟秽和中，有行气以防气滞之功。四味同用，养阴明目，补而不滞。

【使用注意】肝火旺盛常见急躁易怒者慎食；咳嗽、咳痰者或感冒者禁食。

莲子荷叶蒸湖鸭

《常用特色药膳技术指南（第一批）》

【组成】莲子 15g，鲜荷叶 1 张，湖鸭胸脯 300g，干香菇 25g，盐、鸡粉、蚝油、花雕酒、香葱、姜、绵白糖、胡椒粉、香油、生粉适量。

【制法与用法】莲子用清水浸泡 20 分钟，去心、蒸熟；鲜荷叶洗净，备用。鸭胸切成 3cm 见方的块，加花雕酒、盐、胡椒粉、绵白糖、蚝油、生粉、葱、姜腌制入味。干香菇温水泡发洗净，改刀成块，与腌制好的鸭肉、莲子拌匀，用鲜荷叶包裹封严，入蒸箱蒸 40 分钟，至鸭肉软烂即可。

【功用】本方具有清热养阴之功。适用于夏季暑热出现口干、大便干燥的人群，亦可用于老人或儿童失眠盗汗，以及亚健康或健康人群日常食养保健。

【方解】方中荷叶苦、平，清热解暑，升发清阳，且可凉血，为夏季清暑佳品；莲子甘、涩、平，补脾益肾，涩精止泻，且养心安神，与荷叶相配，清补同用；鸭肉甘、咸、平，滋阴养胃，利水消肿，利水以助解暑，养阴以防阴伤；香菇甘、平，扶正补虚，健脾开胃。四味同用，既可解暑清热，又可益胃养阴。

【使用注意】素体虚寒、胃部冷痛、腹泻清稀、腹痛腹胀者慎食。

笔记

生 脉 饮

《备急千金要方》

【组成】人参 10g，麦冬 15g，五味子 10g，水适量。

【制法与用法】将人参切片，与麦冬、五味子一同放入砂锅中，加水，文火煎 1 小时，取汁。

【功用】本方具有大补元气、益气生津、敛阴止汗之功。适用于气津不足人群，常见体倦气虚、心悸、口渴多汗、久咳伤肺、干咳无痰、动则汗出、气促声怯等。

【方解】方中人参味甘，大补元气，健脾养肺，养心安神，且可生津止渴；麦冬味甘、微苦，微寒，润肺养阴，益胃生津；五味子酸、温，敛气生津。三药同用能脾肺同补，气津得生，是补气养阴之良方。

【使用注意】感冒或咳嗽、咳痰者禁用。

（苏鑫　韩娟　宋志靖　王蕊）

学习小结

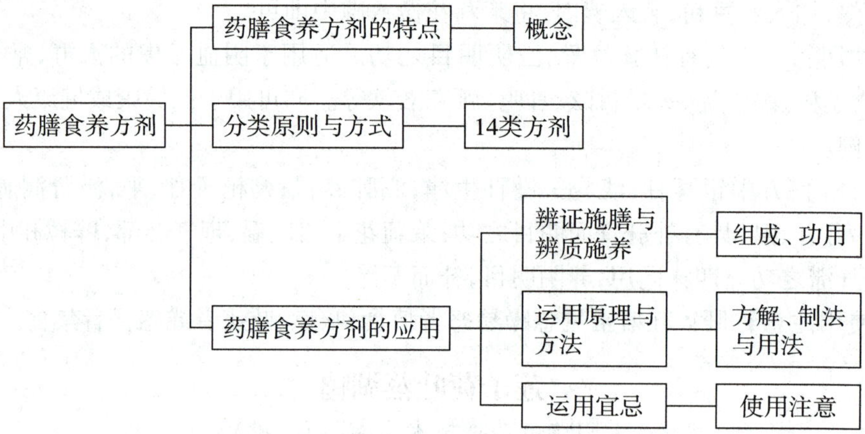

笔记

第四章 药膳制作的基本技能

学习目的

通过学习炮制的目的和方法，掌握药膳所用的食材、药材烹调之前的具体操作；通过学习药膳制作工艺，重点掌握药膳制作特点及其要求，熟悉各类药膳的制作方法。

学习要点

药膳的制作特点；炮制的目的和方法及药膳的制作要求；药膳的制作方法。

第一节 原料的前期处理

一、炮制目的

药膳所用的食材、药材在制作及烹调之前，要进行加工炮制，使其符合养生防病、烹调食用的标准。通过炮制，可达到以下目的。

（一）净化原料，去除杂质

药材和食材的原料一般都带有少许泥沙、杂质和非食用部分，在制作药膳之前，须经过清洗、分离，达到去除杂质，使原材料洁净、可食用的目的。例如，鱼去除鳞片、内脏，肾脏去筋，核桃去皮等。

（二）选材精准，一物多用

同一种原材料，其不同部位具有不同功效。比如莲肉能健脾止泻，莲心可清心除烦；全当归既可补血又可活血，当归头可补血，当归尾可行血，当归身能养血。根据药膳需要达到的功效，选取不同药材、食材的部位，并通过选取适当的部位，使药食相宜，更好地发挥药膳的功效。例如，发汗解表药膳制作时，宜选用麻黄须和温性食物制作；止汗药膳制作时，则宜选用麻黄根和平性或凉性食物制作。

（三）矫味增香，良药可口

制作药膳的过程中，选取的食材和药材多样化，不可避免地会有一些药物和食物具有特殊气味，比如羊肉和鱼肉的腥膻、鸡内金的臭味、墨鱼的咸味、鲜竹笋的苦涩味等，通过适当的炮制方法，可以矫正其原有的气味、增香，并且不改变或增强原有功效。例如，鸡内金使用米炒法，可以去除鸡内金的臭味，并可增强其健脾消积的功效；羊肉和鱼肉均属腥膻之物，但煮羊肉汤的时候用鱼骨焯水，煮鱼汤的时候适当放一点羊肉

笔记

汆烫，都可去除腥膻。

（四）增效减毒，温和施膳

一些原材料未经炮制时，作用不明显，经过炮制后，可使功效增强。另有一些原料具有一定毒性或副作用，可通过炮制消除或减轻这些毒性，并增强所需要的功效，达到食用安全、温和施膳的目的。例如，茯苓经过乳制后可增强其补益的作用；苦杏仁有小毒，用烊法或炒法炮制后，可降低苦杏仁的毒性，增强其止咳平喘的作用，并且保留一定的润肠作用。

（五）改变性能，扩大应用

一些药膳原材料经过炮制后，可以改变其性味、归经、功效，从而扩大其应用范围。例如，生藕性凉，善于清热除烦，熟藕性温，长于健脾益胃；麦芽生用时，入肝经，具有发奶的功效，适用于产后缺乳、需要增加奶量者；而麦芽炒用，则具有回奶效果，适用于需要断奶的产妇；麦芽焦制，则改变了其归经，不入肝经而入脾、胃经，具有消食导滞的效果，适用于食滞胃肠者。同一种原材料，根据不同的需求，采用适当的炮制方法，可以达到不同的功效。

二、炮制方法

（一）净选

根据具体情况，去除杂质与非药用部分，留取药用部分，以满足药膳需求，常采用如下方法。

1. 挑选　去除泥沙杂质，除去虫蛀、霉变、腐烂者，选择色、味纯正，外形美观、质地饱满者。如枸杞子以粒大、肉厚、种子少、色红、质柔软者为佳，而粒小、肉薄、种子少、色灰红者质量较差，不宜选用。

2. 刮　去除原料表面的不可食用部位。如杜仲、肉桂去粗皮，鱼去鳞等。

3. 火燎　将原料在急火上短时灼烧，使药材表面刺或绒毛等迅速受热焦化，而内部不受影响。如禽肉燎去细毛。

4. 去壳　除去硬壳果类原料的硬壳，便于准确投料与食用，如白果、板栗等。

5. 捻　除去原料表层柔软琐碎的非食用部分，保证口感、便于调剂，如松仁、炒制的红衣花生等。

6. 碾　将原料放在石碾上，经过转压或转磨，使之成为碎块或粉末，或脱去非食用部位。如刺蒺藜、苍耳子碾去尖刺等。

（二）漂制

采用不同的溶剂对原料进行清洗，包括清水漂、酒漂、药物汁漂等，以达到清洁和降低原料毒性和异味的目的，如漂半夏。

（三）浸润

采用液体对原料进行加工处理的方法。原料特性不同，选择不同的处理方法。

1. 洗　除去原料表面的泥沙、异物等非药用成分。

2. 泡　加水泡制，达到去除残留农药或软化原料的目的。

3. 润　除水以外，还可采用其他液体浸润，使其软化而又不致丢失有效成分。包括水润（如贝母、冬虫夏草等）、奶汁润（如茯苓、人参等）、米泔水润（如苍术、天麻等）、药汁润（如吴茱萸汁浸黄连等）、碱水润（如鱿鱼等）等方法。

笔记

（四）焯制

将原料放入沸水中，翻动片刻，立即取出的方法。如除去种皮，焯杏仁、桃仁等；如氽菠菜，以便调剂食用；氽去血水，如去鸡、鸭等肉类的血水，使食品味鲜汤清；除腥膻味，如熊掌、牛鞭等。

（五）切制

经过净选、软化后，根据需要，切制成一定规格的片、块、丁、节、丝等不同形状，以供制膳需要。如茯苓宜切块，姜宜切片或丝等。

（六）炒制

1. 清炒法　不加任何辅料的炒制方法，包括炒黄、炒香、炒焦。

（1）炒黄：将原料在锅内用文火炒至表面微黄。

（2）炒焦：将原料在锅内翻动，炒至原料表面焦黑，内部焦黄存性，如焦山楂。

（3）炒香：将原料在锅内炒出香气，一般用文火，如炒芝麻、花生等。

2. 麸炒法　是指将切制后的原料用一定量的麦麸加以拌炒的炮制方法，如炒川芎、白术等。

3. 米炒法　是指将切制后的原料与米同炒的方法。如米炒党参等。

4. 盐炒或砂炒法　先将油制过的盐或砂在锅内炒烫，加入原料，炒至表面酥脆，然后筛去盐砂。如盐炒花生、砂酥鱼皮。

（七）煮制

利用清水或液体辅料与原材料共同加热的方法，一般煮至无白色或刚透心为度，其目的是降低原料的毒性、刺激性或涩味，减少其副作用。如燕窝、鱼皮等。

（八）蒸制

利用水蒸气或隔水加热原料的方法，包括清蒸、辅料蒸等。如清蒸杏仁等。

（九）炙制

将原料与定量的液体辅料拌润并炒至一定程度，使辅料逐渐渗入原料内部的炮制方法。通常使用的液体辅料有蜜、酒、醋、姜汁、盐水及食用油等。主要目的是改变药性、增强疗效或减少副作用。如蜜炙甘草，酒炙白芍，盐炙杜仲，醋炙元胡等。

> **小贴士**
>
> **炮制注意事项**
>
> 炮制过程中，操作场所的清洁卫生和安全防火，工具的洁净、保养，药材和食材的防霉、防腐、防冻，以及操作人员的劳动保护等，与炮制的质量和操作人员的健康以至生命安全存在着密切的关系，必须予以充分关注。

第二节　药膳制作工艺

一、原料来源

药膳原料主要由食物和中药组成，还包括一些调味品、香料、茶和代茶饮品等。食物包含的种类繁多，涉及常见的“谷肉果菜”，如谷物粮食和薯芋、豆类，鱼类和龟鳖、蚌蛤、蟹虾，禽兽肉类，水果、干果和部分野果，以及各种蔬菜野菜等。用于制作药膳的

笔记

中药除用其功能外，还应有不同程度的可食性，且具无毒性、可咀嚼食下和较好气味等特点。中药有中药材和中药饮片之分，中药材即中药原材料，而中药饮片即中药材经炮制加工后可调配服用的药物。用于药膳制作的药物大部分为中药饮片。药膳所用中药饮片应从《可用于保健食品的物品名单》和《既是食品又是药品的物品名单》中选取。

知识拓展

既是食品又是药品的物品名单（110 种）

丁香、八角茴香、刀豆、小茴香、小蓟、山药、山楂、马齿苋、乌梢蛇、乌梅、木瓜、火麻仁、代代花、玉竹、甘草、白芷、白果、白扁豆、白扁豆花、龙眼肉（桂圆）、决明子、百合、肉豆蔻、肉桂、余甘子、佛手、杏仁（甜、苦）、沙棘、牡蛎、芡实、花椒、赤小豆、阿胶、鸡内金、麦芽、昆布、枣（大枣、酸枣、黑枣）、罗汉果、郁李仁、金银花、青果、鱼腥草、姜（生姜、干姜）、枳椇子、枸杞子、栀子、砂仁、胖大海、茯苓、香橼、香薷、桃仁、桑叶、桑椹、桔红、桔梗、益智仁、荷叶、莱菔子、莲子、高良姜、淡竹叶、淡豆豉、菊花、菊苣、黄芥子、黄精、紫苏、紫苏籽、葛根、黑芝麻、黑胡椒、槐米、槐花、蒲公英、蜂蜜、榧子、酸枣仁、鲜白茅根、鲜芦根、蝮蛇、橘皮、薄荷、薏苡仁、薤白、覆盆子、藿香、人参、山银花、芫荽、玫瑰花、松花粉、油松、粉葛、布渣叶、夏枯草、当归、山柰、西红花、草果、姜黄、荜茇、党参、肉苁蓉、铁皮石斛、西洋参、黄芪、灵芝、天麻、山茱萸、杜仲叶。

知识拓展

可用于保健食品的物品名单（114 种）

人参、人参叶、人参果、三七、土茯苓、大蓟、女贞子、山茱萸、川牛膝、川贝母、川芎、马鹿胎、马鹿茸、马鹿骨、丹参、五加皮、五味子、升麻、天门冬、天麻、太子参、巴戟天、木香、木贼、牛蒡子、牛蒡根、车前子、车前草、北沙参、平贝母、玄参、生地黄、生何首乌、白及、白术、白芍、白豆蔻、石决明、石斛（需提供可使用证明）、地骨皮、当归、竹茹、红花、红景天、西洋参、吴茱萸、怀牛膝、杜仲、杜仲叶、沙苑子、牡丹皮、芦荟、苍术、补骨脂、诃子、赤芍、远志、麦门冬、龟甲、佩兰、侧柏叶、制大黄、制何首乌、刺五加、刺玫果、泽兰、泽泻、玫瑰花、玫瑰茄、知母、罗布麻、苦丁茶、金荞麦、金樱子、青皮、厚朴、厚朴花、姜黄、枳壳、枳实、柏子仁、珍珠、绞股蓝、胡芦巴、茜草、荜茇、韭菜子、首乌藤、香附、骨碎补、党参、桑白皮、桑枝、浙贝母、益母草、积雪草、淫羊藿、菟丝子、野菊花、银杏叶、黄芪、湖北贝母、番泻叶、蛤蚧、越橘、槐实、蒲黄、蒺藜、蜂胶、酸角、墨旱莲、熟大黄、熟地黄、鳖甲。

二、制作特点

药膳首先是膳食，要具备一般膳食色、香、味、形俱全的特点。除此之外，药膳又是

笔记

一种功效型膳食，需要具有治病强身、美容养颜、延缓衰老等多种功效，因此在选料、配伍、制作方面有其自身的特点。

（一）中医理论指导，合理选材

药膳的原材料选取，与一般膳食不同，不仅要按照营养学的标准选取具有一定能量与营养的原材料，还要根据不同体质、不同病证、不同季节、不同地域，在中医理论指导下，根据四气五味选取适当的原材料。此外，还要适当兼顾施膳对象的口味。在原材料选取时，要考虑如下三点：

1. 原材料选用要针对用膳对象　不同体质和病证的人，需用不同的食材。尽管许多食材有着丰富的营养，但并不适宜所有人群。例如鹿茸、红参、狗肉等具有温补功能的原材料，适合阳虚者，当具有畏寒怕冷、腰膝冷痛、阳痿早泄等症状时选用，但并不适合阴虚火旺者。幼儿体弱者，需要根据先天体质选用健脾胃、调阴阳、养气血等药膳；年老体弱者，需要根据不同状态选用调补脾肾、滋阴养血等药膳。

2. 原材料选用要讲究科学配伍　原材料选用时，要考虑药材和食材之间、食材和食材之间、口味和功效的相互适宜，配伍在一起不能出现难以接受的味道，更不能出现功效相克的搭配。例如，螃蟹要与生姜、紫苏等去腥、散寒之品相搭配，口味更好而功效相宜，而不应与寒凉之品或味道腥膻的食物搭配。

3. 原材料选用要考虑季节和产地　要在中医理论指导下，参考季节、产地选料配方。要做到应季而食，多选用当季时令食品。由于生长地的自然环境不同，相同药材、食材的功效相差较大，因此选择道地药材、道地食材对于药膳的制作也非常重要。

（二）科学烹调，保证食效

由于药膳选材会用到一些中药饮片或者功效显著的食品，在烹饪过程中，除了对其进行加工炮制，使之更好地发挥功效，还要注意烹饪形式和方法，避免有效成分的丧失，以保证达到相应的功效。传统药膳制作方法常以炖、煮、蒸、焖为主，药膳的展现形式主要以汤、羹为主。这是因为通过炖、煮、蒸等方式可以使药物和食物中的有效成分最大限度地溶解并保存于汤中，以发挥其应有的功效。如雪羹汤、十全大补汤、当归生姜羊肉汤、川贝炖雪梨等都是以炖、煮、蒸等方法为主制作的。因此，合理烹调，以保证药膳的色、香、味、形，同时保证药膳疗效。

（三）善用五味，巧妙调味

药膳的本质是膳食，要有良好的口感。但药膳的调味并不提倡过多使用调味品，而是要尽可能使用天然食物和中药原本的味道，通过五味调和，使口感鲜美。在药膳烹调的过程中，应遵循以下原则及方法。

1. 保持原汁原味　一般而言，药膳原材料经过烹调后，应尽量保持其原汁原味，不宜多用调味剂改变其本味，因为各种食物、药物的味就是其功能组成的一部分。但有些药膳药味较重，人们难以接受，则需要经过适当的调味。一般的调味品如油、盐、酱、醋等，在药膳制作中比较常用。但是需要注意的是，五味之中存在生克制化，若苦味较重，则可以用咸味去除；若酸味较重，则可以用辛味去除。需要五味突出时，增酸可用柠檬，提甜可选甘草……总而言之，尽量运用食材、药材的本味相互作用而调味。另外，一些具有腥、膻味的原料，如羊肉、鱼、虾等，则需要选用生姜、辣椒、大蒜等调味

笔记

品进行必要的矫正异味。

2. 辨证选择调味品　一些具有突出辛香味的食物和中药材，通常其本身就具备调味品的功能，如花椒、茴香、肉桂、豆蔻、丁香、木香、生姜、砂仁等。这类调味品本身具有浓烈的香味，且多为辛甘温热类，有辛温升散的特性，大多具有行气活血、辛香发散的功效。因而，在药膳制作过程中，要根据用膳对象的不同体质和病证，在辨证施膳的理论指导下，有针对性地选用此类调味材料。例如，用于风寒感冒的药膳可使用生姜调味，用于风热感冒的药膳可使用薄荷调味，它们既是矫味品，又是药物；活血化瘀类药膳中可选用辛香行气的原材料调味，既可增香，又可增强行气活血的功效；补益脾胃类药膳中常用砂仁等芳香醒脾的原材料调味，以达到醒脾开胃的功效。

在制作温阳化湿、活血养颜等药膳时，适宜用辛香类原材料进行调味，如果是阴虚燥热的用膳对象，则不宜选用此类原材料进行调味。另外，在辨证选材的时候，还应注意一些药膳原料本身会带来的弊端和副作用，选用适当的调味品来矫正这些副作用。比如血虚证者常会用阿胶补血，调味可选用辛香类原材料，达到补而不滞的目的；阴虚证者常会用到滋阴类药膳，调味品可选用辛香化湿类原材料，可达到补而不腻、补中兼行的功效。

三、制作要求

药膳是一种特殊的膳食，其制作必须满足符合卫生法规、选料必须精细、烹调讲究技艺、调味适当可口的要求，还需掌握药膳烹调的特殊要求。

（一）基于中医药理论，精于烹饪

因药膳中有药物，且药物的理化性质及功效与药物的加工有着密切的关系，如根茎等质地坚硬的药物，必须久煎才能更好地发挥药效，而含有挥发油类的药物则不宜久煎。补气的药膳不宜多加芳香类调味品，以防伤气；滋阴的药膳则不宜多用辛辣类调味品，以防伤阴等。

（二）遵循四气五味，严谨配料

遵循中医理法方药的原则，注重配料间性效组合，选料注意药与药、药与食之间的性味组合，尽量应用相互促进的协同作用，避免相互制约的配伍，更须避免配伍禁忌的药食搭配，以免导致出现副作用。

（三）讲究色香味形，隐药于食

药膳的功效很重要，而药膳烹调的感官感觉更重要。因此，药膳的制作在某些情况下还要求将药物“隐藏”于食物中，在感官上保持膳食的特点，并具有普通膳食的色、香、味、形诸方面制作加工的特点，才能激发用膳者的食欲。

大多数单味药或较名贵的药物，或本身形质色气很好的药物不必“隐藏”，如天麻、枸杞、人参、黄芪等，可直接与食物一同烹调，作为“膳”的一部分展现于用膳者面前，这属于见药的药膳。某些形色不佳的药物则不宜将药物本身呈现于药膳中，必须药食分开制作，这属于不见药的药膳。如将食物按照工艺制作后，取一定的有效部分（如药汁、药粉、中药提取物等）与食物混合制作。这类药膳的制法还可将药食共烹后去除药渣，仅留食物供食用等。这种方法还适合含有纤维较多、让人无法咀嚼药材的药膳。

笔记

四、制作方法

药膳的品类繁多，根据不同的方法可制作出不同的药膳，以适应人们的不同嗜好、不同口味及不同需求。常用膳饮可分为面点类、热菜类、凉菜类、饮料类和药酒类等。

（一）面点类

指以谷类、薯类、杂豆类食物为主料，加入其他食物或药物，如大枣、龙眼肉、山药、党参等，经蒸煮而成的固体状食品，又是面食与点心的合称。

1. 药膳面条　主要是在面条的配料、汤汁或面粉中添加适量的药物或药物有效成分烹制而成，属花色面条的范畴。在制作药膳面条时，若使用市场上供应的成品面条，可将所要添加的药物煎汤取汁后，与面条的高汤混合使用；药食两用的食物经炖、焖、煨、煮等预先处理后，可直接作为面条的配料和高汤一起使用。

手工药膳面条制作主要有三步：面团调制（由适量的面粉、药物成分、蛋清和冷水调制）、面条擀制和面条煮制。

夏季要制作药膳凉拌面，可使用手工药膳面条制作方法，将煮熟的药膳面条放入冷开水中（水中也可加适量冰块），使面条迅速变凉，捞出面条，控水，用适量香油拌匀，再添加相应的调味品、佐料等拌匀即可；若使用市场上供应的成品面条，则可用适量中药成分制作成调味品、佐料调制。

2. 药膳包子　是在常用的包子馅或包子皮中，加入适量中药或其有效成分制作而成。所用中药可以煎药取汁，也可研成细粉，有些粉末状的中药也可直接作馅。药膳包子如豆沙包、茯苓包、天冬羊肉包等。包括在面粉中添加适量中药成分和酵母粉制作面团、药膳馅料制作、包馅和隔水蒸熟等步骤。除蒸熟外，还可以用油煎、生煎等方法。

3. 药膳饺子　本药膳多以面粉制皮，偶使用芋粉、澄粉、糯米粉制皮。饺子按制熟方法，可分为水饺、蒸饺与煎饺三类。

药膳饺子是在常规饺子皮或饺子馅中加入适量的中药或其有效成分制作而成，其成分添加的方法与药膳包子相同。包括制备含中药成分的面团、药膳馅料制作、饺皮制作、包馅成形和制熟等步骤。

4. 药膳馅饼　是在家常馅饼的基础上添加适量中药或有效成分而制成的馅饼。添加的药用部分要适量。药物可以煎药取汁或将药粉加在饼皮中，也可放在馅内。制作方法：添加适量中药成分和酵母粉制作面团，把准备好的馅料包馅成型，放入容器里煎制成熟（以馅饼较为松软为宜）。在面团揉制过程中，要求做到“三光”，即面团光、手光、容器光。

（二）药膳粥饭

是用小米、糯米、粳米等粮食类原料，选配适当中药，经煮或蒸制而成的粥和饭。

1. 药膳粥　是将部分具有健脾益气、益肾养精等作用的中药与养胃米粥有机地结合起来，寓药效于米粥之中的特殊粥。具有扶正、祛邪、益气、健脾或养肾的特点，是深受喜爱的药膳种类。药膳粥的制作方法有四种。

（1）谷米与药物同煮法：对药食原料进行预处理（包括药食挑选、淘洗干净及其他处理如浸泡、改刀等），先武火煮沸，再改用中、小火，煮至米粒膨开、粥汤黏稠适中。

（2）先煮谷米，后下药物同煮法：淘净谷米，置锅内，加适量清水煮沸，使米粒煮

笔记

至膨胀后，加入预先处理好的药物，与其同煮，至药味析出、原料酥烂、粥汤黏稠。

（3）先煮药物或药食两用的原料，后下谷米同煮法：将药物或难以煮烂的药食两用的原料洗净下锅煮至软烂、药味析出，放入谷米，煮至米粒膨开、粥汤黏稠适中。

（4）药物取汁煮谷米法：把难以咀嚼和吞咽的药物用布包扎紧，放入水中煮至药味析出，取出药包，留汤待用（有些药汤还需沉淀和过滤），然后放入谷米，煮制成粥。

2. 药膳饭　是在煮、蒸饭时，适量添加适宜功效的中药或中药有效成分所制成的特殊米饭。根据所制药膳饭的需要，可选用粳米、糙米、糯米、黑米、粳米等作为主料，然后再配制适量的药物或其成分进行煮或蒸。药膳饭的制作方法有两种。

（1）煮制方法：选取适量的米（去除杂物）置容器内，用冷水淘洗 2~3 次，取出，倒入电饭煲，加入预处理过的药物或药食两用的原料拌匀，再倒入开水（也可用煎煮药物的汤水或炖鸡、煨肉的汤水）煮制成饭。

（2）蒸制方法：蒸饭在米的用量、淘洗方面与煮饭相同。将米与预处理过的药物或药食两用的原料置于容器里混匀，再倒入开水（或用煎药的汤水或炖鸡、煨肉的汤水），置于蒸锅或蒸笼内，加盖，用武火蒸至米饭成熟、软糯即可。

（三）药膳菜肴

是以中医药理论为指导，将具有一定功效的食物和药物相结合，采用中国特有的烹调技术，加工制作而成的具有防病治病、保健益寿作用的美味可口的食品。药膳菜肴将食药相互搭配调制，取药之性，用食之味，食借药力，药助食威，二者相辅相成，从而达到食养和食疗的最佳效果。

药膳菜肴一般可分为热菜类药膳、凉菜类药膳两类，是传统药膳中最常见的种类之一。

1. 热菜类药膳　所用原料十分广泛，如蔬菜、肉类、禽蛋、鱼虾等，制作方法也多种多样。为了充分发挥药膳菜肴保健、预防、治疗的功效，通常采用以水或蒸气作为传热介质的烹调方法，如炖、焖、煨、煮、烧、扒、蒸、熬、烩法等，也可适当选用炒、爆、熘、炸法等以油作为传热介质的烹调方法。

热菜类药膳以味鲜、性平和为宜，展现原汁原味，常有咸鲜、咸甜和咸香等味型。也可制成纯甜、酸甜、香辣和鱼香味等味型，使药膳菜肴的口味尽可能满足大多数人的需要。热菜类药膳的制作方法有 12 种。

（1）炒法：将经加工成适宜大小的药食原料放入有少量油的锅中，武火加热，快速翻炒至成熟。如砂仁炒猪肚，该药膳为抗衰老、延年益寿之滋补佳品。

（2）烧法：取适量油置炒锅烧热，下姜、葱煸香，放入处理好的药食原料，煸炒片刻，添加适量黄酒、清水或汤和调味料，待烧沸后，改文火烧至原料酥烂，最后以武火收稠汁。注意：烧法的时间一般需 40 分钟左右，清水或汤要适量。在烧制过程中，使用咸味调味料，如酱油、黄酱、盐等，要分两次投放，前期投放总量的 70%，待原料酥烂、武火收汤时，视菜肴的色泽和口味，再决定二次投放量，以防菜色过深或味过咸。如红烧牛鞭，用料主要有牛鞭、冬菇、冬笋、陈皮丝、姜丝、蒜末、葱丝、胡椒粉、料酒等适量，具有补肾壮阳之功，适用于肾虚阳痿、性欲低下等。

（3）炸法：将经过加工处理的药食原料放入有较多量油的热锅中，经初炸、再炸，使原料里面成熟、表面酥脆。如紫菜鳕鱼酥，有增强免疫力、预防心脑血管疾病的作用。

笔记

(4) 煨法:将药食原料用湿面或湿纸包裹,埋于热火灰中缓慢加热。现代对煨法进行改良,常用滑石粉或麦麸加热后煨制药物,也属于煨法。煨法的目的主要是降低副作用,或缓和药性,或增强药物作用。如川椒煨梨,具有健脾开胃、润肺化痰之功,一般人群皆可食用,尤适宜急、慢性气管炎者。

(5) 煮法:将经加工后的药食原料置于锅内,加适量清水或汤及调味品,武火烧沸,再用中小火加热至成熟。如羊肉枸杞炖山药,该药膳酥烂绵软,香醇味浓,咸鲜味美,营养滋补,具滋肝明目、减肥降脂之功。

(6) 熘法;将经加工处理后的药食原料通过油炸,或滑油、或蒸、或煮的方法加热成熟,再浇淋调味汁成菜。如原汁蚝皇极品鲍,具养阴、平肝、固肾之功,可提高免疫力、调经润肠和促进生长发育。

(7) 扒法:将经过前期加工处理的药食原料在扣碗(盆)或锅中码放整齐,再添加处理好的药物,加入适量汤水和调味料,或蒸,或烧,使原料酥烂入味。如京葱扒鸭、白扒鱼翅、德州五香扒鸡等。

(8) 蒸法:将药食原料拌好调料后,放入碗中,利用水蒸气加热烹熟。如清蒸药膳土鸡,具有补血、活血、增强抵抗力之功。

(9) 烩法:将易熟的两种或两种以上的药食原料,或经过初步熟处理的药食原料,刀工处理后与药物同置于锅内,加汤汁及调味料,用中火烧沸至原料入味,再勾芡稠汁成菜。如补肾药膳——虾丸烩。

(10) 炖法:采用动物类原料,如鸡、鸽、牛肉、猪排骨等,适量搭配根茎类或叶菜类原料,经清洗、去掉非食用部分、刀工成形、焯等加工后,投放药物(补益类药物或非补益类都需稍加清洗,后者洗后用布包包扎,再与动物性原料同放砂锅内),加适量水(以漫过原料高度 3~5cm 为宜),以保持其原汁原味,加热,先用武火煮沸撇去汤面浮沫,使汤汁清澈,放入调味料(如葱、姜、蒜、料酒、盐等),文火慢炖 1~3 小时至原料酥烂。如当归炖鸡,适用于血虚、月经不调、产后虚弱和跌打损伤等。

(11) 油爆法:又称爆炒,将经过刀工或上浆处理后的动物性原料放入五成热(约150℃)的油锅中加热至原料刚熟后滤油,用武火热油炒制配料,然后再倒入主料,放兑汁芡快速翻炒成菜。如腰花炒木耳,具有养气补血、润肺镇静之功,常吃可减少心血管病发病率,起到养颜抗衰老作用。

(12) 涮法:利用火锅中的沸汤对药食原料进行加热并使其熟透。将预先制好的红汤、白汤或清汤等汤料用火锅煮沸,将所要涮的原料分别装在盘中,并准备好相应的调味料碟,即可涮食。用涮法制作药膳,可将所用的药物或药物的汁液放入火锅汤中同煮,也可将药物的汁液与所蘸的调味料混合。如九肴涮驴肉火锅,对动脉硬化、冠心病、高血压人群具有保健作用,可增强老人、儿童、体弱者的抗病康复能力。

2. 凉菜类药膳　将药膳原料或经制熟处理,或生用原料,经加工后冷食的药膳菜类。尽管一年四季均可食用,但最适宜于夏季食用,制作方法主要有拌、炝、腌、卤、冻等方法。

(1) 拌法:将药膳原料的生料或已凉后的熟料加工切制成一定形状,再加入调味品拌均。特点是清凉爽口,理气开胃。如枸杞拌昆布,具补益肝肾、消肿散结之功,可用于甲亢和肝肾亏虚之证。

(2) 炝法:将药食原料切制成所需形状,经热处理后,加入各种调味品拌制,或再

笔记

加热花椒炝成药膳。特点是口味或清淡或鲜咸麻香。如活炝闸蟹，主要由活闸蟹、姜丝、八角茴香、花椒等组成，补骨髓，滋肝阴，舒筋活血，可抗氧化，对儿童佝偻病和老年人骨质疏松具有营养作用。

（3）腌法：将药食原料浸入调味卤汁中，或以调味品拌匀，腌制一定时间排出原料内部的水分，使原料入味。特点是清脆鲜嫩，浓郁不腻。腌法又可分为五种：盐腌、糖腌、醋渍、酒腌和糟腌。如醋泡黄豆，具美容养颜、促进食欲和保护心脑血管的作用。

（4）卤法：将经加工处理后的药食原料放入已制好的卤水中（老卤尤香，所用药物用布袋扎好后也可同置于卤水中），用武火煮沸，撇去浮沫，用中小火煮至原料成熟或酥烂。如药膳卤汁，主要由枸杞、杜仲、桂枝、熟地、川芎、肉桂和辅料等组成，具有温补肝肾之功。

（5）冻法：将含胶原蛋白较多的药食原料，经煮、卤或酱制，原料中的胶原蛋白会逐渐析出与汤融合，冷却后，汤汁即凝固成冻。如滋补药膳四物木耳冻。

（四）药膳汤羹

是在汤、羹中添加药食原料，经较长时间的煮、炖、煨等加工方法制成的具有特殊疗效的药膳。

汤与羹，是汤水较多、连汤带水的菜肴，但它们之间仍有一定的差别。汤是将经过加工处理的动植物原料，放于锅内，添适量的清水、调味料，采用炖、煮、氽、煨、涮等烹调方法加热至原料酥烂或熟透的加工方法，汤的特点是原材料可大可小，甚至整只烹制，质清、汁宽，成菜过程中无需勾芡。羹是将经过前期加工处理后的动植物原料，置于已加入适量清水、调味料的锅中，采用炖、煨、煮、烩、熬的烹调方法，加热至原料酥烂的加工方法，羹的特点是原材料较小，一般为丁、丝、片、粒，口味醇厚，味型多变，制作过程中需要勾芡。

1. 药膳汤　药膳汤的制作大多采用炖、煮、涮、煨、氽等烹调方法。炖、煨、煮方法前文已有阐述，此处不再赘述，仅介绍氽法。

氽法是将已净化后的形小易熟的药食原料放入沸水（汤）中，用武火加热，使原料在短时间内很快成熟的一种烹调方法。形小原料（形大或整只的原料，如鸡、肉、鱼、笋等，必须加工成薄片、细丝、细条、茸泥等）置沸水或沸汤中氽制，调味（使用无色或白色的咸鲜味类的调味料调味，如盐等，有些汤还需要使用葱、姜、黄酒、胡椒粉、香油等调味料调味）。其特点是氽制的药膳汤大多具有汤宽量多、口感细嫩、汤鲜味美的特点。要注意的是，氽制的原料形小易熟，故不宜久煮；浓汤宜白，清汤宜清。

2. 药膳羹　是在普通羹的基础上，适当、适量加入需求药食原料而制成。将前期加工好的所需原料（包括主料、配料和辅助原料）置锅内（已倒入原汤），加入处理好的适量药物或药物成分，用中小火将其煮沸（约 15 分钟），再加入适量调味料，用淀粉勾芡呈黏稠的汤汁即成。用动物性原料制成的药膳羹，以咸鲜味为主；用植物性原料制成的药膳羹，可以是咸鲜味，也可以是甜味。

（五）药膳茶饮

药膳茶饮按制作技术一般可分为药茶、药膳饮品和药膳鲜汁三类，由于使用方法均同日常饮茶，因此统称为茶饮。

1. 药茶　也称“代茶饮”，是指药物（带有茶叶或不带茶叶）经粉碎、混合而成的粗末制品（有些药物粉末不经粉碎亦可），或加入黏合剂制成的块状物，前者称为粗末

笔记

茶，后者称为块状茶。

（1）粗末茶：将药茶方的各味原料，经晒干或烘干，切成小丁或制粗末，搅拌均匀后进行包装（用防潮性能好的纸张或聚乙烯薄膜袋分剂）。如玫瑰花红茶，有活血调血之功，适用于冬季手脚冰冷或贫血者。

（2）块状茶：将药茶方的各味原料，经晒干或烘干后，研成粗粉，加黏合剂混匀，揉成团并制成小方块形或长方块形；亦可制成饼状，置通风阴凉处晾至半干，再晒干或低温烘干，分块包装（用防潮性能好的纸张）。如沙棘茶，主要由沙棘叶、沙棘提取物、黑毛茶等组成，为益身心的健康饮品。

2. 药膳饮品　指以药食、水等为原料，用煎煮方法制成的具有保健作用的饮品，像平常喝饮品一样饮用。将药膳方的各味原料，用水浸泡，加水煎煮，分离药液，经沉淀、过滤制得澄清液，加入糖或蜂蜜进行矫味。如雪梨马蹄饮，对感冒咳嗽有效。

3. 药膳鲜汁　指新鲜果蔬或中药材榨得的汁液。该鲜汁可像喝茶、喝饮料一样饮用。将药膳方的药食原料用水洗净，淋水，捣烂，压榨取汁或用榨汁机榨取汁液。如薏仁鲜莓汁，具抗癌之功。

（六）药膳膏方

将药膳食材放入非金属容器，加水反复煎煮至一定程度，去渣取汁，再浓缩，加入其他辅料煎熬成膏，取出，凉透，装入干净的容器里，置阴凉处储存。如三红膏，由红枣、山楂、枸杞和白糖组成，主要适用于体质虚弱、免疫力低的人群。

（七）药膳糕点

该类药膳的制作方法因食材而异，制作方法繁多。其主要的制法是将药膳食材混合研磨成极细粉后，与米粉混合，加白糖水或其他辅料调匀，置于蒸笼中用武火蒸熟，或隔水蒸熟即可。如五白糕，适用于脾胃虚弱证，可作为日常调理，也可用于女性内分泌失调、黄褐斑等。

（八）药膳酒剂

是由药食原料与酒浸泡或发酵而制成的一种液体，可用浸渍法或酿制法制备。药膳酒剂按制作技术一般可分为药酒、醴酒和药膳醪糟等品种，是一类含有酒精的药膳。

1. 药酒　将药食原料用酒浸渍制成的液体，在传统制法中也有加入药食原料酿造制成者。其主要制作方法有以下两种。

（1）浸渍法：用酒直接浸渍药食原料制作药酒，具体又分为冷浸法与热浸法两种，前者制法简单，尤其适合家庭药酒配制；后者是一种古老而有效的药酒制法。

（2）酿造法：加入食物、药材酿造制作酒剂，属于传统药酒制法之一。

2. 药膳醪糟　醪糟，又称甜白酒、酒酿、江米酒，是用糯米（北方称江米）加入酒曲发酵而成的、广泛流行于南北各地的饮品。醪糟本身是亦食亦药的品种，而药膳醪糟则是加上药食原料酿成的特殊醪糟，或普通醪糟加药食原料或药材经烹制后的醪糟。

（1）药膳醪糟的制法：药膳醪糟的制法基本同药酒的酿造法。醪糟发酵后无需压榨、过滤，澄清即可食用。

（2）醪糟与食品、药材同煮的制法：取适量醪糟与药食原料加水同煮，沸后加糖或不加糖食用。

3. 醴酒　即果酒、甜酒，是以水果为主料酿制的药膳酒剂。在中国古代以谷物为发酵原料的酿造酒是醴酒和黄酒，从某种意义上来讲，也可以说，“醴酒”就是中国古

笔记

代的啤酒。将洗净、沥干水的水果切碎或不切碎，按一层水果、一层糖的顺序放在容器内，加白酒或不加白酒，经4周左右，发酵成酒，取上清液，药渣压榨液与上清液混匀，静置、过滤即可。

小贴士

山药枸杞粥

【原料】山药200g，枸杞15g，红糖1匙，淀粉适量。

【制作】枸杞用冷水浸泡1小时备用。山药洗净去皮，切块，放入沸水锅中煮约2分钟，加入泡好的枸杞，调文火炖至山药绵软，加入红糖、淀粉适量，成汤羹状即可。

【服法】不限于时，可作为餐后甜点。

【功效】健脾益气明目。

【注意事项】失眠人群于午后3时慎用。

（程革　张琳　叶喜德）

学习小结

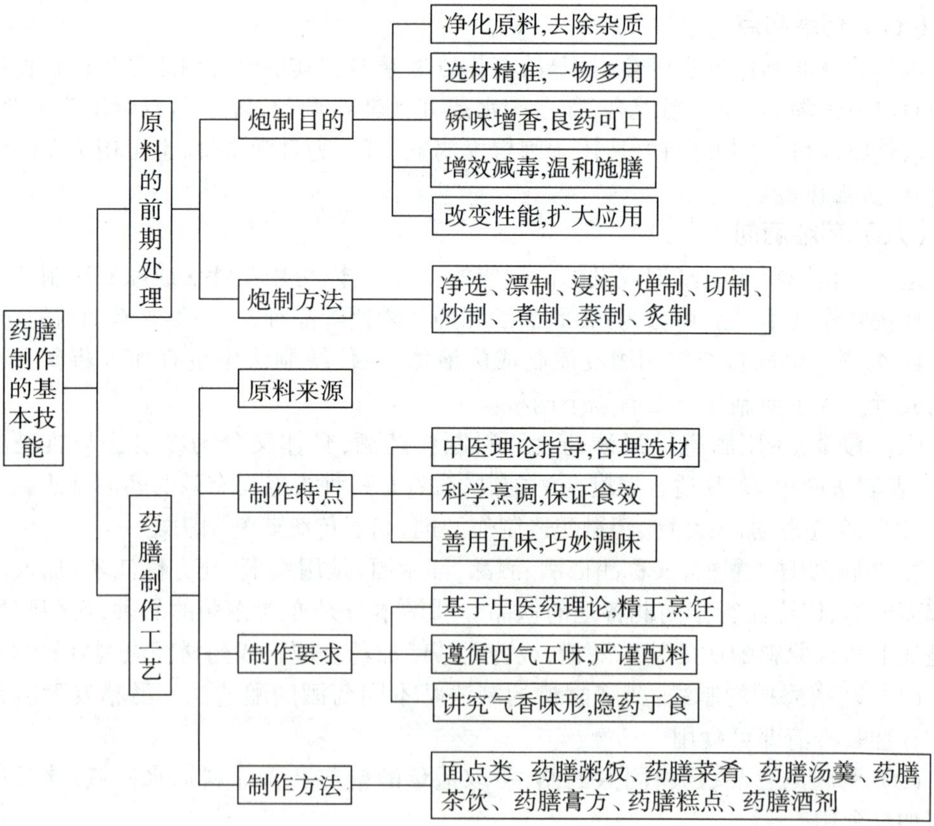

第五章

中医药膳食养的原则与作用

学习目的

通过本章学习，掌握药膳与饮食的基本原则，熟悉并理解药膳与饮食的作用；熟练运用药膳的原则并在相关知识的指导下进行药膳配伍或者对相关体质、疾病进行调养；深刻理解药膳或饮食过程中阴阳气血、脏腑的重要性及均衡膳食及固护脾胃的重要性。

学习要点

药膳食养的原则及其作用。

第一节　中医药膳食养的原则

药膳食养对于人体维持生命、养生保健、防治疾病有着重要的作用，但每一种药物、食物都有不同的性味，因而具有不同的功效，只有合理配伍和正确使用才能发挥其有益的作用，所以药膳与食养的施用必须遵循一定的原则。这些原则包括：调整阴阳，调理气血；调和气味，均衡膳食；饮食有节，固护脾胃；审因施膳，勿犯禁忌。

一、调整阴阳，调理气血

（一）调整阴阳

《素问·阴阳应象大论》曰："阴阳者，天地之道也，万物之纲纪，变化之父母，生杀之本始，神明之府也。治病必求于本。"阴阳是总纲，可以用来概括人体的生理、病理、诊断、养生、治疗等各个方面。阴阳平衡是人体生命活动的生理状态，是健康的标志。正所谓"阴平阳秘，精神乃治"。阴阳失调则是人体一切疾病、体质偏颇状态的总括。阴阳的失调包括阴阳的偏盛、偏衰、互损、转化等，调整阴阳的基本原则是"有余者损之，不足者补之"。如阴盛的寒实证必须祛寒以泻阴，可选用生姜、葱白、红糖等；阳盛的实热证必须泄热以救阴，可选用西瓜、薏苡仁、菊花等；阴虚的虚热证当补阴以除虚热，如选用梨、麦冬、百合等；阳虚的虚寒证当温补阳气以祛寒，可选用干姜、肉桂、薤白等。调整阴阳时除了在原料选择上有所区别，还应注意原料的加工、炮制，以及膳方的烹调、服用方法，一般食材炒制、热服往往可以去其寒凉之性或具有温补作用。如胃寒疼痛，宜给予温中散寒的膳食，可用生姜粥、生姜羊肉汤等趁热服用，以温暖胃脘，散寒止痛。若是阳盛、阴虚的温热证候，宜给予寒凉生津养阴之品，可予西瓜汁、凉拌番茄

笔记

等，以清热生津。

所以调整阴阳是中医治疗疾病及养生的总则，“以平为期”，使阴阳复归于平衡，是调整阴阳的最终目的，正如《素问·至真要大论》所说：“谨察阴阳所在而调之，以平为期。”

（二）调理气血

气血是构成人体和维持人体生命活动的基本物质，在生命活动中均占有重要的地位，故曰：“人之所有者，血与气耳”（《素问·调经论》）。气血对人体的生命活动具有推动激发、温煦防御、营养滋润等作用。气血的产生依赖脾胃化生的水谷精微和肾中精气，在生理上气与血相辅相成，相互依存，相互资生，共同维系生命活动。所以《难经正义》说：“气中有血，血中有气，气与血不可须臾相离，乃阴阳互根，自然之理也。”气能生血，血能化气，气旺则血充，血盛则气旺。气虚则血少，气虚日久常可导致血液生成不足而成血虚证，久病血虚之人也常有气虚之证。药膳食养过程中要注意观察人体气血的盈亏，补其不足，可选用党参、黄芪、大枣、当归等益气养血。

气与血的运行相辅相成，相互影响，生理上气能行血，气能摄血，血能载气；病理上气滞则血瘀，反之血瘀亦可导致气滞。气血运行受多种因素的影响，如情志因素、气候因素、环境因素、外伤因素、疾病因素等。如在寒冷刺激、情志抑郁、痰饮、瘀血、食积等因素的影响下，常常造成气机不畅或气机上逆，从而影响肝、脾胃、肺等脏腑的功能活动，出现肝气郁结、脾胃气滞、肺气壅滞或肝气上逆、肺气上逆、胃气上逆等。由于气滞不畅、寒邪或热邪入于血分、外伤等因素的影响常常出现血行不畅甚至血液瘀滞的状态，从而影响心、肝、肺等脏腑的功能，出现心脉瘀阻、肺脉瘀阻等病理状态及癥瘕积聚等表现。可见，气血调畅则脏腑功能正常，气血不畅则脏腑功能紊乱。因此在药膳食养过程中还应注意调畅气血，可适当使用陈皮、砂仁、玫瑰花、月季花、红花、当归、槟榔、薄荷等理气活血之品。

二、调和气味，均衡膳食

（一）调和气味

每一种药食都具有一定的气味。药食的气味是指药食具有寒、热、温、凉“四气”（又称为“四性”），酸、苦、甘、辛、咸“五味”，这也是不同药食具有不同功效的基础。

药食的四气分两大类，即寒凉和温热。在一般的药食中，如干姜、肉桂、辣椒等性质属热，适用于寒凉性质病证或体质人群的调养；葱白、糯米、羊乳等则属于温性药食，其性质较之热性药食相对平和，寒凉程度较轻或不耐热性药食者，可用这类药食缓缓调养。与温热相对的是寒凉，如苦瓜、莲藕、西瓜等药食属于寒性，适用于温热性质病证或体质人群的调养，这类药食长期大量食用可能伤及脾胃阳气；绿豆、大麦、荸荠、芹菜、绿茶、梨等药食则属于凉性，性质相对于寒性药食较平和，温热程度较轻或不耐寒性药食者，可用这类药食缓缓调养。除寒、热、温、凉之外，还有一类药食性质平和，如山药、橄榄、落花生、黑芝麻、莲子等，任何病证及各种体质都可选用。所以在日常生活中，要根据药食气味的不同，遵循“寒者热之，热者寒之”的原则，选择适宜的药食来养生和预防疾病。

药食的五味包括酸、苦、甘、辛、咸，此外还有涩味和淡味，但习惯上称为“五味”。五味与人体的五脏有密切的对应关系。《素问·至真要大论》曰：“夫五味入胃，各归

笔记

所喜，故酸先入肝，苦先入心，甘先入脾，辛先入肺，咸先入肾，久而增气，物化之常也。”说明某一种味对相应脏的功能活动具有特殊的促进作用。如白芍、山茱萸味酸滋养肝血；黄芪、白术味甘，入脾补气；虾味咸，补肾壮阳等。但过则为害，如《素问·阴阳应象大论》说：“酸伤筋”“苦伤气”“甘伤肉”“辛伤皮毛”“咸伤血”。五味偏嗜亦可损伤相应的五脏，甚至损伤对应脏腑的五行所胜之脏，导致脏腑的功能失调，从而引发疾病。如《素问·五藏生成》就记载了“五味所伤”：“是故多食咸，则脉凝泣而变色；多食苦，则皮槁而毛拔；多食辛，则筋急而爪枯；多食酸，则肉胝䐢而唇揭；多食甘，则骨痛而发落，此五味之所伤也。”常人不可五味偏嗜，病人更需谨慎，否则病情加重，变证丛生。故《素问·宣明五气》指出：“五味所禁：辛走气，气病无多食辛；咸走血，血病无多食咸；苦走骨，骨病无多食苦；甘走肉，肉病无多食甘；酸走筋，筋病无多食酸。”如身体超重和肥胖者不宜吃肥甘食物，胃病患者不宜吃辛辣食物，高血压和肾病患者应少吃食盐。所以药膳食养要注意五味的搭配和协调，均衡膳食，勿令其偏，正所谓“谨和五味，骨正筋柔，气血以流，腠理以密，如是则骨气以精。谨道如法，长有天命。”（《素问·生气通天论》）

（二）均衡膳食

早在《黄帝内经》中就提出了均衡膳食的要求，如《素问·藏气法时论》所言：“五谷为养，五果为助，五畜为益，五菜为充，气味合而服之，以补精益气。”五谷泛指谷类食物，也包括豆类作物。谷物来源广泛，性味比较平和，有补益脾胃的作用，脾胃健旺才能运化水谷，气血生化有源，以供养五脏之气。五果泛指水果，即水果有益肺、生津、开胃、消食等作用，能辅助五谷滋养人体。五畜泛指家畜、家禽等，动物肉类为血肉有情之品，滋补性强，多有健脾益气、补肾填精的作用，所以当人体精血不足时，非五谷、五果等草木之类所能补益，必以血肉有情之品补益方可。五菜泛指蔬菜，蔬菜功多疏利，可以补充五谷之不足，有些甚至具有充食之用，所以也是五谷的补充替代。《黄帝内经》提示我们日常膳食应以谷物为养，肉类作为补益，水果作为辅助，蔬菜作为补充。“谷肉果菜，食养尽之”（《素问·五常政大论》），这是中国人传统的膳食结构，与现代营养学的平衡膳食基本相同，这样配制的膳食，才可称为“均衡膳食”，才能满足人体各种生理活动之所需，也是护卫健康、延年益寿的必要条件。

三、饮食有节，固护脾胃

（一）饮食有节

《素问·上古天真论》曰：“上古之人，其知道者，法于阴阳，和于术数，食饮有节，起居有常，不妄作劳，故能形与神俱，而尽终其天年，度百岁乃去。”其中食饮有节即指饮食要有节制、有规律。饮食节制，即要控制食量，饥饱适度。正如《医余》所言：“食能以时，身必无灾，凡食之道，无饥无饱，是之谓五脏之葆。”人体对饮食的消化、吸收、输布主要依赖脾胃的运化，饥饱适中，则脾胃功能运化正常，水谷精微及气血的化生正常，脏腑功能就正常。若饥饱失常，则会损伤脾胃，进而引起诸多病证，如《素问·痹论》所言：“饮食自倍，肠胃乃伤。”出现胃肠症状，如脘腹部胀满不舒、嗳腐吞酸、大便泄泻或秘结不通等。另外，长期饮食过量，则形体日丰而成肥胖，胖人多湿，久则聚湿生痰，痰湿阻滞，气滞血瘀，加之肥人喜静少动，久卧伤气，气虚血瘀，易于发生中风、胸痹等诸多病证。相反，如果长期过饥，水谷精微化源不足，则气血亏虚，出现身体消瘦、面色淡白、心悸失眠、月经稀少等营养匮乏之症。饮食宜饥饱适中，不可过饥或过饱，也不可暴饮暴食，正如《饮膳正要·养生避忌》所言："故善养性者，先饥而食，食勿令饱，先渴而饮，饮勿令过，食欲数而少，不欲顿而多。"此外，在没有食欲时，也不应勉强进食。过分强食，也会损伤脾胃。《吕氏春秋·本生》说："肥肉厚酒，务以相强，命之曰烂肠之食。"宋代周守中在《养生类纂》也指出："不饥强食则脾劳，不渴强饮则胃胀。"饮酒要适量，酒味甘、辛，性温，具有祛风散寒、行气活血、舒筋活络等功效，并被称为"百药之长"，饮之得当对身体有所裨益。反之，饮酒不当或饮之无节则伤神损寿。这是因为酒属湿热之品，有动火助湿之患，易酿生疾患。如《本草纲目》所言："少饮则和血行气，壮神御寒，消愁遣兴；痛饮则伤神耗血，损胃亡精，生痰动火。"凡热证、小儿、孕妇及患有肝肾病证者、特禀质者严禁饮酒。

饮食要有规律，即进食时间相对固定。早在《尚书》中就有"食哉惟时"之论。有规律地定时进食，可以促进人体脾胃的运化功能。如果食无定时，与人体消化的正常规律相悖，则会导致脾胃功能失调，食欲减退，消化能力减弱，损害健康。所以，要养成定时进食的良好习惯，以适应运化功能的生理节律。饮食有规律，则人体的消化功能健旺，人即康健，正所谓"食能以时，身必无灾"（《吕氏春秋》）。

一日之内，人体的阴阳可随昼夜的更替而变化。"平旦人气生，日中而阳气隆，日西而阳气已虚，气门乃闭"（《素问·生气通天论》）。白天阳气盛，人体的活动量增加，新陈代谢旺盛，需要更多的营养物质，饮食量略大。夜晚阳气虚，多静息入寝，因此需要的营养物质也相对减少，饮食量也应略少。所以，自古以来就有"早饭宜好，午饭宜饱，晚饭宜少"的说法。早饭宜好，指的是早餐的质量要高。一夜睡眠之后，人体得到了充分休息，精神得到振奋，但胃肠经过一夜已经空虚，此时进食营养价值较高的食物，有利于更好地补充能量。午饭宜饱，是指要保证一定的饮食量。且午餐有承上启下的作用，上午的活动告一段落，营养物质已消耗殆尽，下午工作仍需继续，机体需及时得到补充。所以，午饭要吃饱。晚饭宜少，是指晚餐的饮食量要减少。《备急千金要方·道林养性》中云："须知一日之忌，暮无饱食。"晚上阳气渐弱，人体的活动减少，脾胃的运化能力也随之下降，因此不宜多食。如进食过饱，不仅增加脾胃负担，饮食难化而停滞，影响睡眠；而且过多的营养不能被消耗，营养过剩易导致肥胖、心脑血管疾病、糖尿病等疾病的发生。对于饮食的调养还要注意，不可食后即睡，宜小有活动之后方能就寝。孙思邈有言："饱食即卧，乃生百病"（《备急千金要方·道林养性》）。

饮食有节顺应脾胃运化的节奏，是保护脾胃及身体健康的一个重要方面，正如《医余》所云："饮食节……则身利而寿命益"，"饮食不节……则形累而寿命损"。

（二）固护脾胃

脾胃为人体后天之本，气血生化之源。《景岳全书》云："土气为万物之源，胃气为养生之主。胃强则强，胃弱则衰，有胃则生，无胃则死。是以养生家必当以脾胃为先。"良好的脾胃功能是人体健康的基础，因此在药膳食养过程中要以脾胃为本，注意固护脾胃。首先，要避免肥甘厚味、生冷滋腻之品。肥甘厚味、生冷及滋腻之品易影响脾胃运化，脾运失司，久则脾胃受损，气血难以生化，而致气血亏虚，脏腑失养，功能减弱，正虚生邪或正虚感邪。正如李杲所言："内伤脾胃，百病由生。"孙思邈在《备急千金要方·养性序》中也说："勿食生肉，伤胃，一切肉惟须煮烂。"其次，还应顺应脾胃生理特性以固后天之本。脾气主升，胃气主降，二者相互协调，共同促进脾胃的运化。药

笔记

膳食养过程中，应注意健脾益气、和胃降逆，使脾胃气机升降平衡，适当运用党参、人参、山药、黄芪、白豆蔻、肉桂、葛根等升清健脾之品；也要适当配伍杏仁、砂仁、干姜、高良姜、生姜、柿蒂等以降逆和胃。脾为太阴湿土，喜燥恶湿，胃为阳明燥土，喜润恶燥，二者阴阳相合、燥湿相济，是脾胃运化的关键因素，“太阴湿土，得阳始运；阳明阳土，得阴自安，以脾喜刚燥，胃喜柔润也”（《临证指南医案》）。因此在药膳食养过程中还应润燥相配，既不可过用温燥之品，也不可过用滋润之味。另外，素体肥胖、湿盛之人应适当使用薏苡仁、冬瓜、赤小豆、山药、砂仁、白豆蔻等健脾利湿或芳香燥湿之品调养；而素体阴虚燥热、阳热内盛之人则应适当使用梨、黄瓜、麦冬、菊花等清热养阴润燥之品调养。

《素问·宝命全形论》曰：“土得木而达。”肝主疏泄，调畅气机，气机通畅能够促进脾胃的运化功能，进而促进对饮食物的消化吸收。正如《血证论·脏腑病机论》云：“木之性主于疏泄，食气入胃，全赖肝木之气以疏泄之，而水谷乃化。设肝之清阳不升，则不能疏泄水谷，渗泻中满之证，在所不免。”《勿药元诠》也说：“怒后勿食，食后勿怒。”肝的正常疏泄，是脾胃运化正常的必要条件，因此进食时还应注意情志调节，保证肝的疏泄正常，以促进脾胃运化，加强人体对食物的消化吸收。调节情志可营造宁静优雅的进食环境，同时也可配合柔美的乐曲。

固护脾胃还应注意前述之饮食有节，及进食时细嚼慢咽，多食用容易消化的食物，减少或忌食黏腻、生冷、粗硬的食物，以减轻脾胃负担。

服用对脾胃有损伤的药物时，宜在饭后服药或配合一些保护脾胃的药物同时服用，以免损伤脾胃。

大病初愈，胃阳来复，食欲大增之人，不可多食或进食不易消化的食物，以免出现食复，重者危及生命。如《医学摘粹》所云：“新愈之后，脏腑气血皆不足，营卫未通，肠胃未和，惟以白粥静养。”因此，病后康复应以清淡、温热、熟软的食物为主，以调养脾胃，待脏腑功能恢复、气血充足时恢复正常饮食。

四、审因施膳，勿犯禁忌

（一）审因施膳

审因施膳是指根据时间、地域及人群的不同选择施膳的一种原则。即“因人、因时、因地”施膳。

因时施膳是根据季节的变化而进行药膳食养。时序有四时寒暑的变更，人体有阴阳气血的变化。如盛夏天气炎热，人体气血趋于体表，表现为皮肤松弛，汗孔开张而多汗；隆冬天气寒冷，人体气血趋向于里，表现为皮肤致密，汗孔关闭而少汗。这种适应性的生理变化，一方面可以维持体温的恒定，另一方面也反映了在冬夏不同气温之下，人体气血运行和津液代谢状态。人体的阴阳气血亦受昼夜晨昏的影响。阳气在白昼运行于体表，有利于脏腑功能活动；而夜晚则阳气内敛，便于人体睡眠休息，反映了昼夜变化对机体的影响。此外人的体温、脉搏、呼吸等，都随季节昼夜而有节律地变化。不仅人体在生理状态下随“时”而变，疾病的发生也有此特点，如“春善病鼽衄，仲夏善病胸胁，长夏善病洞泄寒中，秋善病风疟，冬善病痹厥”（《素问·金匮真言论》）。因此药膳食养也需应“时”，正如元代忽思慧在《饮膳正要》中说：“春气温，宜食麦以凉之；

笔记

夏气热，宜食菽以寒之，秋气燥，宜食麻以润其燥；冬气寒，宜食黍以热性治其寒。”随四时变化而调节饮食，是保证机体健康的重要因素之一。

因地施膳是根据地域的不同而进行药膳食养。地理的南北高下，环境的燥湿温凉，人体为了适应外环境其内环境也随之发生改变。如江南海拔低，气温高，湿度大，此地区人体多腠理疏松，体格柔弱瘦小；西北海拔高，气温低，湿度小，此地区人体多腠理致密，体格壮实粗犷。江南则多湿病、热病，西北则多寒病、燥病。药膳食养也应因地而异，因此江南多用辛凉之品，西北以温热之品为主。

因人施膳是根据人的特点不同而进行药膳食养。人有男女、老幼、胖瘦、壮衰等不同，体质各有特点，其身体状态及对病邪的防御能力、驱除能力及病后康复的能力等均存在明显差异。如年老或年幼之人、久病体虚之人、产后女子往往脾胃虚弱，调理以健脾和胃为法，可选择山药、粳米、大枣、党参等药食，加工方法可用蒸法、煮法或制粥煮汤等，制成易于消化的馒头、粥、面糊、汤羹等，而且应少食多餐。体胖之人，多有痰湿，故膳食宜清淡，而肥甘油腻则不宜多食；体瘦之人，多阴虚内热，故在膳食上宜多吃甘润生津的食物，而辛辣燥烈之品则不宜多食。

由于“人”“时”“地”的差异，药膳食养也不能千篇一律，必须因人、因时、因地选择适合的药食或方式施养。

（二）勿犯禁忌

药膳食养禁忌是指在中医理论指导下，避免食用一些不利于人体健康，或者加重病情的药膳食养原则。在《素问·宣明五气》有“五味所禁”，《素问·五藏生成》也有“五味之所伤”——即五脏之病变各有所忌：心病忌咸，肝病忌辛，脾病忌酸，肺病忌苦，肾病忌甘。张机的《金匮要略》中也指出：“所食之味，有与病相宜，有与身为害，若得宜则宜体，害则成疾。”即相宜的食味能够治病养病，而不相宜的食味则反成祸害，导致疾病。因此，在药膳食养过程中，应辨明体质与病证，注意药食合理搭配，勿犯禁忌。

其禁忌主要为：药物之间、药食之间、食物之间的配伍禁忌；不同体质与病证的药食禁忌；女性特殊时期的药食禁忌；服药期间的饮食禁忌等。

1. 体质与病证的药食禁忌　体质与病证的药食禁忌是由体质的偏颇及病证的寒热虚实，并结合食物或药物的四气五味、升降浮沉及归经等特性确定的。如寒性体质或寒性病证宜用温热之品，忌寒凉生冷之物；热性体质或热性病证宜用寒凉之品，忌用温燥之物。实性体质或实性病证宜泻，虚性体质或虚性病证宜补等，勿犯虚虚实实之戒。

《黄帝内经》曾对不同体质、不同病证及其不同阶段的禁忌进行了阐述，如《素问·热论》说：“病热少愈，食肉则复，多食则遗，此其禁也。”孙思邈在《备急千金要方》中也指出：“凡诸恶疮差后，皆百日慎口，不尔即疮发也。”据中医文献记载，不同体质及病证的药食禁忌大体有：脾胃虚寒者应忌食大量的生蔬菜、水果及冷食、冷饮等生冷之物；脾虚、外感初起者应忌食糯米、大麦等制成的黏滑之品；痰湿或脾湿者应忌食荤油、肥肉、油煎炸食品、乳制品（酥、酪、奶）等油腻之物；风热、痰热、斑疹、疮疡者应忌食海鱼、无鳞鱼（巴鱼、平鱼、带鱼、比目鱼等）、蟹、虾、海味（干贝、淡菜、鱼干等）、狗

笔记

肉、羊肉、鹿肉等腥膻之物；内热者应忌食葱、姜、蒜、花椒、辣椒、韭菜、烟、酒等辛辣之品；哮喘、动风及皮肤病患者应忌食发物及腥、膻、辛辣之品，还应忌食如荞麦、豆芽、苜蓿、鸡头、鸭头、驴头、猪头肉等一些特殊的食物。此外，糖尿病者忌糖、水肿者忌多盐等，都是临床所要遵循的具有针对性的禁忌。此外还要注意个体的差异，如特禀质当忌鱼、虾等。

2. 服药期间饮食禁忌　张机在《伤寒论》及《金匮要略》中指出，服药时忌食生冷、黏腻、肉、面、五辛、酒、酪、臭物等；清代章穆在《调疾饮食辩》中说："病人饮食，藉以滋养胃气，宣行药力，故饮食得宜，足为药饵之助，失宜则反与药饵为仇。"这说明患者在服药期间，有些食物可以增进药物的作用，而有些食物则对所服之药有不良影响，应该忌服。因此在服药期间，应该注意饮食禁忌。如服用治疗感冒药时，不宜进食过分油腻的食物，以防滞邪。

3. 女性特殊时期的药食禁忌　女子月经期间应该摄取清淡而富有营养的食物，应该忌食生冷、辛辣、燥热之品。因为过食生冷，易使血行不畅，可能导致痛经或闭经；而过食辛辣、燥热之品，易使血分蕴热，可能导致月经过多。

妇女妊娠时各种生理状态发生了变化，胎儿的生长发育易受外界影响，因而有妊娠禁忌，主要禁用一些性能峻猛或毒性剧烈类、破血逐瘀类、通窍攻窜类、催吐类药食，以防伤胎、动胎。母体脏腑经络之血在妊娠期注于冲任二脉以养胎元。此时的母体多表现为阴虚阳亢状态，因此，应进食甘平、甘凉补益之品，而避免食用辛辣、腥膻之品，以免耗伤阴血，影响胎元。对妊娠恶阻者，可以食用健脾、和胃、理气之物，但应避免进食油腻之品。产后，产妇的气血受到损伤，又需乳汁喂养婴儿。饮食应当以补益为主，不可过于辛热、油腻，更应禁食生冷。因油腻、生冷易损伤脾胃，影响饮食物消化吸收；辛热之品则易伤津液，加重产后便秘。

4. 药食配伍禁忌　药食配伍禁忌包括药物与药物之间、药物与食物之间、食物与食物之间的配伍禁忌。药物与药物之间不能一起配伍应用，如中药配伍中的"十八反""十九畏"。古代文献对药食相反的记载很多，如黄连、甘草、桔梗、乌梅反猪肉，茯苓忌醋，薄荷忌鳖肉，天门冬忌鲤鱼，白术忌大蒜，鳖鱼忌苋菜，人参恶黑豆且忌山楂、萝卜、茶叶，鸡肉忌黄鳝，土茯苓忌茶等，但这些内容尚缺乏进一步的研究，临床要灵活掌握，不能绝对化。古代文献中尚有食物之间的配伍禁忌，如蜜忌葱，鳖鱼忌苋菜，鸡肉忌黄鳝等，这可能与营养学上的食物相克类似，如钙和锌、钙和磷、铁和草酸、钙和草酸等，抑或是由于两种营养素之间的数量或比例不当，使一种营养素对另一种营养素的吸收或存留造成阻碍。这些内容仍然需进一步研究。

勿犯禁忌在运用过程中也应该要具体情况具体分析。如水肿忌盐，但若长期忌盐有时也可能会引起体倦乏力，使病情难以好转，故水肿症轻者不宜绝对忌盐。再如小儿麻疹忌食过度，也可能致营养不良。清代叶桂曾说过："食物自适者，即胃喜为补。"因此，对药食禁忌的临床应用应灵活掌握。

《汉书·郦食其传》曰："民以食为天。"饮食是立命之本，脾胃的运化功能是饮食化生气血以维持人体的生命活动的基本保障。"阴平阳秘"是人体生理活动的标志。因此药膳食养应遵循调整阴阳，调理气血之总则及调和气味，均衡膳食，饮食有节，固护脾胃之细则，并时时注意审因施膳，勿犯禁忌。

笔记

知识拓展

平衡膳食

平衡膳食模式是最大程度上保障人体营养需要和健康的基础，食物多样是平衡膳食模式的基本原则。每天的膳食应包括谷薯类、蔬菜水果类、畜禽鱼蛋奶类、大豆坚果类等食物。平均每天摄入12种以上食物，每周25种以上。谷类为主是平衡膳食模式的重要特征，每天摄入谷薯类食物250~400g，其中全谷物和杂豆类50~150g，薯类50~100g；膳食中碳水化合物提供的能量应占总能量的50%以上。蔬菜水果是平衡膳食的重要组成部分，保证每天摄入300~500g蔬菜，深色蔬菜应占1/2。保证每天摄入200~350g新鲜水果，果汁不能代替鲜果。摄入各种奶制品，相当于每天液态奶300g。经常吃豆制品，适量吃坚果。鱼、禽、蛋和瘦肉摄入要适量。每周吃鱼280~525g，畜禽肉280~525g，蛋类280~350g，平均每天摄入总量120~200g。优先选择鱼和禽。吃鸡蛋不弃蛋黄。少吃肥肉、烟熏和腌制肉制品。成人每天食盐不超过6g，烹调油25~30g。每天摄入不超过50g添加糖，最好控制在25g以下。足量饮水，成年人每天饮水7~8杯(1 500~1 700ml)，提倡饮用白开水和茶水。儿童、少年、孕妇、乳母不应饮酒。成人如饮酒，男性一天饮用酒的酒精量不超过25g，女性不超过15g。

（《中国居民膳食指南(2016)》）

第二节　药膳食养的作用

饮食是人类赖以生存的物质基础，是供给机体营养物质的源泉。摄入食物是人类最基本的生命活动之一，是人体维持生长、发育，完成各种生理功能，维持生命活动的必要条件。孙思邈在《备急千金要方》中说："安身之本，必须于食……不知食宜者，不足以全生。"药膳是在中医理论指导下，将中药和食物进行合理组方配伍而成的特殊膳食。正确使用药膳和利用饮食，可以保持人体健康、预防疾病发生和促进机体康复，其具体的主要作用包括补精益气、防病延衰、调偏纠弊等。

一、补精益气

饮食是补充营养，维持人体生命活动的根本。《素问·五脏别论》曰："胃者，水谷之海，六腑之大源也。"《难经·三十难》曰："人受气于谷，谷入于胃，乃传与五脏六腑，五脏六腑皆受于气。"《素问·经脉别论》曰："食气入胃，散精于肝，淫气于筋。食气入胃，浊气归心，淫精于脉。脉气流经，经气归于肺，肺朝百脉，输精于皮毛。"指出脾胃运化水谷，将水谷精微分别输入五脏六腑、四肢百骸，充养周身。水谷精微还具有补先天肾中精气的作用。《素问·经脉别论》曰："饮入于胃，游溢精气，上输于脾，脾气散精……水精四布，五经并行。"《灵枢·营卫生会》曰："人受气于谷，谷入于胃，以传与肺，五脏六腑皆以受气，其清者为营，浊者为卫。"说明气血津液等皆来源于脾胃运化水谷的功能，而饮食则是水谷精微的物质基础，即言在脾胃运化的作用下，食物具有充养五脏、六腑、四肢、百骸之功能。《寿亲养老新书》说："主身者神，养气者精，益精者

笔记

气。资气者食。食者，生民之天，活人之本也。”明确指出了饮食是“精、气、神”等生成的基础，是身体健康的保证。如明代龚廷贤《寿世保元》中所记载的“山药芡实粥”，由山药、芡实、粳米、食盐、香油组成，其所用之品都是常用食材，具有补益脾肾、固精止遗之功，对于脾肾两虚之人具有调养作用。

药膳较食物具有更明显的滋补健身、延缓衰老、延年益寿之作用，其作用主要是通过补益精气而达到的。如人参酒、参芪汤等发挥了人参和黄芪的大补元气、补脾益肺作用及补气固表、托毒敛疮的作用。又如严用和在《严氏济生方》中记载的“人参胡桃汤”，由人参、核桃仁、大枣、生姜组成，全方具有补益肺肾、纳气定喘之功效，对于肺肾两虚之人出现的咳嗽气喘、短气乏力等具有一定的调养作用。

二、防病延衰

中医之防病即“治未病”，“治未病”即预防疾病，包括未病先防和既病防变。《素问·四气调神大论》曰：“夫圣人不治已病治未病，不治已乱治未乱。”体现了对防病的重视。“正气存内，邪不可干”是防病的主要原则。均衡膳食，可以使五脏功能健旺、气血充盛，正气充足，是预防疾病发生的必要条件之一。

明代张介宾《类经》注曰：“祸始于微，危因于易，能预此者，谓之治未病，不能预此者，谓之治已病，知命者，其谨于微而已矣。”即预识病理体质的渐成并及时纠正，在其病前采取积极措施加以防范，从而预防疾病的发生。例如《本草纲目》中记载的“扁鹊三豆饮”用于天行痘疾，“预服此饮疏解热毒，纵出亦少。用绿豆、赤小豆、黑大豆各一升，甘草节二两，以水八升，煮极熟。任意食豆饮汁，七日乃止。”

一些食物也具有预防作用。如葱姜汤可以预防感冒；鲜白萝卜、鲜橄榄煎汁可预防白喉；绿豆汤能预防夏季中暑；动物肝脏既可养肝，又能预防夜盲症等。民间也流传一些经验方，如熏醋能预防流行性感冒；大蒜能预防感冒和腹泻。饮食和药膳还具有“既病防变”的作用，即在疾病发生后采取积极措施防止疾病的传变或进一步发展。如治疗肝病，《金匮要略·脏腑经络先后病脉证第一》曰：“见肝之病，知肝传脾，当先实脾。”因肝旺乘脾土，如果预先给予补脾胃的膳食以实脾，则脾旺而不受邪。

历代医家还十分重视利用饮食营养或药膳预防衰老、延年益寿。在益寿延衰的调养中十分重视肾和脾胃的调理。肾为先天之本，主藏精，主生长发育和生殖，齿、骨、发是人体生长、衰老的标志，而肾中精气是衰老与否的决定因素，是根本所在。精气足则肾气盛，肾气充则体健神旺，所以古代医家一直重视保精护肾，并创立了很多补益肾精、延缓衰老的方剂。胃主受纳，脾主运化，为气血生化之源，后天之本。先天是基础，后天养先天。因此，延缓衰老要十分重视先后天的调养。

三、调偏纠弊

人体是以五脏为中心，以脏腑为主体，以精气血津液为主要物质基础，通过经络进行联系的一个有机的整体。生理上，阴平阳秘，人体处于气血充和、脏腑协调、形神合一的状态。人体正气虚弱或者受到邪气侵袭时则出现脏腑功能失调、气血失和等阴阳失调的病理状态，任何疾病的发生都可概括为阴阳失调。人体在某些不良因素的影响下，脏腑、气血、经络出现失和，导致人体体质偏颇或处于疾病前期状态，或已致病时，可用饮食或药膳进行调理或治疗，以药食之偏纠正机体之偏，使机体复归于协调状态，

笔记

即调偏纠弊。正如《本草求真》指出："食之入口，等于药之治病，同为一理。"药膳或饮食的这种调偏纠弊的作用需遵循"虚则补之，实则泻之""热者寒之，寒者热之"的原则，并根据邪正盛衰、气血、脏腑、经络的状态扶正祛邪、调整阴阳、调整脏腑、调理气血、调摄精神、疏通经络等。虚者，以补为主，即"虚则补之"，如气虚体质或气虚证可选用粳米、精米、果米、黄豆、大豆、大枣、牛肉、鸡肉、鸡蛋等补气；血虚体质或血虚证可选用胡萝卜、龙眼肉、桑椹、猪肉、猪肝、羊肝、牛肝、海参等补血；阴虚体质或阴虚证的调养可选用山药、银耳、鸭肉、鸡蛋黄、鸭蛋黄、甲鱼、乌贼鱼、猪皮等养阴；阳虚体质或阳虚证可选用韭菜、刀豆、核桃仁、羊肉、狗肉、鹿肉、猪肾、鸽蛋、虾等温阳。实者以祛邪为主，即"实则泻之"，如阳偏胜者可选用具有清热作用的苦瓜、苦菜、蕨菜、西瓜、扁豆、茄子、薏苡仁、黄瓜、绿豆、赤小豆、马齿苋、绿茶、荸荠、青果、无花果等；阴偏胜或者阳偏衰者可选用具有温阳散寒作用的干姜、花椒、茴香、胡椒、羊肉等。此外，若遇以痰饮、瘀血、食积等病理产物为主者，则应以化痰利水、活血化瘀、消积导滞等饮食或药膳调偏纠弊。

（王维峰）

学习小结

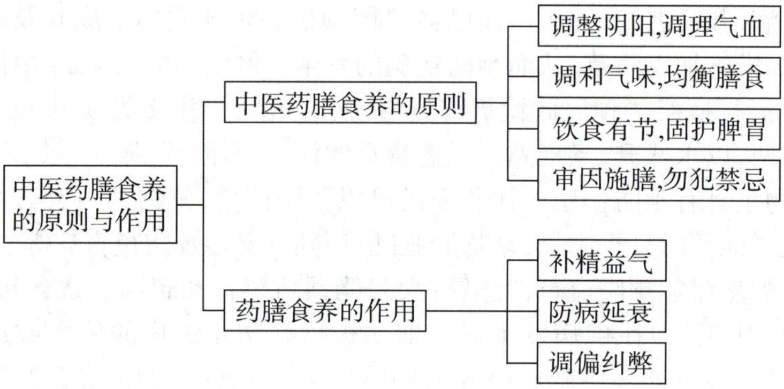

笔记

第六章

三因药膳食养

学习目的

通过对三因药膳食养的学习，掌握不同人群、不同时期、不同地区的体质特点、药膳食养原则、药食宜忌及常用膳方等，逐步形成三因制宜的辨证思维，能够根据不同人群、不同地区、不同时节的特点运用药膳与饮食正确指导养生。

学习要点

不同人群、不同地区、不同时节的体质特点；药膳食养原则；常用膳方及药食宜忌。

第一节　不同年龄人群的药膳食养

中医药膳食养以中医理论为指导，强调“三因制宜”，即因人、因时、因地制宜。年龄不同，则生理功能、病理反应各异，应区别对待。例如《素问·上古天真论》曾曰：“丈夫八岁，肾气实，发长齿更……三八，肾气平均，筋骨劲强，故真牙生而长极……五八，肾气衰，发堕齿槁。”中医学一直重视个体的差异，由于个体有年龄、性别、体质等区别，故药膳食养不可一概而论。例如小儿脏腑娇嫩，选择原料不宜大寒大热，儿童、青少年生机旺盛，形体未充，选用原料应注意多样化，富有营养，易于消化。中年人脏腑功能旺盛，各脏腑组织器官都处于鼎盛时期，通过补养不但能使身体强壮，也可防治早衰，宜选补肾、健脾、疏肝之品。老年人多肝肾不足，药膳食养注意补益肝肾。可见，人体在生长发育的不同阶段，其脏腑、经络及气血盈亏不同，对饮食的需求也不尽相同，应采取相应的药膳食养方案。

一、婴幼儿药膳食养

（一）概说

婴幼儿指0~3周岁的阶段，出生后脐带结扎开始至满1周岁为婴儿期，1~3岁为幼儿期。

根据《中国孕期、哺乳期妇女和0~6岁儿童膳食指南》，出生后180天内的婴儿主要以纯母乳喂养。我国自古倡导母乳喂养，曾懿《女学篇·自乳之得宜》中说：“欲子女强，仍宜乳，盖天之生人，食料也随之而生，故婴儿哺育，总以母自乳为佳，每见儿女自乳者，身体较为强壮。”曾世荣《活幼口议·饭多伤气》说：“已诞之后，继时吻之以

笔记

乳。乳者,化其气血敷养肌肤,百脉流和,三焦颐顺,身肢渐舒,骨力渐壮。三周所庇,一生为幸……凡人生子究乳为上。"《幼科发挥·调理脾胃》说:"盖乳者,血所化也;血者,水谷之精气所生也。"母乳是婴儿最好的天然食物。

4~6月龄时要添加辅食,《医学正传·小儿科》说:"夫小儿之初生,血气未足,阴阳未和,脏腑未实,骨骼未全。"婴幼儿脾胃运化力弱,脏腑气血未充,生长发育迅速,要选择既容易消化又富于营养的食物,且不加调味品,尽量减少糖和盐的摄入。

(二)食养原则

1. 6月龄内宜纯母乳喂养。
2. 4~6月龄时合理添加辅食。
3. 辅食以细、软、烂、碎、品种多样为宜。
4. 控制盐、糖摄入量。
5. 不强迫进食。

(三)食物选择

1. 0~1月龄　产后第1~12天分泌的乳汁叫初乳。初乳是婴儿最好的天然食物。《中国居民膳食指南》提出新生儿第一口食物是母乳,如果不能纯母乳喂养时,可选用婴儿配方奶粉。《育婴家秘》指出小儿"肠胃脆弱""脾常不足",饮食又不能自节,喂养稍有不当,就会损伤脾胃,妨碍营养物质的消化吸收,影响生长发育。因此,婴儿的饮食品种及数量均受到限制,可随月龄的增长给予不同的饮食。

2. 1~2月龄　母乳喂养。如果不能纯母乳喂养时,可选用婴儿配方奶粉,或其他乳类作混合喂养。可在医生指导下添加鱼肝油。不适合食用淀粉(如米糊、面糊等)及谷、豆类为基础的婴儿食品。

3. 3~4月龄　此时婴儿的脾胃功能增强,但仍不健全。除哺乳和添加果蔬汁(胡萝卜汁、番茄汁、橘子汁)和鱼肝油外,可增加少量蛋黄、菜泥等。不宜添加其他固体食物。

4. 5~6月龄　这个时期的婴儿可用牙龈磨碎软细食物。龚廷贤《寿世保元·小儿初生》中提到:"儿生四五个月止与乳吃,六个月以后方与稀粥哺之。"除采用上述乳类婴儿食品作主食外,可喂少许薄面片、烂粥,还可增加鸡蛋、肉泥、鱼泥、肝泥、菜泥等。

5. 7~8月龄　婴儿已开始出牙,牙龈也较坚硬,咀嚼能力增强,但所给食物的硬度要以婴儿用舌头能碾碎为宜,可在粥、烂面条等糊状食品内添加柔软的半固体食物,并随着月龄的增大而增加数量。也可适当加些馒头干、饼干等固体食品,以锻炼婴儿的咀嚼能力,促进牙齿生长。

6. 9~11月龄　此期小儿牙齿数目逐渐增多,可以咀嚼食物,脾胃功能也随之增强。可增加食物的种类,如细挂面、小馄饨、肉末粥、碎菜末等。

7. 12月龄后　婴儿开始进入幼儿期,咀嚼能力增强,脾胃功能日趋完善,可以吃近似成人的食物,除每日三餐外,还应保持进食1~2次乳类食品。一般在此期间应完全断乳,辅食可吃软米饭、肉末、碎菜、鸡蛋、鱼、豆腐、水果等,以补充各种营养物质,保证身体生长发育的需要。

给婴儿添加辅助食品时应注意,数量和品种由少到多,让小儿有个适应的过程,以免引起消化不良。在加辅食过程中还应注意婴儿的大便变化,以了解消化情况。一般辅助食品应加在喂奶之前,菜泥加在喂奶之后,果蔬汁加在两次喂奶之间。

笔记

小贴士

胎　毒

民间流传小儿生后有胎毒之说，胎毒主要指热毒。研究资料表明，祛胎毒可以改善小儿热性体质，减少某些疾病的发生。民间常给初生儿服用少量清热解毒的中药，以清胎毒，减少遗患。但此法使用不当也可损伤小儿脾胃，因此，应在医生指导下使用。

（四）药膳食养方

1. 肉泥蛋羹(《常用特色药膳技术指南(第一批)》)(7～12月龄)

原料：猪肉50g，鸡蛋1个。

制法：猪肉洗净切块，剁成肉泥。取适量肉馅放到碗里，打入鸡蛋，加入热水，用筷子打散，撇去白沫。蒸15分钟左右，至蛋液凝固即可。

功用：益气养阴。适用于正常小儿日常食养及体质虚弱的婴幼儿。

用法：佐餐食用。

2. 胡萝卜发糕(《四季养生食谱》)(13月龄以上)

原料：胡萝卜80g，面粉100g，配方奶100g，酵母2g。

制法：胡萝卜洗净去皮后切成小块，武火蒸15分钟。将蒸好的胡萝卜倒入碗中，捣成泥，加入牛奶，搅拌均匀。再加入面粉和酵母。充分搅拌均匀后，把混合好的面糊倒入容器中，表面抹平。放置温暖处，发酵至2倍大。中火蒸30分钟，蒸好以后焖5分钟取出。

功用：益气养血。适用于正常小儿日常食养及体质偏弱、气血不足的小儿食用。

用法：佐餐食用。

二、儿童和青少年药膳食养

（一）概说

儿童和青少年是指4～18周岁阶段，其中4～6岁为学龄前儿童，7～12岁为学龄儿童，13～18岁为青少年。

儿童和青少年生长发育迅速，脏腑功能增强，但其脏腑组织器官及精气血津液与成人相比均属不足，故应平衡膳食，注意饮食卫生，固护机体正气。如《素问·藏气法时论》说："五谷为养，五果为助，五畜为益，五菜为充，气味合而服之，以补精益气。"

学龄前儿童饮食的安排基本接近成人，《素问病机气宜保命集》指出，小儿"内无思想之患，外无爱慕之劳"，少有七情损伤为病。然而不能自调寒暑节饮食，易患肺与脾胃之疾。因此，小儿当以"节饮食，适寒暑，宜防微杜渐"为主；学龄儿童对食物的摄取比较固定。由于学龄儿童对食物的喜好不同，容易发生偏食及过胖现象，需要引起家长的注意。《吕氏春秋·季春纪》说："食能以时身必无灾。凡食之道，无饥无饱，是之谓五脏之葆。"小儿脾胃尚未发育完善，运化功能较弱，应摄入容易消化的食物，若摄入不当，则易伤脾胃。正如《陈氏小儿病源方论·养子调摄》所言："养子若要无病，

笔记

在乎摄养调和。吃热，吃软，吃少，则不病。吃冷，吃硬，吃多，则生病。”

（二）食养原则

1. 谷类为主，肉类、蔬菜、水果为辅，合理搭配。

2. 不宜食用油炸、烧烤、肥甘黏腻及过于寒凉之品。

3. 避免偏食、过饥、过饱或暴饮暴食。

（三）食物选择

1. 学龄前（4~6 岁）　学龄前儿童的饭量比青少年或成人略少，而且需继续保证蛋、乳、肉等动物性食物的供给，还可多食用含纤维素、维生素的食物，如糖分少、水分多的水果（苹果、草莓、奇异果、香蕉、梨、西瓜等）。同时，这个阶段又是饮食习惯及生活习惯形成的关键期，因此要注意培养不挑食、不偏食、不吃零食等良好的饮食习惯。如《万氏家藏育婴秘诀·鞠养以慎其疾四》中指出：“小儿无知，见物即爱，岂能节之？节之者，父母也。父母不知，纵其所欲，如甜腻粑饼、瓜果生冷之类，无不与之，任其无度，以致生疾。虽曰爱之，其实害之。”

2. 学龄期（7~12 岁）　学龄儿童应合理食用各种食物，取得膳食平衡，其中每日三餐要吃饱吃好，尤其应吃好早餐。另外，家长也应该多准备色香味俱全的可口食物，避免单调乏味的餐食内容，鱼、禽、蛋、肉应适当多摄入一些，奶类、蔬菜及豆类也应充足。

3. 青少年期（13~18 岁）　青少年期是儿童向成人过渡的时期，肾气盛，天癸至，生殖系统发育趋于成熟。一方面机体迅速成长，一方面学习任务繁重，宜多食用核桃、牛奶，南瓜、香蕉、芝麻、海带等补脑的食物。避免过度节食、暴饮暴食及饥饱寒热无度。

（四）药膳食养方

1. 猪肝羹（《太平圣惠方》）

原料：猪肝 100g，葱白 15g，鸡蛋 2 枚，豆豉 5g，盐、酱油、料酒、淀粉适量。

制法：先将猪肝切成小片，加盐、酱油、料酒、淀粉抓匀。葱白切碎，鸡蛋打散。水煮豆豉至烂，下入猪肝、葱白，临熟时将鸡蛋倒入，开锅即可。

功用：养肝明目。适用于常人日常保健及预防青少年视力减退。

用法：佐餐食用。

2. 菠菜粥（《本草纲目》）

原料：菠菜 250g，粳米 250g，食盐适量。

制法：菠菜洗净，煮去涩味，切段。将粳米淘净，置于锅内，加水适量，熬至米熟汤稠，将菠菜放入粥内，继续熬至粥成，放入食盐即可。

功用：益气养血，润肠通便。适用于常人日常保健及气血亏虚、肠燥便秘较轻者。

用法：空腹食用。

3. 雪羹汤（《绛雪园古方选注》）

原料：海蜇 50g，荸荠 4 枚，食盐适量。

制法：海蜇用温水洗净，切块备用。荸荠去皮洗净，切块备用。将洗净的海蜇、荸荠放入锅中，加清水、食盐，武火烧沸后，再改用文火煮约 15 分钟即成。

功用：清热化痰，消食化滞，润肠通便。适用于常人日常保健及痰热咳嗽、饮食积滞及大便干燥不甚者。

用法:佐餐食用。

4. 山楂麦芽茶(《中国药膳》)

原料:山楂 10g,麦芽 10g。

制法:山楂洗净、切片,与麦芽同置杯中,倒入开水,加盖泡 30 分钟。

功用:消食化滞。适用于常人助消化及伤食、食积者。

用法:代茶饮。

三、青年人药膳食养

(一)概说

青年人是指 18~44 周岁的人群。青年人首先要做到“健体全形强本源”。所谓“健体全形”,就是要保持健康的形体,不要过胖,也不要太瘦。“强本源”则是要利用养生来保证后天之精,巩固人体的精气。青年人的脾胃功能旺盛,气血充盈,食欲好,精力充沛,“体壮神全”,是一生中最为强壮和健康的阶段。这个时期,应注意饮食有节,否则会伤及五脏,如《素问·太阴阳明论》指出:“饮食不节,起居不时者,阴受之……阴受之则入五脏……下为飧泄。”情绪的调控对人体也有很大影响,古人常说食后不怒,怒后不食。因此,青年人要注意情绪的调控,不勉强进食。

(二)食养原则

1. 饮食有节,食宜清淡。

2. 可多食五谷杂粮。

3. 不可偏食,忌暴饮暴食,忌膏粱厚味。

4. 怒后勿进食。

(三)食物选择

由于生活水平的提高及压力的增加,该年龄段人群发胖的几率变大。一方面身体肥胖,痰湿壅盛,患病风险加大;另一方面为了保持身材苗条,节食减肥,导致形体偏瘦,气血不足,体质偏弱,也加大了对某些疾病的易罹性。因此保持健康的体型在这一时期是非常重要的。体型与饮食密切相关,应多吃膳食纤维含量高、热量低的食物,如菌类(各种蘑菇、木耳等)、藻类(海带、裙带菜、紫菜、鹿角藻等),还有菜花、豆角和深绿色的叶菜(菠菜、苋菜、芥蓝、空心菜、木耳菜、芥菜、油菜、小白菜等)。在平衡膳食的基础上适当增加奶类、豆制品等优质蛋白。女性 28 岁、男性 40 岁之后适当食用补肾之药食,如山药、枸杞、芝麻、虾仁等。

从事脑力劳动的青年人要适当增加健脑益智的食物,如核桃仁、鱼、葵花籽、海带等,青年人吃饭要有规律性,最好不要饥一顿、饱一顿。

(四)药膳食养方

1. 姜茶饮(《圣济总录》)

原料:绿茶 10g,干姜 3g。

制法:干姜切丝,与绿茶同放入瓷杯中,以沸水冲泡即可。

功用:寒热平调,调整阴阳。适用于常人日常保健饮用,并能解酒、解毒。

用法:趁热频饮。

2. 鲤鱼赤小豆汤(《外台秘要》)

原料:鲜鲤鱼 1 条(约重 1000g),赤小豆 150g。

制法：鲤鱼去鳞及内脏，再去除头、尾及骨，冲洗干净备用。赤小豆洗净，放入锅中，加清水，武火烧开后改用文火，煮至半熟时加鲤鱼，煮至熟烂即成。不加调料淡食。

功用：健脾益肾，利尿消肿。适用于日常保健饮食，以及预防营养不良性水肿、脚气等疾病。

用法：佐餐食用。

3. 山莲葡萄粥（《中华药粥谱》）

原料：生山药 50g，莲子肉 50g，葡萄干 50g，白糖适量。

制法：莲子肉、葡萄干洗净；山药去皮洗净，切片。将山药片、莲子肉、葡萄同放入开水锅里熬成粥，加糖食之。

功用：补心益脾。适用于常人日常饮食，可提高记忆力，预防视力减退。

用法：每日早晚趁热服食。

4. 黄芪汽锅鸡（《随园食单》）

原料：嫩母鸡 1 只，黄芪 30g，盐 5g，料酒 15g，葱、姜各 10g，胡椒适量。

制法：鸡宰杀后去毛、爪、内脏，洗净，先放入沸水锅内烫 3 分钟捞出，再用凉水冲洗，沥干水待用。黄芪洗净，切成 6~7cm 长的段，每段剖成两半，纳入鸡腹内。葱、姜洗净后切好待用。将鸡放入汽锅内，加入葱段、姜片、料酒、清水、盐，用棉纸封口，上屉用武火蒸至沸后约 2 小时，出屉，拣出葱、姜，把黄芪从鸡腹内取出，码放在鸡上，加胡椒粉调味即可。

功用：益气养血。无病常食，能强身健体，预防感冒。亦可作病后体弱及营养不良人群的保健食品。

用法：佐餐食用。

四、中年人药膳食养

（一）概说

中年是指处在 45~59 周岁的成年人。古有“五八，肾气衰，发堕齿槁”的说法。《景岳全书·中兴论》提到：“人于中年左右，当大为修理一番，则再振根基，尚余强半。”人到中年若能调理得当，可以保持旺盛的精力而防早衰，达到延年益寿的目的。中年人虽气血旺盛，但消耗较大，饮食应荤素搭配、营养充足而全面。中年人压力亦大，日常应保持心态平和，心情愉悦，以促进饮食物的消化、吸收和利用。还需适当锻炼，适当进食，以促进脾胃的运化功能，增强体质，延缓衰老。中年时期由于压力大、消耗多，易导致脏腑气血失调。针对中年时期的特殊生理变化，食养应以补虚纠偏为主。

（二）食养原则

1. 控制饮食，合理搭配，多食用富含膳食纤维的食物。
2. 补肝肾、健脾胃。
3. 不宜食用黏腻肥甘及腌制类的食物。

（三）食物选择

中年时期肾气开始出现亏虚，同时脏腑功能开始减退，特别是消化功能下降，故在饮食上应首选补肝肾、健脾胃的食物，如大豆、木耳、黑豆、山药等，并以容易消化的食物为主，肉类要少，首选鱼类，适当增加新鲜蔬菜、水果，减少糖类、食盐的摄入。中年人由于脂肪组织逐渐增加，肌肉组织相对减少，故应控制热量的摄入，控制体重在标准

笔记

范围内，可多食用芹菜、糙米、玉米、樱桃、荞麦等膳食纤维含量较高的食物。

（四）药膳食养方

1. 百合粥（《本草纲目》）

原料：百合 30g，糯米 50g，冰糖适量。

制法：将洗净的糯米放入砂锅中加水适量，煮至米烂，再入洗净的百合，煮 5 分钟，加入冰糖即成。

功用：宁心安神，润肺止咳。适用于常人日常保健，预防燥咳及妇女更年期潮热盗汗、心烦等。

用法：温热服用。

2. 清蒸茶鲫鱼（《活人心统》）

原料：鲫鱼 1 条，绿茶 20g。

制法：鲫鱼去除内脏，保留鱼鳞，冲洗干净，将茶叶装入鱼腹内，用纸包裹鱼，放入盘中。置笼锅蒸至熟透即成。

功用：清热生津，补虚止渴。适用于常人日常保健，尤其适合长期吸烟、饮酒的人群。

用法：佐餐食用。

3. 龙眼酸枣仁粥（《食物与治病》）

原料：龙眼肉 10g，炒枣仁 10g，芡实 12g，白糖适量。

制法：炒枣仁捣碎，装入纱布袋中。芡实加水 500ml，煮半小时后加入龙眼肉和炒枣仁，再煮半小时。取出枣仁，加适量白糖即可。

功用：益肾固精。适用于常人保健及睡眠欠佳者。

用法：不拘时食用。

4. 归参山药猪腰（《是斋百一选方》）

原料：当归 10g，党参 10g，山药 10g，猪腰 500g，酱油、醋、姜、蒜、香油适量。

制法：将猪腰切开，剔去筋膜洗净，姜切丝、蒜捣末备用。当归、党参、山药装入纱布袋内，扎紧口，同放入锅内，加水适量，清炖至猪腰熟透，捞出猪腰，冷却后，切成薄片，放在盘中。拌入酱油、醋、姜丝、蒜末、香油即可。

功用：养血，益气，补肾。适用于常人日常保健及气短乏力、腰膝酸痛等。

用法：佐餐食用。

5. 核桃仁炒韭菜（《方脉正宗》）

原料：核桃仁 60g，韭菜 250g，麻油 30g，盐 1.5g。

制法：将核桃仁先用沸水焯约 2 分钟，捞出后去皮，冲洗干净，沥干水装于碗内，韭菜择洗后切成 3cm 长的段待用。炒锅烧热后倒入麻油，油热时下核桃仁翻炒至色黄，再下韭菜一起翻炒至熟，起锅时撒入食盐，炒匀后装盘即成。

功用：温固肾气。适用于常人日常保健，预防记忆力减退、畏寒肢冷、腰膝酸软等。

用法：佐餐食用。

五、老年人药膳食养

（一）概说

老年人是指 60 周岁以上的人群。《素问病机气宜保命集》指出老年人“精耗血

笔记

衰，血气凝泣”，“形体伤惫……百骸疏漏，风邪易乘”。《灵枢·天年》早有“六十岁，心气始衰，苦忧悲，血气懈惰，故好卧。七十岁，脾气虚，皮肤枯。八十岁，肺气衰，魄离，故言善误”的说法。老年人脏腑功能衰退，脾气虚弱，气血化源不足，因此药膳饮食对其身体的调补作用尤为重要。正如《寿亲养老新书·饮食调节》所言：“高年之人，真气耗竭，五脏衰弱，全仰饮食以资气血。”老年人阳气日衰，而脾又喜暖恶冷，宜食用温热之品护持脾肾，但亦不宜温热过甚，以“热不炙唇，冷不振齿”为宜。要少食多餐，除每日三餐外，可在早、午之间，以及晚间睡前2小时加餐。如孙思邈所说：“食欲数而少，不欲顿而多。”进餐应细嚼慢咽，否则加重脾胃负担，影响饮食物的消化吸收。由于老年人群特殊的生理特点，应合理安排药膳饮食，以固护正气，延缓衰老。

（二）食养原则

1. 食宜多样全面。

2. 食宜温热熟软。

3. 食宜清淡缓少。

（三）食物选择

人到老年，脏腑功能衰退，气血津液亏少，身体日渐衰弱。老年人应多样饮食，谷、肉、蛋、奶、果、菜等合理搭配，做到营养丰富全面，以补益精气，延缓衰老。可适当增加乳类及乳制品、大豆及豆制品的摄入量，还可经常食用莲子、山药、藕粉、菱角、核桃、黑豆等补脾肾益康寿之食品。

老年人消纳运化力薄，其饮食宜清淡。多吃鱼、瘦肉、豆类食品和新鲜蔬菜水果，不宜吃味厚、肥甘或过咸的食品，还可适当食用一些含钙的食物，如虾皮、牛奶或酸奶等。

（四）药膳食养方

1. 杞实粥（《养老奉亲书》）

原料：芡实21g，枸杞子9g，粳米75g。

制法：将原料用滚开水泡透，去水，放置一夜。次日早晨用砂锅加足水，先将水烧滚，下芡实煮四五沸，次下粳米煮三四沸，最后下枸杞子，共煮至浓烂香甜。

功用：滋肾益精，养肝明目。适用于老年人日常保健，常食可使皮肤润泽，筋骨坚实，耳聪目明，延年益寿。

用法：空腹食用。

2. 补虚正气粥（《圣济总录》）

原料：炙黄芪30g，人参3g（或党参15g），粳米100g，白糖少许。

制法：将黄芪、人参（或党参）切片，用冷水浸泡半小时。黄芪、人参（或党参）入砂锅煮沸，煎出浓汁后将汁取出；再在人参、黄芪锅中加入冷水，如上法再煎，并取汁。将一、二煎药汁合并。粳米淘洗干净，放入锅中，加药汁，武火烧沸后改用文火煮至粥成，加糖适量调味。

功用：补正气，疗虚损，健脾胃。适用于老年人日常保健，可预防反复感冒，改善失眠、乏力等。

用法：每日1剂，服3~5日，间隔2~3日后再服。

3. 松子粥（《士材三书》）

原料：松子仁25g，粳米100g，食盐适量。

笔记

制法：松子仁、粳米分别淘洗干净，放入锅中，加清水、食盐，武火烧沸后改用文火煮至粥成。

功用：润肺滑肠。适用于老年人日常保健，可预防脚气病、老年斑和便秘等。

用法：佐餐食用。

4. 补肝猪肝羹（《养老奉亲书》）

原料：猪肝 100g，鸡蛋 1 枚，葱白、精盐、生姜、蒜、米醋适量。

制法：将猪肝切成薄片，剔去筋膜，洗净。葱白洗净切碎。鸡蛋打入碗内搅匀。将猪肝片、葱末、适量精盐、生姜、蒜、米醋倒入蛋液碗内上笼屉，蒸熟即可。

功用：养肝明目。适用于老年人日常保健及延缓视力减退。

用法：佐餐食用。

小贴士

有益老年人健康的食物

由于老年人的器官功能出现渐进性的衰退，使得老年人营养缺乏和慢性非传染性疾病发生的风险增加。应多吃富含 n-3 多不饱和脂肪酸的海产品，如海鱼和海藻等。常吃富含优质蛋白的动物性食物，尤其是红肉、鱼类、乳类及大豆制品。应多摄入营养密度高的食物，例如三文鱼、蓝莓、土豆、甘蓝菜、芥菜等。还可适当增加摄入维生素 D 含量较高的食物，如鱼肝油、蛋黄等。

（陈　宏）

第二节　不同体质的药膳食养

体质禀受于先天，得养于后天。体质是先后天因素共同作用的结果。先天禀赋决定着个体体质的特异性和相对稳定性，而后天的环境因素、营养因素、精神因素又使机体体质具有动态可变性。改变后天的种种因素，可以在某种程度上改善体质，因此体质具有可调性。

在生理情况下，针对各种体质及早采取相应措施，纠正或改善某些体质的偏颇，以减少体质对疾病的易感性，可以预防疾病或延缓发病。

适宜的药膳食养是调整体质的重要方法，合理运用药食的寒凉温热、辛甘酸苦咸及其升降浮沉等性能，制定相应的药膳食养原则，选择适宜的药膳食养方，重视药膳食养宜忌，可以有效地纠正体质的偏颇。

一、平和质药膳食养

（一）概说

平和质是先天禀赋良好，后天调养得当，以体态适中，面色红润，精力充沛，脏腑功能状态强健为主要特征的一种体质状态。其特征表现为：体形匀称健壮；性格随和开朗；面色肤色润泽，头发稠密有光泽，目光有神，鼻色明润，嗅觉通利，味觉正常，唇色红润，精力充沛，不易疲劳，耐受寒热，睡眠安和，胃纳良好，二便正常，舌色淡红，苔薄白，

笔记

脉和有神；对自然环境和社会环境适应能力较强；平素患病较少。

四季更替是自然界运行的特有规律，其春温、夏热、秋凉、冬寒的气候特征，会影响人体内部的阴阳消长、脏腑活动及气血流注状况。在顺应四时、因时制宜原则的指导下，平和质饮食春宜升补，但应注意升而不散，温而不热，不过用辛热升散之品，宜多食蔬菜，如菠菜、芹菜、春笋、荠菜等轻灵宣透、清凉平淡之品；夏季阳气隆盛，宜清补，应选用清热解暑、清淡芳香之品，不可食用味厚发热的食物，宜多食新鲜水果，如西瓜、番茄、菠萝等清凉生津食品，金银花、菊花、芦根、绿豆、冬瓜、苦瓜、黄瓜、生菜、豆芽等均可酌情食用，以清热祛暑；长夏为夏秋之交，为一年之中湿气最盛的季节，宜用淡补，即用淡渗利湿之品以助脾气之健运，防止湿困中焦，多选用茯苓、藿香、山药、莲子、薏米、扁豆、丝瓜等淡渗利湿健脾之品，忌滋腻碍胃；秋季阳气收敛，食宜选用平性药食，不宜用大寒大热之品，同时，因秋燥，宜食用濡润滋阴之品以保护阴津，如沙参、麦冬、阿胶、甘草等；冬季天寒地冻，宜选用温热助阳之品，以扶阳散寒，如姜、桂、胡椒、羊肉、牛肉、狗肉等温补之品。《素问·六元正纪大论》："用寒远寒，用凉远凉，用温远温，用热远热，食宜同法。"即是此义。

平和质者饮食要寒温适中，不宜过于偏食寒性或热性的食物，以免日久影响机体的阴阳平衡，引起体质的变异。日常生活中，应尽量选择平性或稍具温、凉之性的食品，也可以利用相反的食性而调节食物的寒温之性，如水产品鱼、鳖之类多有寒凉之性，烹调时多佐以葱、姜等调味品，或加料酒，可借其辛温之性以消除水产食物的寒性。

（二）药膳食养原则

1. 膳食平衡，食物多样。
2. 明辨四气，寒温适中。
3. 均衡五味，不可偏嗜。
4. 顺应自然，因时施膳。

（三）原料选择

原料选择根据《中国居民膳食指南（2016）》针对2岁以上的健康人群建议：每日膳食应包括谷薯类、蔬菜水果类、畜禽鱼蛋奶类、大豆坚果类；平均每日至少摄入12种以上食物，每周25种以上。

1. 宜食用的药食

（1）宜食用的食物

谷类：粳米、麦面、番薯、玉米、黄豆、花生、高粱、芝麻、赤豆、扁豆等。

菜类：青菜、萝卜、胡萝卜、菠菜、芹菜、香菇、黑木耳、山药、土豆、海带、紫菜等。

果类：大枣、胡桃、苹果、梨、山楂、橘子等。

肉类：猪肉、鸡肉、鹌鹑、鲫鱼、鳊鱼、鲢鱼等。

蛋奶类：鸡蛋、牛奶、酸奶等。

（2）宜食用的药物：刀豆子、小茴香、赤小豆、乌梅、火麻仁、代代花、玉竹、白扁豆、百合、佛手、芡实、鸡内金、阿胶、莲子、桑椹、黑芝麻、枣仁、薏苡仁、薤白等。

2. 不宜食用的药食　黏腻肥甘、过于寒凉和辛热之品及腌制类食物（如腊肉、火腿、熏肉、泡菜等）。

（四）药膳食养方

1. 龙眼肉粥（《老老恒言》）

笔记

原料：龙眼肉 15g，红枣 10g，粳米 60g。

制法：红枣洗净去核，龙眼肉切碎；砂锅中加冷水 700ml 煮沸 3 分钟，入备好的龙眼肉、红枣、粳米，文火熬成粥状。

功用：开胃悦脾，养心益智，安五脏。用于增强体质，提高记忆力。

用法：晚餐热食，食勿饱。

2. 素炒三丝(《四季养生食谱》)

原料：水发黑木耳 50g，鲜香菇 100g，扁豆 150g，油、葱花、姜丝、盐、醋、高汤适量。

制法：水发黑木耳去杂质，洗净，切丝；香菇洗净，捞出沥干，切丝；扁豆去筋洗净，放入沸水中，煮熟后切丝。锅内倒油烧热，放入葱花、姜丝煸香，放入黑木耳、香菇丝、扁豆丝翻炒，加入盐、醋、高汤，炒至入味即可。

功用：益气开胃，健脾和中。用于食欲减退，气力不足。

用法：佐餐食用。

小贴士

食物养生避忌俗语

故善养性者，先饥而食，食勿令饱。

先渴而饮，饮勿令过。食欲数而少，不欲顿而多。

凡热食有汗，勿当风，发痓病，头痛，目涩，多睡。

夜不可多食，卧不可有邪风。

凡食讫温水漱口，令人无齿疾、口臭。

一日之忌，暮勿饱食。

食饱勿洗头，生风疾。

食勿言，寝勿语，恐伤气。

二、气虚质药膳食养

(一) 概说

气虚质是由于一身之气不足，以气息低弱、脏腑功能状态低下为主要特征的体质状态。气虚质者多元气虚弱。主要成因在于先天不足、后天失养或病后气亏。其特征表现为肌肉松软；性格内向、情绪不稳定、胆小不喜欢冒险；平素气短懒言，语音低怯，精神不振，肢体容易疲乏，易出汗，舌淡红、胖嫩、边有齿痕，脉象虚缓。多兼见面色萎黄或淡白，目光少神，口淡，唇色少华，毛发不泽，头晕，健忘，大便正常，或虽便秘但不结硬；不耐受寒邪、风邪、暑邪。平素体质虚弱，常自汗，易患感冒、哮喘、眩晕或兼有过敏；或病后抗病能力弱，迁延不愈；易患内脏下垂、虚劳等病。

由于一身之气不足，脏腑功能衰退，故出现气短懒言，语音低怯，精神不振，目光少神；气虚不能推动营血上荣则头晕，健忘，唇色少华，舌淡红；卫气虚弱，不能固护肤表，故易出汗；脾气亏虚，则口淡，肌肉松软，肢体疲乏，大便不成形，便后仍觉未尽；脾虚气血不充则舌胖嫩、边有齿痕；气血生化乏源，机体失养，则面色萎黄，毛发不泽；气虚推动无力，则便秘而不结硬；气化无权，水津直趋膀胱，则小便偏多；气虚鼓动血行之力不

笔记

足，则脉象虚缓。气虚阳弱故性格内向，情绪不稳定，胆小不喜欢冒险；气虚卫外失固，故不耐受寒邪、风邪、暑邪，易患感冒；气虚升举无力故多见内脏下垂、虚劳，或病后迁延不愈。

脾胃乃气血生化之源，气虚质在培补元气、补气健脾的同时，还要注意把握剂量，不可峻补，避免补之太过，同时要膳食平衡，食物多样化；为避犯虚虚实实之戒，补气不忘理气；气虚质者内脏功能减弱，常因饮食积滞产生内热等虚实夹杂之证，当予顾及，宜节饮食，食勿过饱，忌肥甘厚味。

（二）药膳食养原则

1. 培补元气，补气健脾。

2. 补气佐以理气。

3. 补气须防虚中夹实。

4. 不宜过食肥甘厚味，注意节制饮食。

（三）原料选择

1. 宜食用的药食

（1）宜食用的食物

谷类：粳米、糯米、燕麦、荞麦、大麦等。

菜类：土豆、胡萝卜、南瓜、甘薯、猴头菇、蘑菇、芡实、蚕豆、豇豆等。

果类：樱桃、荔枝、椰子、葡萄、菱角、花生、栗子等。

肉类：猪肚、牛肉、牛肚、鸡肉、鸡蛋、兔肉、鹅肉、鹌鹑、雉鸡、鲫鱼、鳜鱼、泥鳅、银鱼、青鱼、鲈鱼、鲥鱼、鲢鱼等。

蛋奶类：鹌鹑蛋等。

（2）宜食用的药物：党参、人参、黄芪、山药、白扁豆、西洋参、甘草、大枣、蜂蜜。

2. 不宜食用的药食　黏腻肥甘、过于寒凉和辛热之品，以及腌制类食物（如腊肉、火腿、熏肉、泡菜等）。

（四）药膳食养方

1. 法制猪肚方（《养老奉亲书》）

原料：猪肚（1具洗净），人参15g，干姜3g，川椒3g（炒出汗去目，不开口者），葱白五茎（去须叶），粳米1000g。

制法：上药研为末以米合和相得，入猪肚内缝合，加水适量入砂锅内，用文火煮令极烂。

功用：益气温中补虚。用于中气虚弱，纳食不佳，完谷不化，脾虚泄泻。

用法：空腹食之。吃六成饱。

2. 黄芪蒸鸡（《随园食单》）

原料：童子鸡1只（约500g），黄芪15g。

制法：童子鸡洗净，黄芪切片塞入鸡腹中，放入瓷盘或瓷盅中，入蒸锅内用武火蒸，水沸后改文火蒸1.5小时，至鸡肉熟烂。

功用：益气升阳，养血补虚。用于肺气虚弱及易感冒的气虚质人群。

用法：佐餐食用，吃肉喝汁。

3. 扁豆粥（《食鉴本草》）

原料：白扁豆50g，人参6g，粳米50g。

笔记

制法：煮白扁豆，豆熟去皮，米淘净备用，砂锅内入水1000ml煮沸，入豆、参、米煮烂成粥。

功用：益气健脾。用于脾胃虚弱，面黄肌瘦者。

用法：空腹食用，每日2次。

三、阳虚质药膳食养

（一）概说

阳虚质是由于阳气不足，失于温煦，以形寒肢冷等虚寒表现为主要特征的体质状态。阳虚质者多元阳不足。可由于先天禀赋不足，如父母年老体衰晚年得子，或母体妊娠调养失当，元气不充；或后天失调，喂养不当，营养缺乏；或中年以后劳倦内伤，房事不节，渐到年老阳衰及肾等。其特征表现多形体白胖，肌肉松软；性格多沉静、内向；常见平素畏冷，手足不温，喜热饮食，精神不振，睡眠偏多，舌淡胖嫩边有齿痕，苔润，脉象沉迟；多兼见面色㿠白，目胞浮肿，口唇色淡，毛发易落，易出汗，大便溏薄，小便清长；不耐受寒邪，耐夏不耐冬，易感湿邪。发病多为寒证，或易从寒化，易病痰饮、肿胀、泄泻、阳痿。

由于阳气亏虚，机体失于温煦，故形体白胖，肌肉松软，平素畏冷，手足不温，面色㿠白，目胞浮肿，口唇色淡；阳虚神失温养，则精神不振，睡眠偏多；阳气亏虚，肌腠不固，则毛发易落，易出汗；阳气不能蒸腾、气化水液，则见大便溏薄，小便清长，舌淡胖嫩边有齿痕，苔润；阳虚鼓动无力，则脉象沉迟；阳虚水湿不化，则口淡不渴；阳虚不能温化和蒸腾津液上承，则喜热饮食；阳虚阴盛故性格沉静、内向，发病多为寒证，或易寒化，不耐受寒邪，耐夏不耐冬；阳虚失于温化故易感湿邪，易病痰饮、肿胀、泄泻、阳痿。

调治阳虚之质，有益气、补火之别，壮元阳注意把握剂量，不可峻补，避免补之太过；温阳当兼顾脾胃，只有脾胃健运，始能饮食多进，化源不绝，体质强健，亦即养后天以济先天；另阳虚日久，可阳损及阴，导致阴阳两虚，药食要阴阳相顾；补气亦可助阳，气虚质者内脏功能减弱，常因饮食积滞产生内热等虚实夹杂之证，当予顾及。

（二）药膳食养原则

1. 益气温阳，固护脾肾。

2. 忌温阳太过，耗血伤津。

（三）原料选择

1. 宜食用的药食

（1）宜食用的食物

谷类：糯米、粳米、玉米、黑米、紫米、红米、面粉、黄豆、豌豆、甘薯等。

菜类：生姜、大葱、大蒜、辣椒、韭菜、芥子、胡萝卜、香菜、洋葱等。

果类：龙眼、荔枝、莲子、核桃、花生、栗子、樱桃、石榴、橄榄、李子、橘子、菠萝、桃、杏、樱桃、杨梅等。

肉类：羊肉、羊肝、羊肾、羊鞭、牛鞭、鹿肉、猪腰、狗肉、牛肉、童子鸡、鹅、雀肉、鸽肉、鹌鹑肉、海马、海狗肾、鳝鱼、鲳鱼、鳗鱼、泥鳅、青虾、海虾、草鱼、银鱼、大黄鱼等。

（2）宜食用的药物：芡实、扁豆、干姜、肉桂、丁香、花椒、小茴香、刀豆子、高良

笔记

姜、八角、龙眼肉、肉豆蔻、紫苏、紫苏子、黑胡椒、薤白、覆盆子、藿香、葱白、肉苁蓉等。

2. 不宜食用的食物　禁食寒凉(如冰水、冰激凌、冰西瓜等)之品和性寒食品(如螃蟹、牡蛎、蛤蜊、鳖肉、海苔、竹笋等);少食黏腻肥甘及腌制类食物(如腊肉、火腿、熏肉、泡菜等)。

(四)药膳食养方

1. 羊脊骨粥(《饮膳正要》)

原料:羊脊骨1具,肉苁蓉15g,草果3个,荜茇6g,葱白3茎。

制法:羊脊骨捶碎,肉苁蓉切片,与草果、荜茇共入沸水锅中焯,漂去血水,再把砂锅装满水,煮约2小时,滤去滓,入葱白,调味即可。

功用:补肾强腰。用于畏寒惧冷、手脚不温等元阳不足之证。

用法:上汤作面羹食之。外感禁食。

2. 芝麻烧饼(《续汉书》)

原料:面粉500g,酵母5g,盐3g,花椒粉3g,植物油10g,白芝麻或黑芝麻20g,37℃温水250ml。

制法:酵母入温水中搅匀,入面粉和匀成面团,盖上盖发酵至面团2倍大;碗中放入植物油、花椒粉、盐、少许面粉做成油酥;将发好的面团放到面案上揉出面团中的气泡,揪成50g大小的剂子;将剂子搓成面团,制成中间凹陷的饼胚,将制好的油酥刷入饼胚,合上饼胚搓成圆形,后擀成2~3cm厚的圆饼,饼面撒上芝麻。烤箱预热2分钟,将饼放入烤盘,烤箱调至"上下火",170℃,烤20分钟。

功用:健脾益气,温中祛湿。用于中气不足,不思饮食,劳倦体乏,胃寒不纳,面黄浮肿等脾气虚弱者。

用法:佐餐用。

小贴士

烧饼的历史

最早的"烧饼"载于《齐民要术》卷第九《饼法》有"作烧饼法":"面一斗,羊肉二斤,葱白一合,豉汁及盐,熬令熟,炙之。面当令起。"

最初的烧饼有两个特点:一是主要以肉类为馅料,二是直接或间接置于火上烧烤而成,可翻转。

元明时期,烧饼之类的名称在相关文献中则屡见不鲜。

由于时代变迁,大众在家可使用烤箱制作烧饼,在日常生活中,街头巷尾的传统高炉烧饼仍备受喜爱,且多以辛热芳香调味品为辅料制作,也是食物养生的常用方法。

3. 当归生姜羊肉汤(《金匮要略》)

原料:当归20g,生姜30g,羊肉500g。

制法:当归、生姜冲洗干净后,用清水浸软,切成片,羊肉剔筋膜后,放入开水锅中微微烫一下,除去血水以后捞出,切片。然后把当归、生姜、羊肉放入砂锅中,加入清

笔记

水、料酒、食盐，武火烧沸后撇去浮沫，再改用文火炖至羊肉熟烂即可。

功用：温中补虚，祛寒止痛。可供手足不温、腹中冷痛、畏寒喜暖者食用。

用法：佐餐食用。

知识拓展

补阳不忘羊

羊肉甘、温。暖中补气，滋营。御风寒，生肌健力。利胎产，愈疝，止疼。肥大而嫩，易熟不膻者良。秋冬尤美，与海参、芦菔、笋、栗同煨，皆益人。加胡桃煮，则不膻。多食动气生热，不可同南瓜食，令人壅气发病。时感前后，虐痢疳瘟，胀满颠狂，哮嗽，霍乱诸病及痧痘，疮疥初愈，均忌。新产后，仅宜饮汁，勿遽食肉。产后虚羸，腹痛觉冷，自汗带下，或乳少，或恶露久不已。均用羊肉切治如常，煮糜食之。兼治虚冷劳伤，虚寒久疟。

（《随息居饮食谱》）

四、气郁质药膳食养

（一）概说

气郁质是由于长期情志失调，气机郁滞，不能畅达，引起脏腑功能失调的一种常见偏颇体质。气郁质多由先天禀赋不足、精神刺激、所欲不遂、忧郁思虑、病后失养等原因造成。气郁质者形体多数偏瘦，面色发黄无光泽，甚则面色发青，性格多以内向为主，忧郁脆弱，敏感多疑，对精神刺激适应能力较差，常见胸胁胀满，咽部有异物感，善太息，睡眠较差，舌淡红，苔薄白，脉弦细等。

气郁质者易感受寒痰湿邪，若气郁化热，也易感受燥热之邪。其发病以肝为主，兼及心、脾、胃、大肠、小肠。易患抑郁症、失眠、梅核气、惊恐、消化性溃疡、神经官能症、肿瘤等疾病，女性还易患甲状腺结节、乳腺增生、月经不调、更年期综合征等疾病。

（二）药膳食养原则

1. 疏肝解郁，补养肝血。

2. 疏肝行气的同时注意柔肝，不宜过用寒凉之物。

（三）原料选择

1. 宜食用的食物

（1）宜食用的食物

谷类：小麦、荞麦、糯米、粳米、小米、绿豆等。

菜类：刀豆、蘑菇、海带、海藻、萝卜、洋葱、大蒜、苦瓜、丝瓜、南瓜等。

果类：佛手、橙子、香蕉、金橘、西柚、山楂等。

肉类：猪肉、猪皮、猪髓、鸭肉、鸭蛋、乌贼骨、螃蟹、海蜇、牡蛎等。

（2）宜食用的药物：刀豆、小茴香、代代花、肉豆蔻、佛手、麦芽、砂仁、香橼、橘红、莱菔子、苏子、橘皮、薤白、玫瑰花等。

2. 不宜使用的药食　少食酸敛收涩之品，如乌梅、南瓜、泡菜、石榴、青梅、杨梅、

笔记

草莓、柠檬等;忌食辛辣、肥甘厚味、过于寒凉之品,及咖啡、浓茶等刺激食物。

(四)药膳食养方

1. 陈皮麦芽粥(《中医食疗学》)

原料:生麦芽 50g,橘皮 10g,大米 100g。

制法:生麦芽煮水,去麦芽,橘皮切碎,开水泡汁,取麦芽水及橘皮汁,加入大米 100g 煮粥食用。

功用:理气运脾。适用于气郁体质偏于气机郁滞中焦,引起肝胃不和,而见脘腹胀满、不思饮食之人。

用法:作粥食用,可常食之。

2. 菊花鸡肝汤(《九种体质使用手册》)

原料:银耳 15g,菊花 10g,茉莉花 24 朵,鸡肝 100g。

制法:银耳洗净撕成小片,清水浸泡待用,菊花、茉莉花清水洗净,鸡肝切薄片备用;将水烧沸,先入料酒、姜汁、食盐,随即下入银耳及鸡肝,烧沸,撇去浮沫,待鸡肝熟,调味,再入菊花、茉莉花稍沸即可。

功用:疏肝行气解郁。用于气郁体质偏于气机郁滞上焦之人。

用法:佐餐食用。

3. 加味甘麦大枣羹(《常用特色药膳技术指南(第一批)》)

原料:百合 100g,大枣(去核)60g,甘草 10g,淮小麦 500g,鸡蛋 10 枚。

制法:将甘草洗净,煎取汁液备用,小麦洗净,大枣洗净后切成小块,百合洗净后切碎,鸡蛋破壳入碗搅拌均匀备用。将甘草汁煮沸加入小麦、大枣及百合同煮约 30 分钟,倒入鸡蛋液,煮沸搅匀即可。

功用:养心安神,疏肝解郁。适用于心阴不足,肝气失和所致的更年期综合征、神经衰弱、心悸失眠及小儿夜啼等。

用法:作羹食之。

五、血瘀质药膳食养

(一)概说

血瘀质是由于全身血行迟缓不畅,以肤色晦暗、舌质紫黯等血瘀表现为主要特征的体质状态。血瘀质多因先天禀赋不足、情绪长期抑郁,或久居寒冷之地以及脏腑功能失调所致。血瘀质常表现为脱发,面色晦暗,口唇黯淡,色素沉着,皮肤干燥、瘙痒,头、胸、胁、腹或四肢等处疼痛,表情抑郁、呆板,面部肌肉不灵活,健忘,心烦易怒,女性痛经、闭经,舌色黯黑或有瘀点、瘀斑,舌下脉络紫黯或增粗,脉细涩或结代。

血瘀质者气血津液运行不畅,易感外邪,易患癥瘕积聚、疼痛及血证等。常见冠心病、心肌梗死、高血压、中风、糖尿病、肿瘤、黄褐斑、抑郁症、肋间神经痛、急性胃肠痉挛、月经不调、痛经等疾病。

(二)药膳食养原则

1. 活血散瘀,畅通血脉。
2. 忌食寒凉生冷之物,不宜食肥甘厚味、过于辛辣刺激及收涩之物。

笔记

（三）原料选择

1. 宜食用的食物

（1）宜食用的食物

谷类：黑豆、黄豆、粳米、玉米、小米、小麦等。

菜类：油菜、茄子、香菇、韭菜、白萝卜、大蒜、生藕、黑木耳、竹笋、海带、洋葱、西红柿、紫菜等。

果类：山楂、金橘、桃、芒果等。

肉类：少食肉类食物，可选海参、海蜇等。

（2）宜食用的药物：山楂、桃仁、西红花、姜黄等。

2. 不宜食用的药食　涩血食物，如乌梅、苦瓜、柿子、李子、石榴、花生米等；高脂肪、高胆固醇食物，如蛋黄、虾子、猪头肉、奶酪等；寒凉生冷之品，如冷饮、冰镇水果、螃蟹等；腌制食品，如腊肠、熏肉、泡菜、肉罐头等。

（四）药膳食养方

1. 红花酒（《金匮要略》）

原料：红花 100g，白酒 400ml。

制法：将红花放入细口瓶中，加入白酒，浸泡 1 周，每日振摇 1 次。

功用：活血化瘀止痛。适用于血瘀所致的面色晦暗无光，口唇黯淡，色素沉着，皮肤干燥、瘙痒及诸痛。

用法：每日 2 次，每次 10~20ml。

2. 山楂桃仁粥（《中医食疗学》）

原料：山楂 10g，桃仁 10g（去皮、尖），大米 100g，白糖适量。

制法：山楂、桃仁加水煮 30 分钟，取其煎液，去渣，加入洗净的大米煮粥，粥熟，加适量白糖即可。

功用：活血化瘀，理气止痛。适用于瘀血引起的面色晦暗，皮肤干燥，大便干燥及诸痛等。

用法：每日食粥 1 次，连服 1 周。

3. 益母草煮鸡蛋（《药膳食疗学》）

原料：益母草 30~60g，鸡蛋 2 枚。

制法：鸡蛋洗净，与益母草加水同煮，熟后剥去蛋壳，入药液中复煮片刻。

功用：活血调经。适用于气血郁滞引起的月经不调、崩漏、产后恶露不止或不下等。

用法：吃蛋饮汤，每日 1 次，连用 5~7 日。

六、阴虚质药膳食养

（一）概说

阴虚质是以阴液亏少，口燥咽干、手足心热等虚热表现为主要特征的一种体质状态。其特征表现为形体消瘦，手足心热，面色潮红，心中时烦，口燥咽干，或鼻微干，多喜冷饮，大便干燥，溲黄，舌红少津，脉细数。或伴有干咳少痰，潮热盗汗（肺阴虚）；或心悸健忘，失眠多梦（心阴虚）；或腰酸背痛，眩晕耳鸣，男子遗精，女子月经量少（肾阴

笔记

虚);或胁痛,视物昏花(肝阴虚)等。该体质的人多性情急躁,外向好动、活泼,耐冬而不耐夏;不耐受暑热燥邪。

阴虚质多由于先天体弱,后天久病、失血、积劳伤阴等形成,阴虚质易感燥、热之邪,尤以内伤为主,外感次之。易病咳嗽、消渴、闭经、内伤发热等。

(二)药膳食养原则

1. 滋补肾阴,壮水制火。

2. 宜选用滋阴清虚热、滋补肝肾之品,避免温燥伤阴之品。

(三)原料选择

1. 宜食用的药食

(1) 宜食用的食物

谷类:糯米、绿豆、山药、面粉、黑米等。

菜类:菠菜、茼蒿、冬瓜、丝瓜、黄瓜、银耳、生莲藕等。

果类:木瓜、无花果、乌梅、石榴、葡萄、枸杞子、柠檬、苹果、梨、香蕉、枇杷、杨桃、桑椹、罗汉果、西瓜、甘蔗等。

肉类:龟、鳖、鸭肉、猪皮、兔肉、蚌肉、牡蛎、海参、小银鱼、鲍鱼等。

蛋奶类:牛奶等。

(2) 宜食用的药物:熟地黄、百合、山药、山茱萸、牡丹皮、茯苓、泽泻、女贞子等。

2. 不宜食用的药食　辛辣温燥的食物,如羊肉、韭菜、葱、姜、蒜、辣椒、花椒、桂皮、荔枝、桂圆、狗肉等。

(四)药膳食养方

1. 沙参玉竹猪肺汤(《食物健康营养与食疗百科》)

原料:猪肺 600g,南沙参 15g,玉竹 15g,大葱 25g,盐 3g。

制法:沙参、玉竹洗净后用清水漂洗,再用纱布包起来备用。先将猪肺冲洗干净,挤净血污,同沙参、玉竹一起放入砂锅内,再将葱(切段)洗净放入,注入清水约 2 000ml,先用武火烧沸,再改用文火炖约 1.5 小时,猪肺熟透即成,食时加食盐少许调味。

功用:养胃阴,润肺燥。适用于肺胃阴虚的咽干少津、大便燥结及燥咳等。

用法:佐餐食用。

2. 山药炖鸭肉(《图解九种体质养生全书》)

原料:鸭肉 250g,山药 100g,红枣、枸杞各少许,葱、姜、八角茴香、花椒、香叶、陈皮、黄酒、冰糖、盐、胡椒粉各适量。

制法:葱、姜洗净,葱切段,姜切片备用;将鸭肉洗净后切块,入冷水中煮开,关火捞出鸭肉,用冷水冲洗 2~3 次。锅中加冷水,放入鸭肉、葱段、姜片、八角茴香、花椒、香叶、陈皮、黄酒,武火烧开后转文火炖 50 分钟,加盐调味。放两块冰糖,再放入山药、红枣和枸杞炖 10 分钟,出锅加胡椒粉即可。

功用:滋阴润燥,健脾和胃。适用于口燥咽干、皮肤干燥、大便燥结者及其他体质者秋季食用。

用法:佐餐食用。

笔记

小贴士

食养佳品:鸭肉

鸭肉是阴虚者食养的上乘之品。《本草纲目》中记载鸭肉主大补虚劳,最消毒热,利小便,除水肿,消胀满。利脏腑,退疮肿,定惊病。

《白门食谱》记载:"金陵八月时期,盐水鸭最著名,人人以为肉内有桂花香也。"

明代有首民谣:"古书院,琉璃截,玄色缎子,盐水鸭。"古书院,指的是当时最大的大学——南京国子监;琉璃截,指的是被称为当时世界奇迹的大报恩寺塔;玄色缎子,指的是南京著名的特产玄色锦缎;而小小的盐水鸭居然并列其中,可见当时盐水鸭在南京人心目中的地位。

3. 千金瓜蒌根茶(《备急千金要方》)

原料:天花粉、麦门冬、芦根、茅根各 30g,鲜生姜 2 片。

制法:将天花粉、麦门冬、芦根、茅根挑拣出杂质,再用清水洗去浮土,与鲜生姜片一同放入锅内,加入清水,武火煮沸后改文火煎煮 20 分钟,将药汁倒出即可。

功用:清热生津,润燥止渴。适用于口燥咽干、口渴善饮、干咳痰稠者,脾胃虚寒、大便滑泄者忌服。

用法:代茶饮。

七、痰湿质药膳食养

(一)概说

痰湿质是指以痰湿凝聚、形体肥胖、腹部肥满、口黏苔腻等痰湿表现为主要特征的一种体质状态。其特征表现为形体肥胖,面部皮肤油脂较多,多汗且黏,神倦,懒动,嗜睡,身重如裹,胸脘痞闷,咳喘痰多,喜食肥甘甜黏,口黏腻或甜,舌体胖,苔腻,脉濡或滑。或食少,恶心呕吐,大便溏泄;或四肢浮肿,按之凹陷,小便不利或浑浊;或头身重困,关节疼痛重着,肌肤麻木不仁;或妇女白带过多等。该体质的人性格偏温和、稳重,多善于忍耐。对梅雨季节及湿重环境适应能力差。

痰湿质多由于先天禀赋,后天过食肥甘,或病后水湿停聚,脾虚失司,水谷精微运化障碍,以致湿浊留滞。痰湿质易感湿热邪气,易患消渴、中风、眩晕、胸痹、咳喘、痛风、痰饮等病证。

(二)药膳食养原则

1. 健脾利湿,化痰泻浊。

2. 少食肥甘甜腻、寒凉、收涩、甘润之品。

(三)原料选择

1. 宜食用的药食

(1) 宜食用的食物

谷类:赤小豆、薏苡仁、红小豆、白扁豆、粳米、蚕豆等。

菜类:冬瓜、白萝卜、怀山药、海带、丝瓜、葱、姜、紫菜等。

笔记

果类：枇杷、大枣、苹果、木瓜、柿子、龙眼、橘子、荸荠、葡萄等。

肉类：鲫鱼、牛肉、鲟鱼、带鱼、黄鳝、泥鳅、河虾、海蜇等。

（2）宜食用的药物：党参、茯苓、白术、炙甘草、山药、薏苡仁、砂仁、莲子、陈皮、紫苏等。

2. 不宜食用的食物　乌梅、西瓜、雪梨、香蕉等。

（四）药膳食养方

1. 山药扁豆糕（《保健药膳》）

原料：鲜山药 200g，鲜扁豆 50g，陈皮丝 3g，红枣肉 500g。

制法：将山药去皮洗净切碎，鲜扁豆择选干净切碎，陈皮丝、红枣肉择选干净后用温水浸泡至软，切成细细的小丁，将以上四物放入盆中混合搅拌均匀，倒在铺好屉布的蒸锅上，将锅置于火上，蒸熟即可。

功用：健脾止泻，和胃调中。大便溏软不调、面黄形瘦、怠惰乏力者，可常食。

用法：佐餐食用。

2. 茯苓饼（《经验方》）

原料：茯苓 200g，糯米粉 200g，白砂糖 100g。

制法：将茯苓磨成细粉，加糯米粉、白砂糖、水适量，调成糊，以文火在平锅里摊烙成薄饼即可。

功用：健脾和中，宁心安神，利水祛湿。茯苓饼自古以来就是保健佳品，老幼皆宜；口淡乏味，纳呆食少，不思饮食，小便不利及病后调养者均可食用。

用法：每周食用 2 次。随量食用。

3. 鲤鱼赤小豆汤（《外台秘要》）

原料：赤小豆 100g，鲤鱼 250g，料酒 10g，大葱 5g，姜 5g，植物油 10g。

制法：将鲜鲤鱼剖腹，去内脏，去鱼鳞，洗净备用；使用优质赤小豆，并除杂质，洗净，在蒸锅内蒸熟，备用；将鱼和赤小豆混合，加入水适量，煮沸，改文火炖，加入生姜片、葱、料酒，煨至鱼熟豆酥，再加入少许植物油，即可食用。

功用：利水消肿，补脾下气。适用于小便不利，口中黏腻，身体困重，肥胖者食用。

用法：佐餐食用。

八、湿热质药膳食养

（一）概说

湿热质是以湿热内蕴、面垢油光、口苦、苔黄腻等湿热表现为主要特征的一种体质状态。其特征表现为面垢油光，易生痤疮，口苦口干，身重困倦，大便黏滞不畅或燥结，小便短黄，男性易阴囊潮湿，女性易带下增多，舌质偏红苔黄腻，脉滑数。该体质的人容易心烦气躁。对夏末秋初湿热气候，湿重或气温偏高环境较难适应。

湿热质多因先天禀赋或久居湿地；烟酒嗜好或过食肥腻辛辣；长期的情绪压抑或疾病等形成。湿热质易感湿热邪气，易患疮疖、黄疸、热淋、衄血、带下等病证。

（二）药膳食养原则

1. 分消湿浊，清泄伏火。

2. 宜选用清热利湿、甘淡苦寒之品，避免选用辛辣燥烈之品。更要少吃火锅、烹炸、烧烤等辛温助热的食物，限制食盐的摄入。

笔记

（三）原料选择

1. 宜食用的药食

（1）宜食用的食物

谷类：绿豆、薏米、赤小豆、粳米、玉米、紫米等。

菜类：西红柿、黄瓜、藕、莲子、冬瓜、苦瓜、丝瓜、菜瓜、芹菜、荠菜、竹笋、紫菜、海带、四季豆等。

果类：草莓、西瓜、梨、荸荠等。

肉类：泥鳅、河蚌、鸭肉、鲫鱼、兔肉、鸭肉、田螺等。

（2）宜食用的药物：金银花、藿香、栀子、甘草、防风、当归、贝母、茯苓、泽泻、山药。

2. 不宜食用的食物　滋补药食，如麦冬、熟地、银耳、燕窝、雪蛤、阿胶、蜂蜜、麦芽糖等；辛辣燥烈之品，如辣椒、狗肉、牛肉、羊肉、韭菜、胡椒、花椒、酒等。

（四）药膳食养方

荷叶糯米粥（《中医饮食营养学》）

原料：糯米100g，鲜嫩荷叶100g，砂糖50g。

制法：将糯米淘洗干净，加适量水武火煮沸，转文火熬煮，再将荷叶洗净，切小块，放入米中同煮。待粥煮成时，放入砂糖搅匀，再拣出荷叶即可。

功用：清暑利湿，解热宽中。适用于夏季，口渴心烦，眩晕，腹胀纳呆，肢体乏力者。

用法：佐餐食用。

小贴士

清火养心的荷叶

“小荷才露尖尖角，早有蜻蜓立上头。”古诗中随处可见咏荷的诗句。这种可供观赏的植物既入诗画，也是一味良药。

《本草纲目》中记载：“牙齿疼痛，用荷叶蒂七个，加浓醋一碗，煎成半碗，去渣，熬成膏，时时擦牙，有效。”

荷叶味苦，性平，归肝、脾、胃经。鲜品、干品均可入药。有清热解暑、升发清阳、凉血止血的功用，常用于治疗暑热烦渴、暑湿泄泻、脾虚泄泻以及血热引起的各种出血证。

而荷叶的祛火功能让它成为当之无愧的养心佳品。荷叶入馔可制出时令佳肴，如取鲜嫩碧绿的荷叶，用开水略烫后，用来包鸡、包肉，蒸后食用，清香可口增食欲。做成荷叶粥，清爽可口，解暑生津，对暑热、头昏脑涨、胸闷烦渴、小便短赤等症有效。

九、血虚质药膳食养

（一）概说

血虚质是以体内阴血亏损为主要特点的体质状态。血虚质多由失血过多，或久病阴血虚耗，或脾胃虚弱，气血化生不足等原因形成。血虚质主要表现为面色萎黄或苍

笔记

白无华，唇色爪甲淡白无华，头晕目眩，两目干涩，心悸怔忡，健忘失眠，皮肤干燥，毛发干枯，肢体麻木，筋脉拘挛，以及大便燥结，小便不利等，舌质淡，脉细无力。女性可伴有月经量少，经期延后甚至闭经等。中医认为，血为气之母，气为血之帅，气血相依，血虚日久多伴有少气懒言、倦怠乏力、气短自汗等气虚症状。

血虚质者易感受风温之邪，病变主要在心、肝二脏，与脾、肾密切相关。易患失眠、闭经、便秘、脱发、惊悸等病证。

（二）药膳食养原则

健脾养肝，益气生血。

（三）原料选择

1. 宜食用的药食

（1）宜食用的食物

谷类：紫米、黑米、高粱、糯米、小米、玉米等。

菜类：菠菜、金针菇、黄花菜、黑木耳、豌豆、芦笋、香菇等。

果类：龙眼、荔枝、桑椹、樱桃、葡萄、小红枣等。

肉类：猪肉、羊肉、羊肝、牛肉、牛肝、猪肝、猪蹄、猪血、鹅血、乌骨鸡、鲳鱼、黄鱼、海参、鲍鱼、甲鱼、等。

蛋奶类：鹌鹑蛋等。

（2）宜食用的药物：龙眼肉、桑椹、黑芝麻、酸枣仁、阿胶、当归等。

2. 不宜使用的药食　辛辣刺激性食物如大蒜、辣椒、芥末等，少吃海藻、荷叶、菊花、槟榔、薄荷、草豆蔻等。

（四）药膳食养方

1. 糯米阿胶粥（《食医心鉴》）

原料：阿胶 30g，糯米 60g，红糖少许。

制法：糯米洗净煮粥，待粥将熟时，放入捣碎的阿胶，边煮边搅匀，稍煮两三沸，加红糖适量调味即可。

功用：滋阴润燥，补血止血。适用于面色淡白，记忆力减退，两目干涩，妇女月经不调等。

用法：晨起空腹食用。

2. 小麦红枣粥（《本草纲目》）

原料：小麦 50g，粳米 50g，大枣 5 枚，桂圆肉 15g，白糖适量。

制法：先将小麦淘洗干净，加热水浸胀，将粳米和大枣洗净，桂圆肉切成细丁，然后将小麦、粳米、红枣、桂圆放入砂锅中，共同煮成粥。起锅时再加入白糖。

功用：养血安神，补中益气。适用于心神不宁、精神恍惚、失眠多梦者食用。

用法：作粥食用，每日 2 次，趁热温服。

十、特禀质药膳食养

（一）概说

特禀体质又称特禀型生理缺陷、过敏，是指由于先天禀赋所造成的特殊状态的体质，主要包括过敏体质、遗传病体质、胎传体质等。特禀质与先天禀赋不足、遗传、环境、药物等因素密切相关。特禀质常表现为无原因的鼻塞、喷嚏、流涕，以及对药物、花

笔记

粉、气味等各种物质产生的不适反应。

特禀质者对外界环境适应力差，易患过敏性鼻炎、哮喘、紫癜、肾炎、荨麻疹等疾病。遗传性疾病如血友病、唐氏综合征及“五迟”“五软”等。胎传性疾病如胎寒、胎热、胎惊、胎痫等。

（二）药膳食养原则

1. 益气固表，补脾肺肾。

2. 顺应四时，以适寒温。

3. 避免接触致敏物质。

（三）原料选择

特禀质者饮食应根据个体的实际情况制订不同的保健食谱，其中过敏体质者应注意日常预防和保养工作，避免食用各种致敏食物，适当服用预防性药物，减少发作机会。饮食宜清淡、均衡、粗细搭配适当。

1. 宜食用的药食

（1）宜食用的食物

谷类：玉米、荞麦、燕麦、绿豆、薏苡仁等。

菜类：黄瓜、冬瓜、山药、菠菜、胡萝卜、荠菜、芹菜、香椿头、银耳等。

果类：苹果、梨、葡萄、荔枝、橘子、山楂等。

肉类：猪瘦肉、鸡肉、鸭肉、鹌鹑等。

（2）宜食用的药物：生姜、淡豆豉、紫苏、薄荷、香薷、藿香、葛根、芫荽、白芷等。

2. 不宜使用的食物　生冷、辛辣、肥甘油腻、腥膻发物及含过敏物质的食物，如荞麦、蚕豆、白扁豆、坚果、牛肉、鹅肉、鲤鱼、虾、蟹、酒、辣椒、浓茶、可乐、咖啡等。

（四）药膳食养方

1. 黄芪灵芝炖瘦肉（《九种体质使用手册》）

原料：黄芪 60g，灵芝 15g，猪瘦肉 100g，姜 1 块，食盐适量。

制法：黄芪、灵芝于清水中浸泡 30 分钟，瘦肉洗干净切成小方块，把泡好的黄芪、灵芝放进砂锅，再把切好的猪瘦肉和整块生姜一同放入，加入适量的盐，倒入适量的清水，盖上盖，等水开之后，上火隔水蒸，用武火蒸 3 个小时。

功用：补益气血，扶正固本。适用于体质虚弱，易感外邪之人。

用法：佐餐食用。

2. 健脾益气粥（《常用特色药膳技术指南（第一批）》）

原料：生黄芪 10g，党参 10g，茯苓 6g，炒白术 6g，薏苡仁 10g，大米 200g，大枣 20g。

制法：将生黄芪、炒白术装入纱布包内，放入锅内，加 3000ml 清水浸泡 40 分钟后备用，将党参、茯苓蒸软后切成颗粒状备用，将薏苡仁浸泡回软后放入锅中煮 30 分钟备用。大米、大枣放入浸泡药材包及薏苡仁煮后的锅中，武火煮开后改文火熬煮 2 小时，取出纱布包，加入党参、茯苓即可。

功用：补脾益肺。适用于体质偏弱，易过敏人群。

用法：佐餐食用。

3. 归芪防风瘦肉汤（《中医食疗学》）

原料：当归、黄芪 20g，防风 10g，猪瘦肉 50g，食盐适量。

制法：将当归、黄芪、防风用纱布包好，扎好口，猪瘦肉洗净，切成块，与纱布包一起

笔记

放入锅中，加适量水，用文火炖熟，加盐调味即可。

功用：益气补血，祛风胜湿。可增强体质，预防过敏，亦可缓解过敏性皮肤瘙痒等。

用法：佐餐食用。

（孙建光　王莹　吕沛宛）

第三节　女性特殊时期的药膳食养

一、月经不同时期的药膳食养

（一）概说

月经，是子宫规律性、周期性出血的生理现象。一般以一个阴历月为一个周期，如同月相之盈亏，潮汐之涨落，故又称“月事”“月汛”“月水”。李时珍在《本草纲目》中指出：“女子，阴类也，以血为主。其血上应太阴，下应海潮。月有盈亏，潮有朝夕，月事一月一行，与之相符。故谓之月信、月水、月经。”

第一次月经来潮称为“初潮”。月经来潮是女子发育趋于成熟并开始具有生育能力的标志。一般初潮年龄在13~14岁之间，可因地域、气候、营养等因素的影响而有差异，可以早至11~12岁，或迟至16岁。妇女到45~55岁月经自然停止，称为绝经。以停经1年以上的最后一次月经为标志。月经有明显的周期性，出血的第1天为月经周期的开始，两次月经第1天的间隔时间为一个月经周期，一般为28~30天。周期的长短因人而异，但应有规律性。每次月经的持续时间称为经期，正常为3~7天，多数为3~5天。一般在经期第2~3天经量较多。月经量难以准确测量，一般以月经垫的用量粗略估计，总量约30~80ml，因个人体质的不同而有一定差异。经色呈暗红，初时较浅，量多时经色加深，将净时渐淡。经质稀稠适中，不凝固，无血块，无臭气。经期一般无不适的感觉，仅有部分女性经前和经期有轻微的腰酸、小腹胀、情绪变化等。

月经是肾气、天癸、冲任、气血协调作用于胞宫，并在其他脏腑、经络的协同作用下使胞宫定期藏泻而产生的生理现象。肾为主导，天癸为促进生长、发育和生殖的阴精与动力，冲任汇集脏腑气血下达于胞宫，胞宫藏泻有期，则月经按时来潮。《素问·上古天真论》曰：“女子七岁，肾气盛，齿更发长；二七而天癸至，任脉通，太冲脉盛，月事以时下，故有子；……七七任脉虚，太冲脉衰少，天癸竭，地道不通，故形坏而无子也。”

月经周期一般可划分为4个阶段，即月经期、经后期、经间期和经前期。在不同的阶段，阴阳气血的消长有如潮水之涨落、月相之盈亏，呈现出太阴月节律。

1. 月经期　重阳必阴，由阳转阴的转化期，在阳气的推动下，血海由满而溢，胞宫泻而不藏，血室正开，经血下泄，除旧生新。

2. 经后期　经血下泄后，子宫胞脉相对空虚，阴血亦相对不足，血室已闭，胞宫藏而不泻，通过肾之封藏蓄养阴精，使阴血渐长，是阴长阳消的阶段。

3. 经间期　重阴必阳，由阴转阳的转化期，通过经后期的蓄养，使阴精渐充，冲任气血旺盛，达到重阴状态，重阴必阳，在心、肾阳气的鼓动下出现氤氲状变化，此为孕育之“的候”时，又称“真机期”。

4. 经前期　重阴转阳后，则阳长较快，出现阳长阴消状态。但由于胞宫、胞脉、冲任等气血盈满，似呈阳气阴血皆充盛，为育胎做好准备。

笔记

（二）药膳食养原则

1. 月经期药膳食养重在疏肝理气，和血调经。

2. 经后期药膳食养重在滋肾益阴养血。

3. 经间期药膳食养重在促进肾中阴阳转化，疏理冲任气血。

4. 经前期药膳食养重在平补肾气，调理气血。

（三）原料选择

1. 月经期

（1）宜食用的药食：可选用具有疏肝理气、和血调经的药食，如猪肝、鸡肉、红糖、益母草、当归、玫瑰花、山楂等。同时为保持营养平衡，亦应食用新鲜蔬菜和水果。

（2）不宜食用的药食：若正值经期，血室大开，应忌食辛辣煎炸油腻之品，如辣椒、烧烤等，以免热迫血行。也应忌食生冷食品及寒凉药食，如冰淇淋、苦瓜、绿豆、梨、西瓜等，以免寒凝血瘀。

2. 经后期

（1）宜食用的药食：可选用有滋肾益阴养血作用的药食，如牛奶、鸡蛋、鸽蛋、鹌鹑蛋、牛肉、红枣、莲子、芡实、菠菜、樱桃、桂圆、红枣、苹果、燕窝、当归、熟地、阿胶、麦冬等。

（2）不宜食用的药食：忌生冷食物，忌食酸辣刺激食品。

3. 经间期

（1）宜食用的药食：可选用促进阴阳转化，并可疏理冲任血气的药食，如糙米、燕麦、刀豆、肉桂、核桃、玫瑰花、桂花、佛手、当归等。

（2）不宜食用的药食：女子以血为本，气行则血行，故应少食用容易胀气的药食，以免气滞血瘀。

4. 经前期

（1）宜食用的药食：行经前主要选择具有平补肾气，兼调理气血作用的药食，如菟丝子、核桃仁、刀豆、杜仲、羊肉、佛手、玫瑰花等。

（2）不宜食用的药食：不宜食用生冷，导致血脉凝涩，气血运行不畅，则发生痛经、月经过少、闭经，甚至发为不孕，或寒邪凝聚而为腹部包块性疾病；也不要过食辛热香辣，否则热扰冲任，发为月经过多、崩漏、经行吐衄等证。

（四）药膳食养方

1. 月经期药膳食养方

（1）玫瑰花茶（《本草纲目拾遗》）

原料：干玫瑰花瓣 6~10g。

制法：将花瓣放入茶盅内，用温水冲泡 1~2 分钟，将水倒掉，然后将沸水冲入玫瑰花内，加盖片刻。

功用：疏肝解郁，理气止痛。适用于肝气不舒所致的胁肋胀痛、月经不调、痛经等。

用法：经期每日代茶饮。

（2）山楂内金桃仁散（《医学衷中参西录》）

原料：山楂 140g，鸡内金 60g，桃仁 10g，红糖适量。

制法：山楂去核，干燥后研细粉，鸡内金研细粉，二者混匀备用。桃仁加水煎煮，取汁加入红糖使溶化。每取药粉 20g，桃仁汁送服。

笔记

功用:破血行瘀通经。适用于气血运行不畅引起的经行不畅或痛经、胸胁胀痛、精神抑郁、烦躁易怒等。

用法:经期每日顿服。

2. 经后期药膳食养方

(1) 燕窝粥(《本草纲目拾遗》)

原料:燕窝 10g,糯米 100g,冰糖 10g。

制法:将燕窝入开水中闷泡,洗净后放碗中加水 100ml,蒸 30 分钟后备用;糯米浸泡 24 小时,洗净入锅煮沸,米粒煮开时加燕窝、冰糖,文火煮至烂熟即可。

功用:滋阴补肾益精。适用于气阴不足引起的月经量少、色淡质稀等。

用法:每日 1 次,于经后连服 1 周。

(2) 补虚正气粥(《圣济总录》)

原料:炙黄芪 30g,人参 3g(或党参 15g),粳米 100g,白糖适量。

制法:先将黄芪、人参(或党参)切片,冷水浸泡半小时后入砂锅煎沸,煎出浓汁后将汁取出,再在参、芪锅中加入冷水如上法再煎,取汁合并分 2 份,每日早晚取 1 份药汁同粳米煮粥,粥成时加白糖即可。

功用:益气补虚,健脾和胃。适用于气虚而致月经先期、崩漏伴心慌气短、体虚自汗等。

用法:每日 1 剂,3~5 日为一个疗程,隔 2~3 日后再食。

3. 经间期药膳食养方

(1) 三七蒸蛋(《同寿录》)

原料:三七末 3g,藕汁 50ml,鸡蛋 1 枚。

制法:将鸡蛋、三七末、藕汁混匀,隔水蒸熟即可。

功用:补气摄血,止血化瘀。适用于气血不足,瘀血内停所引起的经间期出血、少腹刺痛、体虚乏力等。

用法:每日 1~2 次,经间期服用。

(2) 玫瑰花烤羊心(《饮膳正要》)

原料:鲜玫瑰花 50g(或干玫瑰花 50g),羊心 500g,食盐适量

制法:将玫瑰花放小锅内,加食盐适量,煎煮 10 分钟,待冷备用。羊心洗净,切块串在竹签上,蘸玫瑰盐水反复在火上烧炙,嫩烧即可。

功用:行气解郁,和血调经。适用于气血不和之症见经间期下腹胀痛等。

用法:经间期服用。

4. 经前期药膳食养方

(1) 雀儿药粥(《太平圣惠方》)

原料:雀儿 10 只,菟丝子 30g,覆盆子 30g,五味子 30g,枸杞子 30g,粳米 60g,酒 60g,调料适量。

制法:菟丝子酒浸 3 日晒干研末,覆盆子、五味子、枸杞子研末,药末混合备用;雀儿去毛洗净剁碎,先以酒炒,加水煮沸后入粳米煮粥至将成时,下药末 10g 搅匀,放调料调味,续煮片刻即可。

功用:补肝肾,益精血,壮阳气,暖腰膝。适用于肝肾虚损、阳气不足所引起的月经过少、腰膝酸软、头晕眼花等。

笔记

用法：经前空腹温热食。

（2）鹿肾粥（《养老奉亲书》）

原料：鹿肾1具，肉苁蓉30g，粳米100g，葱白、胡椒粉、食盐、黄酒各适量。

制法：鹿肾去筋膜，洗净切碎备用。肉苁蓉用黄酒浸泡一夜后，去皱皮切碎备用。粳米洗净入锅加水适量，煮至半熟，加鹿肾、肉苁蓉、葱白、胡椒粉、食盐，再煮至粥成。

功用：补肾壮阳，益精填髓。适用于肾阳不足引起的月经后期、耳聋耳鸣、宫冷不孕等。

用法：温服。经前连续服用5~7日。

小贴士

月经期保健

1. 防御外邪　经期气随血泄，气虚则卫外不固，易受风、寒、热等淫邪侵袭，致经行感冒、痛经、月经不调等，故不宜贪风受凉、淋雨涉水和坐卧湿地。经期血室正开，邪气易乘虚而入，滋生疾病，因此必须保持外阴和月经垫的清洁，并禁止房事、盆浴、阴道灌洗和游泳等。

2. 和调情志　月经期间，阴血偏虚而肝气易于偏旺，若经期伤于七情，易使气血紊乱导致经量增多、经期延长甚或崩漏。因此，应保持心情舒畅，消除紧张、烦闷或忧郁、恐惧心理。

3. 劳逸结合　月经期是可以从事一般工作和学习的，但劳力过度则耗气动血，可致月经不调或经期延长，故经期要避免剧烈运动和重体力劳动。

二、妊娠期的药膳食养

（一）概说

妊娠期亦称怀孕期，是胚胎和胎儿在母体内发育成熟的过程，《黄帝内经》有“妊子”“怀子”“有子”“重身”等名称，一般为280天（40周）。

女子受孕以后，常见的机体变化机制有三：一是阴血素虚，孕后阴血下聚养胎，加重其虚，易致阴血偏虚，阳气偏亢，甚至气机逆乱的病理状态。二是胎儿逐渐长大，胎体上升，影响气机的升降，形成气滞、气逆、痰郁的病理变化。三是素体脾胃虚弱，生化之源不足，胎失所养；或因先天肾气不足、胞失所系，以致胎元不固。

（二）药膳食养原则

1. 药膳食养与安胎并举。安胎以补肾健脾，清热养血为主，药膳食养需时刻固护胎元。

2. 凡峻下、滑利、祛瘀、破血、耗气、散气以及一切有毒药品都应慎用或禁用。

（三）原料选择

1. 妊娠早期

（1）宜食用的药食：妊娠早期饮食宜富有营养，如鸡蛋、豆浆、牛奶、鱼、鸡、柚子、苹果、枣、梨、猕猴桃等。出现早孕反应如恶心厌食等属脾胃虚弱者，宜食用健脾和胃之品，如党参、黄芪、山药、大枣、砂仁等；如时泛酸水、恶闻油腻属肝胃不和

笔记

者，宜适当食用清肝和胃之品，如柑橘、柚子、苹果等，也可用菊花、竹茹水煎代茶饮。

（2）不宜食用的药食：脾胃虚弱者，忌食生冷瓜果及寒凉食物；气阴两虚者，忌食辛辣刺激性食物，如烟、酒、辣椒等；气血虚弱者，忌食生冷；避免食用黏腻食物如肥肉等，防止伤脾影响运化。妊娠早期应尽量避免滥用药物，以免药毒伤胎。

2. 妊娠中晚期

（1）宜食用的药食：妊娠中晚期宜多食含钙类、磷脂酰胆碱类的食品，如蛋类、豆制品、牛奶、猪脑、猪肝、鱼类等，也应多食用新鲜的水果及蔬菜。若出现神疲乏力、健忘失眠等属气血不足者，宜选用补气养血之品如党参、山药、红枣、花生、白术、莲子、墨鱼、海参、鲍鱼、鸡肉等；若出现水肿、羊水过多者，选择具有健脾利水的药食，如玉米须、冬瓜皮、茯苓、山药、白术、生姜、砂仁、苏梗、鲤鱼、鲈鱼、鲫鱼、鸭肉等；肾气虚者，可多食用淮山药、黑芝麻等；气血虚弱者，宜多摄入血肉有情之品，如瘦猪肉、鱼肉等；热证者，可食西瓜、甘蔗汁、藕汁等；血瘀者，可适当食用金橘、陈皮或砂仁等。

（2）不宜食用的药食：产前宜凉不宜热，故不宜过食温补食物，以防助热伤胎。亦不宜过多食盐，避免过食咸鱼、咸肉、榨菜等以防水肿。

（四）药膳食养方

1. 鲤鱼汤（《备急千金要方》）

原料：鲤鱼 1 条（约重 500g），白术 15g，生姜、白芍、当归各 9g，茯苓 12g。

制法：鲤鱼去鳞、肠，洗净备用；将余下 5 味切碎煎煮，去渣取汁，以药汁煮鱼，待鱼熟后加入食盐调味即可。

功用：健脾养血，利水消肿。适用于痰湿内盛所引起的妇人妊娠水气、腹部肿大、足胫水肿。

用法：食鱼肉喝汤，1 日内分 3~5 次服完。

2. 生芦根粥（《食医心鉴》）

原料：鲜芦根 100~150g，竹茹 15~20g，粳米 100g，生姜 2 片。

制法：前两味加水煎取汁去渣，入粳米同煮粥，粥欲熟时加入生姜，稍煮即可。

功用：益气养阴，清热止呕。适用于素体气阴不足而出现妊娠呕恶，食少乏力，精神萎靡者。

用法：分顿食用。

3. 菟丝子粥（《粥谱》）

原料：菟丝子 30g，粳米 60g，白糖适量。

制法：菟丝子洗净后捣碎，加水煎煮，去渣取汁；用药汁煮粥，待粥将成时加入白糖搅匀。

功用：补肾益精，安胎止带。适用于肝肾不足所引起的胎动不安，腰膝酸软，情绪暴躁，失眠多梦，或有滑胎病史等。

用法：每日 2 次，7~10 日为一个疗程，每个疗程间隔 3~5 日。

4. 阿胶糯米粥（《食医心鉴》）

笔记

原料：阿胶 30g，糯米 100g，红糖适量。

制法：将阿胶捣碎备用。先取糯米淘净，放入锅中，加清水适量，煮为稀粥，待熟时，调入捣碎的阿胶、红糖，煮为稀粥服食。

功用：养血止血，固冲安胎，养阴润肺。适用于素体气血不足而易致胎漏下血者，也可预防滑胎。

用法：每日 1~2 剂，温服。

小贴士

妊娠期保健

1. 谨慎房事　妊娠早期胎儿稚弱，房事不节易耗损肾气，伤动胎气，致胎漏、胎动不安，甚至发生堕胎；妊娠中、晚期，胎儿逐渐增大，若房事过度，也易致小产、早产。

2. 产前检查　产前检查是保障母子健康的重要措施，通过检查可以及早发现妊娠期疾病和了解胎儿发育情况，并予以治疗或处理，避免妇产科危重疾病的发生和畸形儿的出生。正常妊娠妇女产前检查应从孕 12 周开始至 28 周内每月 1 次；28~36 周，每两周 1 次；36 周后每周 1 次，直至临产。

3. 劳逸有度　孕期不适宜剧烈运动和从事负担过重的体力劳动，亦不宜过于安逸，缺乏适当的活动，尤其是长期卧床，对胎儿和生产均不利。

4. 注意胎教　胎儿是人生之始，孕妇的情绪、心态、言行等对胎儿均有影响。孕妇应静心休养，生活起居有规律，多听柔和悦耳的乐声，保持平静愉悦的心境，有助于胎儿的正常发育。

三、产褥期的药膳食养

（一）概说

产褥期是指胎儿、胎盘娩出后，产妇身体、生殖器官和心理方面调适复原的一段时间，需 6~8 周。产后子宫会排出血液、坏死蜕膜组织及宫颈黏液混合的分泌物，即为产后恶露。根据颜色、内容物及时间的不同，恶露可以分为血性恶露、浆液性恶露和白色恶露三种，正常情况下，血性恶露持续 3 天逐渐转为浆液性恶露，约 2 周后转为白色恶露，持续 3 周干净，这是子宫出血量逐渐减少的一个过程，该时间段内若饮食或生活上不注意，可能导致恶露量多，血性恶露持续时间延长。

产后由于分娩时用力、出血、出汗，或因手术损伤等均造成产妇阴血亏虚，元气大伤，百节空虚，加之还要排出胞中余血浊液，故百脉空虚，多虚多瘀是产后生理特征。产褥期可能导致机体变化的基本机理有三：一是亡血伤津，元气亏损，虚阳外浮，虚火易动。二是瘀血内阻，气机阻滞，败血妄行。三是脏腑虚弱，易为外邪所伤。

（二）药膳食养原则

1. 遵循“勿拘于产后，亦勿忘于产后”的原则，结合病情进行药膳食养。

2. 产后多虚，应以补益气血为主进行药膳食养，但需防滞邪、助邪之弊。

笔记

3. 产后多瘀，当以活血化瘀之法，然又需佐以养血，使祛邪而不伤正，化瘀而不伤血。

4. 具体施膳过程中，必须照顾气血。行气勿过耗散，消导需兼扶脾，治寒慎用温燥，疗热谨防冰伏。

5. 固护脾胃，但不可过于温热滋腻厚味，以防碍胃。

（三）原料选择

1. 宜食用的药食　产褥期胞宫瘀血未净，气血亏虚，故宜食用益气和血之品，可进食山楂、益母草、小米、牛奶、蛋类等。

2. 不宜食用的药食　生冷、油腻食物，如肥肉、冰淇淋、冰镇饮料和拌凉菜、凉饭等；辛辣刺激食物，如韭菜、大蒜、辣椒等。

（四）药膳食养方

1. 生化汤(《傅青主女科》)

原料：全当归24g，川芎9g，桃仁(去皮尖，研)6g，干姜(炮黑)、甘草(炙)各2g。

制法：水煎服，或酌加黄酒同煎。

功用：养血祛瘀，温经止痛。适用于产后血虚寒凝、瘀血阻滞所致恶露不行、小腹冷痛者。

用法：每日1剂，连服3日。

2. 黄雌鸡米饭(《普济方》)

原料：黄雌鸡1只，生百合20g，白粳米50g，五味调料适量。

制法：黄雌鸡去毛及内脏，洗净。百合、粳米纳入鸡腹，并用线缝口，入砂锅内，加水适量及五味调料，炖煮令鸡肉熟透即可。

功用：补气益血，养阴安神。适用于产后气血两虚，头晕目眩，心烦失眠等。

用法：开腹取饮，和鸡肉并汁同食，经常佐餐用。

3. 八宝饭(《方脉正宗》)

原料：芡实、山药、莲子肉、茯苓、党参、白术、薏苡仁、白扁豆各6g，糯米150g，冰糖适量。

制法：糯米淘洗干净，备用；将党参、白术、茯苓一同煎煮，去渣取汁；将芡实、山药、莲子肉、薏苡仁、白扁豆打制成粗末，与糯米混合；再加入党参、白术、茯苓煎液和冰糖，煮熟即可。

功用：益气补中，生津养血。适用于产后出血过多而见头晕眼花，面色苍白，四肢倦怠，食少乏力者。

用法：清晨空腹作主食食用。

4. 当归生姜羊肉汤(《金匮要略》)

原料：当归30g，生姜50g，羊肉250g。

制法：羊肉洗净，切块，当归纱布包好与羊肉、生姜片同入砂锅，加水适量炖煮至羊肉熟烂，可稍加食盐。

功用：温中补虚，祛寒止痛。适用于妇女产后气血虚弱、阳虚失温所致的腹痛，以及血虚乳少、恶露不止等。

用法：上为1~2日量，吃肉饮汤。

笔记

小贴士

产褥期保健

1. 注意卫生　产后子宫颈口未闭，恶露未尽，淫邪易入胞中而致产后病变，故宜勤洗阴户，注意洁具和卫生垫的消毒清洁。产后汗多，要经常擦浴及换洗内衣。

2. 调摄生活　产后表虚不固，易为风邪所袭，故要避风寒，凉暖要适宜。产后元气未复，故要充分休息，不宜过早及过度操劳，以致中气下陷发生阴挺或产后血崩、恶露不绝。

3. 定期检查　产后6周应到医院做产后健康检查，了解子宫、阴户等复原情况，及时发现乳房、阴户、子宫及产科手术伤口的异常情况，给予指导与治疗。

4. 计划生育　产褥期内禁忌性交。产后6周起应采取避孕措施，哺乳者应以工具避孕为宜。

四、哺乳期的药膳食养

（一）概说

哺乳期是指产后产妇用自己的乳汁喂养婴儿的时期，就是开始哺乳到停止哺乳的时间，一般长约10个月至1年。

哺乳期易发产后缺乳，即为产后乳汁甚少，或逐渐减少，或全无，不能满足哺乳的需要，该种状况可发生在产后数天至半个月内，也可发生在整个哺乳期，其发病率为20%~30%，且有上升趋势。产后缺乳的病因及发病机制比较复杂，总的来说，主要是由于乳汁化源不足和乳汁运行不畅两方面。宋代陈无择《三因极一病证方论》以虚实论缺乳，认为产妇有两种乳脉不行，有气血盛而塞闭不行者，有血少气弱涩而不行者，虚当补之，盛当疏之。陈自明《妇人大全良方》认为“乳汁乃气血所化”，故主张运用补气养血、益津增液、调补冲任等法进行通乳。张子和认为情志异常与缺乳关系密切，《儒门事亲》曰：“啼哭悲怒郁结，气溢闭塞，以致乳脉不行。”张景岳认为缺乳与肥胖关系密切，“肥胖妇人痰气壅盛，乳带不来。”《傅青主女科》论治缺乳着眼于“气血”，“阳明之气血自通，而乳亦通矣”。

（二）药膳食养原则

1. 哺乳期药膳食养以调理气血、通络下乳为主。

2. 根据具体体质和状态选用具体的药膳食养：气血虚弱者应补气养血；肝郁气滞者应疏肝解郁；痰浊阻滞者应健脾化痰。

3. 分时药膳食养原则：产后1~7天应清淡饮食，注重补气血、排瘀血、通乳络；产后8~14天，可进食相应滋补的药食及汤水，但因恶露未净，不可过度滋补，以免留邪；产后15天至哺乳期结束：可进食滋补药食。

（三）原料选择

1. 产后1~7天

（1）宜食用的药食：应选择容易消化的食物为主，如鸡蛋、面条、少量红糖水、米粥、馄饨、蔬菜和水果等。还可以选择具有补气血、生乳汁、通乳络作用的药食，如赤小豆、豌

笔记

豆、丝瓜、茭白、莴苣、黄花菜、蘑菇、无花果、花生、鲫鱼、鲤鱼、鲶鱼、虾、对虾、牛乳等。

（2）不宜食用的药食：不食用刺激性的食物及辛辣的调味料如辣椒、酒、咖啡等；油炸食物、高脂肪的食物，不易消化，且热量偏高，应酌量摄取。

2. 产后8~14天

（1）宜食用的药食：可进食相对滋补的食物，如鸡汤、鲫鱼汤、骨汤、蹄汤（猪、羊、牛等），该类食物富含蛋白质，易于被产妇吸收，且易于使乳房更好地进入哺乳状态。气血虚弱者，宜多饮鱼汤、骨汤或鸡汤等，煮汤时可配黄芪、党参、茯苓、当归、白芍、路路通等以补气养血通乳；肝郁气滞者，可用猪前蹄或鲫鱼炖当归、漏芦、王不留行、柴胡、通草等以疏肝理气下乳；痰浊阻滞者，可用瘦肉炖白术、砂仁、茯苓、陈皮、党参、路路通、漏芦等以健脾化痰通乳。肝郁气滞者，宜食玫瑰花、月季花、丝瓜、佛手、合欢花、萝卜等。

（2）不宜食用的药食：不应食用有抑制乳汁分泌作用的食物，如韭菜、麦芽、人参等。

3. 产后15天至哺乳期结束

（1）宜食用的药食：整个哺乳期，可在延续之前阶段食谱的基础上，注意汤水需充足，特殊之处在于为了补充维生素和缓解便秘，可以吃新鲜水果和蔬菜。气血虚弱者，宜食猪蹄、乌鸡、鸡蛋、大枣、桂圆、羊肉、鳝鱼、鲫鱼、刀豆、乳鸽、板栗等；痰浊阻滞者，宜清淡饮食，不可过食肥腻之品，宜食萝卜、木耳、豆腐、冬瓜、番茄、山楂等消食健脾之品。

（2）不宜食用的药食：不食用刺激性的食物及辛辣的调味料，如辣椒、酒、咖啡等；油炸食物、高脂肪的食物不易消化，且热量偏高，应酌量摄取。

（四）药膳食养方

1. 桃仁炖墨鱼（《陆川本草》）

原料：墨鱼250g，桃仁20g，食盐适量。

制法：墨鱼剖洗干净，备用；桃仁用水浸泡去皮。将墨鱼和桃仁一同倒入砂锅，加水炖煮；待鱼肉将熟时，加入食盐调味即可。

功用：养血通经，润肠通便。适用于气血不足所引起的产后乳少、月经不调、贫血头晕等。

用法：随餐服食。

2. 猪蹄通乳羹（《梅师集验方》）

原料：母猪蹄2只，通草6g，黄酒、食盐、葱白、生姜各适量。

制法：猪蹄洗净剁块；通草装入纱布袋，扎紧；将猪蹄、药袋同入锅加水，加入黄酒、生姜、葱白，文火慢炖；待猪蹄八成熟时，取猪蹄，剔骨；汤汁去渣，倒入处理过的猪蹄及食盐，继续用文火炖至猪蹄熟烂即成。

功用：养血补血，通络下乳。适用于产后乳汁不足，面色萎黄，头晕目眩等。

用法：每日1剂，吃肉饮汤，连服3日。

3. 催乳猪蹄汤（《周慎斋遗书》）

原料：猪蹄2只，路路通15g，通草6g。

制法：将路路通、通草与猪蹄一同放入锅中，加入适量清水煮烂后即可。

功用：宣通乳络，补虚催乳。适用于妇女产后体弱，乳汁不足者。

用法：食肉喝汤。

4. 莴苣子粥（《本草纲目》）

笔记

原料:莴苣子 10~15g,生甘草 3~5g,糯米或粳米 100g。

制法:先将莴苣子捣碎,与甘草同煎取汁,去渣,入米煮成稀粥。

功用:补脾胃,通乳汁。适用于产后脾气亏虚而乳少或乳汁不通者。

用法:每日 3 次,3~5 日为一个疗程。

小贴士

哺乳期保健

1. 生活宜忌 乳汁为气血所化生,泌乳与肝的疏泄功能相关,故哺乳期要保持情志舒畅,要有充足的睡眠。哺乳期间,产妇用药应谨慎,避免使用对乳儿有影响的药物。

2. 乳房保健 注意清洁卫生,每次哺乳前,产妇要洗手,并用温开水清洗乳房和乳头,以预防乳房疾病的发生。哺乳前按摩乳房以刺激排乳反射。若乳汁过多而致乳房胀痛者,可用吸奶器将乳汁吸空或热敷,以免壅积,发生乳痈者应及时处理。若出现乳头皲裂,哺乳后将少许乳汁涂在乳头和乳晕,穿戴宽松衣服,如乳头皲裂疼痛,可暂停母乳喂养 24 小时,将乳汁挤出用小杯或小匙喂养。

3. 按时哺乳 产后半小时可开始哺乳,一般每隔 3~4 小时哺乳一次,哺乳时间约 15~20 分钟。亦可根据婴儿的需要调整哺乳时间。6 个月开始适时添加辅食,哺乳期限应在 10 个月至一年为宜,过长时间哺乳会耗伤精血,可使乳母发生月经不调或闭经;或因乳汁不足,不能满足婴儿生长发育的需要,而使婴儿生长发育受到影响。

五、围绝经期的药膳食养

(一)概说

围绝经期是指妇女绝经前后的一段时期(从 45 岁左右开始至停经后 12 个月内的时期),包括从接近绝经出现与绝经有关的内分泌、生物学和临床特征起至最后 1 次月经后 1 年。

"绝经前后诸证"是指妇女在绝经前后出现烘热面赤,进而汗出,精神倦怠,烦躁易怒,头晕目眩,耳鸣心悸,失眠健忘,腰背酸痛,手足心热,或伴有月经紊乱等与绝经有关的症状。这些症状往往三三两两,参差出现,发作次数和时间无规律性,病程长短不一,短者数月,长者可迁延数年以至十数年不等,影响妇女的正常生活和工作,降低其生活质量,危害妇女身心健康。妇女在绝经前后,肾气渐衰,天癸渐竭,冲任二脉逐渐亏虚,精血不足,脏腑失于濡养,易引起机体阴阳失衡,从而导致本病发生。总的来说,肾虚是本病发生的根本,主要包括肾阴虚和肾阳虚。

(二)药膳食养原则

1. 绝经前药膳食养重在补养肝肾精血。

2. 绝经后药膳食养重在平衡阴阳、调和气血。

3. 根据具体症状选用具体的药膳食养:肾阴虚者应滋养肾阴,佐以潜阳;肾阳虚者应温肾扶阳。

笔记

（三）原料选择

1. 宜食用的药食　宜以容易消化的食物为主，多进食蔬菜和水果。肾阴虚倾向者宜多食用滋阴降火类药食，如淡菜、银耳、百合、地黄、莲子、麦冬、沙参、五味子等；肾阳虚倾向者宜多食用温肾助阳、益气填精类药食，如羊肉、狗肉、核桃仁、肉桂、鹿茸、海马、肉苁蓉等。

2. 不宜食用的药食　少进食油腻及含脂肪高的食物；减少食盐的摄入（每日不超过6g）。预防摄入热量过多而导致肥胖与高血脂而诱发冠心病。阴虚倾向者忌辛辣刺激及煎烤炙炸之品；阳虚倾向者忌各种寒凉伤阳之品，如生冷瓜果、冷饮、田螺、蚌肉、鸭肉、绿豆等。

（四）药膳食养方

1. 五味枸杞饮（《摄生众妙方》）

原料：醋炙五味子5g，枸杞子10g，白糖适量。

制法：将五味子与枸杞子放入杯中，以沸水冲泡，温浸片刻，再调入白糖。趁热频饮，随饮随兑入沸水。

功用：滋阴补肾。适用于绝经前后气阴不足所引起的头晕耳鸣，烘热汗出，倦怠乏力，虚汗，五心烦热，失眠多梦，口燥咽干等。

用法：每晚温热服

2. 枸杞羊肾粥（《饮膳正要》）

原料：枸杞子30g，羊肾2对，羊肉250g，葱1茎，五味佐料适量，粳米50g。

制法：将羊肾去膜洗净，羊肉切块。枸杞子、羊肾、羊肉并入佐料，放入锅中同煮汤，或下米成粥。

功用：补肾助阳。适用于绝经前后肾阳不足而致头晕耳鸣，腰痛如折，腹冷阴坠，形寒肢冷，小便频数或失禁，带下量多，月经不调，精神萎靡，面色晦暗。

用法：晨起作早餐食用。

小贴士

绝经前后保健

1. 健康教育　开展绝经前后生理卫生教育，使妇女本人、家庭、保健机构及社会各有关部门认识到，此时期出现烦躁不安、失眠心悸、月经失调等生理变化，可以通过妇女本人的心理调节和家庭、社会的关怀，使大多数妇女适应这种变化，从而不发生妇科疾病，减少生理性改变对妇女本人及其家庭生活的困扰。

2. 生活调理　坚持适当的体育锻炼，但要避免过重的体力劳动，防止子宫脱垂；保持心情舒畅，实事求是地对待绝经前后因肾气渐衰、脑髓不足而出现的健忘、记忆力下降等，不焦躁，也不自卑。

3. 定期体检　绝经前后是心脑血管疾病和妇科肿瘤的好发年龄，绝经前后妇女最好每半年至一年进行一次包括妇科检查在内的体格检查，宫颈刮片被列为常规的检查项目。通过妇科检查以便早期发现、早期治疗子宫颈癌、卵巢癌等妇科疾病。

（宋　阳）

笔记

第四节 不同季节的药膳食养

《灵枢·岁露论》有言:“人与天地相参也,与日月相应也。”《素问·四气调神大论》有言:“夫四时阴阳者,万物之根本也。”“阴阳四时者,万物之终始也,死生之本也;逆之则灾害生,从之则苛疾不起。”说明人与自然是“天人相应”的整体。随着自然界昼夜、季节的周期性变换,人体生理活动也在发生周期性的变化。时间医学的再度兴起,人们更加认识到人类受时间秩序调控下的自然环境影响很大。

《素问·上古天真论》有言:“法于阴阳,和于术数,食饮有节,起居有常,不妄作劳,故能形与神俱,而尽终其天年,度百岁乃去。”就现代养生内容看,以春、夏、秋、冬四时为时序,从情志、饮食、起居、运动、房事等多方面入手进行四季养生指导是行之有效的。四季养生的要旨是顺时养生。《素问·阴阳应象大论》曰:“天有四时五行,以生长收藏,以生寒暑燥湿风。人有五脏化五气,以生喜怒悲忧恐。”自然界阴阳之气的运动与人体之气血阴阳之变化是相应的,四时养生应以“春夏养阳,秋冬养阴”为原则。

《备急千金要方·食治方》中记载:“安身之本,必资于食。救疾之速,必凭于药。不知食宜者,不足以存生也。不明药忌者,不能以除病也。”药膳食养是以中医的基本理论为基础,选取药食同源的原料搭配在一起,经烹调后制成菜品、粥品、糕点等,使之具有强身健体、防病、治病的作用。药膳食养作为养生的重要组成部分,也需要顺应四时的变化。

不同时节的药膳食养,是指在不同时间阶段以药膳饮食为手段的养生方法。中国传统的时段划分大体为:5 天为一候,3 候为一气,一年有 24 气,即二十四节气。一年有 8 节,即二十四节气中的立春、春分、立夏、夏至、立秋、秋分、立冬、冬至。2 节为一季,一年有四季。如《素问·六节藏象论》所云:“五日谓之候,三候谓之气,六气谓之时,四时谓之岁,而各从其主治焉。五运相袭,而皆治之,终期之日,周而复始,时立气布,如环无端,候亦同法。故曰:不知年之所加,气之盛衰,虚实之所起,不可以为工矣。”除了不同季节的药膳食养,还有二十四节气和时辰药膳食养,如有观点认为辰时(7—9 时),胃经当令,宜在此时食用早餐,容易消化;午时(11—13 时),心经当令,建议午餐后小憩片刻,以养心经;酉时(17—19 时),肾经当令,晚餐宜少而精,不宜大吃大喝,避免耗损肾气。本节内容主要阐述四季药膳食养。

一、春季药膳食养

(一)概说

《素问·四气调神大论》:“春三月,此谓发陈,天地俱生,万物以荣,夜卧早起,广步于庭,被发缓形,以使志生,生而勿杀,予而勿夺,赏而勿罚,此春气之应,养生之道也。”春季万物复苏,生命萌发,阳气初升,万物欣欣向荣,养生必须掌握春季“生”的特点,注重保卫人体阳气,使之不断生长升发,凡与之相反的活动都应避免。《素问·六节藏象论》云:“肝者,罢极之本,魂之居也;其华在爪,其充在筋,以生血气,其味酸,其色苍,此为阳中之少阳,通于春气。”肝应春,药膳饮食宜升补阳气,可适量食用辛、甘、温之品以助肝阳升发,如姜、茴香、肉桂、薤白等辛甘升发之物;可配合五谷、芥菜、油

笔记

菜、菠菜等清淡甘味食物。《寿亲养老新书·春气摄养》云："当春之时，其饮食之味宜减酸增甘，以养脾气。"应减少食用酸味食物，防止升发太过，木旺乘土，养护脾气。

（二）药膳食养原则

1. 多食用辛温发散的食物，以助阳气升发。

2. 减少酸味食物，增加甘味食物，防止肝气乘脾。

（三）原料选择

1. 宜食用的药食

（1）宜食用的食物：粳米、糯米、韭菜、大蒜、洋葱、菠菜、山药、荔枝、香蕉、枇杷、牛肉、猪肉、鸡肉、鸡肝、鸡蛋、鲫鱼等。

（2）宜食用的药物：小茴香、肉豆蔻、丁香、肉桂、薤白、芫荽、姜黄、荜茇、高良姜、紫苏、山柰、草果、砂仁、麦芽、橘红、白芷、葛根、火麻仁、白扁豆花、香薷、莱菔子、佛手、郁李仁、益智仁、松花粉、当归等。

2. 不宜食用的药食　山楂、酸枣仁、乌梅、枳椇子等。

（四）药膳食养方

1. 鸡肝粥（《太平圣惠方》）

原料：新鲜鸡肝3只，菟丝子20g，大米100g。

制法：鸡肝洗净，沥水切碎，与菟丝子、大米同煮为粥服食。

功用：养肝益脾。可用于常人春季保健，也可用于老年人和用眼过度者日常调养。

用法：空腹食用。

2. 延年散（《养老奉亲书》）

原料：陈皮12g，甘草6g，盐适量。

制法：先用热汤洗陈皮5~6遍，微焙。再将甘草末并盐蘸上，两面焙干。

功用：理气通滞。适用于常人春季调养或情绪不畅者日常保健。

用法：每日细嚼2~3片，不拘时。

二、夏季药膳食养

（一）概说

《素问·四气调神大论》："夏三月，此谓蕃秀，天地气交，万物华实，夜卧早起，无厌于日，使志无怒，使华英成秀，使气得泄，若所爱在外。此夏气之应，养长之道也。"夏季天气下降，地气上升，阳气盛隆，自然界万物繁茂。夏季养生应掌握"长"的特点，注重固护人体阳气，减少损耗人体阳气的活动。《素问·六节藏象论》云："心者，生之本，神之变也；其华在面，其充在血脉，为阳中之太阳，通于夏气。"夏应心，夏季心火容易亢盛，药膳食养宜清心火，可适量食用清凉之品如菊花、薄荷、金银花、荷叶、绿豆、苦瓜等。

另外，夏至以后、立秋以前为长夏季节。长夏暑气当令，暑多夹湿，而脾喜燥恶湿，长夏暑湿最易困脾、伤脾，使脾之运化减弱，而易发纳呆、食少、便溏之症。长夏养生应以芳香醒脾、燥湿健脾、清热祛湿等为原则，可选择藿香、香薷、薏苡仁等药食。《饮膳正要》中也记载："夏气热，宜食菽，以寒之，不可一于热也。禁温饮食，饱食，湿地，濡衣服。"

笔记

（二）药膳食养原则

1. 宜食清凉之品，以清降暑热和心火。

2. 宜食健脾祛湿之品，以助脾胃运化水湿。

（三）原料选择

1. 宜食用的药食

（1）宜食用的食物：粳米、薏苡仁、藕、苦瓜、冬瓜、绿豆、赤小豆、番茄、水芹、芦笋、莲子、西瓜、香蕉、荔枝、葡萄、猪肚、猪肉、鸡蛋、鲫鱼等。

（2）宜食用的药物：鱼腥草、枸杞子、桑椹、菊花、薄荷、金银花、荷叶、藿香、香薷、香橼、夏枯草、布渣叶、槐花、青果、芦根、白扁豆花、罗汉果、胖大海、白茅根、淡竹叶、余甘子等。

2. 不宜食用的药食　韭菜、洋葱、桂圆、牛肉、牛肚、羊肉、狗肉、牛乳、丁香、肉桂、高良姜等。

（四）药膳食养方

1. 马齿苋绿豆粥（《饮食疗法》）

原料：鲜马齿苋 120g，绿豆 60g。

制法：将马齿苋、绿豆洗净后同煮成粥即可。

功用：清热祛暑，凉血解毒。适用于常人夏季保健或素体内热偏盛者日常调养。

用法：早晚 2 次分服。

2. 参麦散（《千金月令》）

原料：麦冬 9g，五味子 6g，人参 3g。

制法：将麦冬、五味子、人参洗净，煎汤代茶。

功用：消渴生津。用于夏季保健或出汗较多者日常调养。

用法：代茶饮。

三、秋季药膳食养

（一）概说

《素问·四气调神大论》："秋三月，此谓容平，天气以急，地气以明，早卧早起，与鸡俱兴，使志安宁，以缓秋刑，收敛神气，使秋气平，无外其志，使肺气清，此秋气之应，养收之道也。"秋季万物成熟，阳气收敛，气候逐渐干燥，养生应掌握秋季"收"的特点，同时注重保卫人体阴气，凡有损耗人体阴气的活动都应减少。《素问·六节藏象论》云："肺者，气之本，魄之处也；其华在毛，其充在皮，为阳中之太阴，通于秋气。"秋应肺，药膳食养宜滋阴润燥以养肺，可用银耳、甘蔗、梨、蜂蜜等。"肺欲收，急食酸以收之，用酸补之，辛泻之"（《素问·藏气法时论》），秋天宜收不宜散，饮食要"少辛增酸"，助肺气收敛，以防肺气过盛而侮肝。《饮膳正要》中说："秋气燥，宜食麻，以润其燥。禁寒饮食，寒衣服。"应减少食用寒冷的药食，防止耗伤阳气。

（二）药膳食养原则

1. 滋阴润肺，以缓解秋燥。

2. 少食辛味发散之品，增加酸味之品以助肺气收敛。

（三）原料选择

1. 宜食用的药食

笔记

（1）宜食用的食物：小米、粳米、南瓜、玉米、萝卜、梨、葡萄、橘子、柿子、大枣、藕、苹果、柚、石榴、猕猴桃、番茄、鸭蛋、鸭肉、鸡蛋、泥鳅等。

（2）宜食用的药物：杏仁、沙棘、榧子、乌梅、山楂、青果、龙眼肉、枸杞子、酸枣仁、胖大海、罗汉果、芦根、蜂蜜等。

2. 不宜食用的药食　大蒜、桂皮、生姜、茴香、胡椒、花椒等。

（四）药膳食养方

1. 百冬灌藕（《常用特色药膳技术指南（第一批）》）

原料：百合60g，山药100g，白茯苓60g，天冬60g，藕400g，牛奶150g，大枣50g，蜂蜜20g。

制法：将百合、山药、天冬研烂，加蜂蜜再研磨极细，与白茯苓研末后调匀。大枣煮熟去核做成枣泥，加入茯苓粉混合物，调入牛奶，令稀稠适中，灌入藕孔中，令孔皆满。将藕头堵住藕孔，再用竹签固定结实，上屉蒸熟即可。

功用：健脾化痰，止咳平喘，补肾润肺。适用于老年肺肾亏虚者保健或慢性燥咳者日常调养。

用法：每日早晚空腹服用。

2. 益寿银耳汤（《保健药膳》）

原料：银耳15g，枸杞子15g，龙眼肉15g，冰糖150g。

制法：将银耳泡发，去根洗净，用开水氽后上屉蒸熟。枸杞子洗净，龙眼肉洗净切丁。锅中加清水1 500ml，置火上烧沸，加入冰糖使其溶化，下入银耳、枸杞子、龙眼肉，煮沸即可。

功用：养阴润肺。适用于常人秋季日常保健及肺阴不足者调养。

用法：每日早晚空腹服用。

3. 杏仁粥（《食医心鉴》）

原料：杏仁10g，粳米50g，冰糖或食盐适量。

制法：将杏仁去皮尖，洗净，加水煮至软烂，取杏仁水煮粳米成粥，调入冰糖或食盐即可。

功用：降气止咳。适用于常人秋季日常保健及肺气亏虚咳喘者调养。

用法：温热食，每日2次。

四、冬季药膳食养

（一）概说

《素问·四气调神大论》："冬三月，此谓闭藏，水冰地坼，无扰乎阳，早卧晚起，必待日光，使志若伏若匿，若有私意，若已有得，去寒就温，无泄皮肤，使气亟夺，此冬气之应，养藏之道也。"冬季寒气笼罩，大地千里冰封，一派阴寒之象，阳气闭藏，万物蛰伏。养生应掌握冬季"藏"的特点。《素问·六节藏象论》云："肾者，主蛰，封藏之本，精之处也；其华在发，其充在骨，为阴中之少阴，通于冬气。"冬应肾，药膳食养应以温肾为原则，可食用牛肉、羊肉、黑木耳、黑米、龙眼肉等药食。《饮膳正要》中说："冬气寒，宜食黍，以热性治其寒。禁热饮食，温炙衣服。"冬季饮食不能过于温燥，以免伤阴。

（二）药膳食养原则

1. 宜温补肾阳。

2. 不宜温燥太过，以免伤阴。

（三）原料选择

1. 宜食用的药食

（1）宜食用的食物：黑大豆、粳米、糯米、木耳、萝卜、韭菜、白菜、海带、菠菜、玉米、猕猴桃、橘子、黑枣、羊肉、牛肉、牛肚、兔肉、乌鸡、鹅肉、鹌鹑、鹌鹑蛋、狗肉等。

（2）宜食用的药物：龙眼肉、枸杞子、肉豆蔻、肉桂、小茴香、榧子、松花粉、火麻仁、人参、当归、阿胶等。

2. 不宜食用的药食　苦瓜、黄瓜、金银花、薄荷、栀子等。

（四）药膳食养方

补骨脂胡桃煎（《类证本草》）

原料：补骨脂100g，胡桃肉200g，蜂蜜100g。

制法：补骨脂酒拌后研末，胡桃肉捣为泥，蜂蜜煮沸后加入胡桃泥、补骨脂粉，和匀即可。

功用：补肾助阳，强健筋骨。适用于常人冬季日常保健或阳虚畏寒者调养。

用法：每次6g，早晚各一次服用。

（何富乐　许琳）

第五节　不同地区的药膳食养

《素问·宝命全形论》云："人以天地之气生，四时之法成。"人生存在于自然界，与自然是统一的。地理环境、气候的不同，以及经济发展水平、宗教信仰等不同，造就了人们生活习惯和生活方式的差异，也影响着人体的生理活动和脏腑功能。不同的水土，养育了不同的人群，其易患疾病倾向不同，因此不同地区的药膳饮食养生也各具特色。

根据不同地区的地理和气候特点，选用不同药食进行养生，也是药膳食养的特色之一，是"因地制宜"原则的具体体现。

《素问·异法方宜论》中记载，"黄帝问曰：医之治病也，一病而治各不同，皆愈何也？岐伯对曰：地势使然也。"这就说明不同地区人群虽罹患疾病相同，但治疗方法各异，药膳饮食养生也是同样道理。

如东部沿海地区，滨海近水，河流众多，气候湿润，盛产鱼盐，当地人们多食鱼虾，嗜好咸味，"鱼者使人热中，盐者胜血"，使人体内多热，因此东方之人易发痈疡。西方地高多风，水土刚强，平素多食酥酪膏肉，身体多脂肥，肌肉充实，肌腠闭密，因此西方之人不易感受外邪，易生内伤疾病。北方气候寒冷，当地之人多以乳酪为食，寒邪内侵外束，脏腑气机郁而不畅，故北方之人易"脏寒生满病"。南方地势低下，气候炎热且潮湿，当地之人喜食酸腐，酸味收敛，故南方之人多病在筋骨，易生挛痹之病。中央地区地势平坦而湿润，物产丰富，人们饮食纷杂，生活比较安逸，劳动较少，所以其病多"痿厥寒热"。表明了不同地区人们的饮食习惯对体质的影响不同，从而产生不同的

笔记

易患疾病倾向；也表明了通过饮食调摄以养生的重要性。

总体来看，古代和现代我国地理区域的划分是存在争议的，近代的分类方法多按方位、河流灌域等原则进行区域划分，最具代表性的区域划分方案是将全国分为六大部：中部地方——长江流域，南部地方——粤江闽江流域，北部地方——黄河流域，东北地方——辽河松花江黑龙江流域、漠南北地方和西部地方。也有将全国分为七大地区：东北区、黄河中下游区、长江中下游区、华南区、云贵区、青藏区和蒙新区；还有将全国分为四大区域，即北方地区、南方地区、西北地区和青藏地区，中国地理的区域究竟如何划分是有待进一步研究的。本节依据《素问·异法方宜论》中将地域分为东、西、南、北、中五个部分的特点，参考主流的地理区域分类方法，结合行政区域，进行探索性地理区域分类，按五个地区进行具体阐述。

一、东部地区药膳食养

（一）概说

我国东部地区多平原沃野，临湖近海，气候潮湿，农业精耕细作，水产丰富。东方沿海之域为“鱼盐之地”，菜肴以鱼类为多，常烹煮鸡、鸭、猪及时鲜蔬菜。《素问·异法方宜论》中记载：“东方之域，天地之所始生也，鱼盐之地，海滨傍水，其民食鱼而嗜咸，皆安其处，美其食，鱼者使人热中，盐者胜血，故其民皆黑色疏理，其病皆为痈疡，其治宜砭石。故砭石者，亦从东方来。”

东部地区临湖近海，盛产鱼、盐，故此地区人们多食鱼盐之物。明代张介宾《类经》曰：“鱼，鳞虫也。鱼生水中，水体外阴而内阳，故能热中。”隋代杨上善《黄帝内经太素》中记载：“鱼性是热，故食之令人热中。盐，水也；血者，火也；水以克火，故胜血而人色黑也。”“热中疏理之人，多生痈疡病也。”表明多食鱼后易生内热。

由此可知，东部地区人群容易出现热邪内聚情况。

（二）药膳食养原则

1. 药膳食养以清热和清淡为原则，减少常用食物导致热积的现象。

2. 忌热性药食。

（三）原料选择

1. 宜食用的药食　可选用具有清热作用的药食，如荸荠、莲子、蟹、马齿苋、鱼腥草、梨、桑叶、薄荷、菊花、金银花等药食。同时应注意饮食清淡。

2. 不宜食用的药食　忌热性药食，如牛肉、牛肚、羊肉、肉桂、益智仁、高良姜、丁香等，以免热邪内聚。

（四）药膳食养方

1. 菊槐绿茶饮（《中国药膳》）

原料：菊花、槐花、绿茶各 3g。

制法：将槐花、菊花洗净，备用；将槐花、菊花、绿茶一同放入茶杯中，用沸水冲泡，加盖闷泡 5 分钟即可。

功用：疏风清热，清肝明目。适用于东部地区易于外感人群保健或体内有热者调养。

笔记

用法:代茶饮。

2. 竹叶粥(《遵生八笺》)

原料:淡竹叶10g,石膏1g,水3碗,米50g,白糖适量。

制法:用淡竹叶、石膏和水3碗,煎至2碗,澄清,去渣,入米煮粥。入白糖一二匙。

功效:清热。适用于东部地区人群保健或失眠、容易上火者调养。

用法:日常服用。

二、西部地区药膳食养

(一)概说

我国西部地区地势崎岖,海拔较高,地广人稀,气候干旱,畜牧业发达。羊、牛、奶及奶制品众多,水果甜度较高,蔬菜相对较少。《素问·异法方宜论》中记载:"西方者,金玉之域,沙石之处,天地之所收引也,其民陵居而多风,水土刚强,其民不衣而褐荐,其民华食而脂肥,故邪不能伤其形体,其病生于内,其治宜毒药。故毒药者,亦从西方来。"

《素问经注节解》中记载:"今脂肥则腠密,褐荐则体温,而邪无自而入。然惟过于饱暖,则肥甘积于肠胃,情欲耗其真元,病不在外而在于内矣。"《黄帝内经太素》中也记载:"人多脂肥,腠理致密,风寒暑湿外邪不伤,而为饮食男女内邪生病,故宜用毒药攻之。"西部之人不衣而褐荐,华食而脂肥,不易感受外邪,相对易发生内脏疾病。脾为后天之本,脾胃损伤易生内伤杂病,故应固护脾胃。另外,明代张介宾《类经》曰:"饮食华厚,故人多脂肥。"《素问·奇病论》曰:"肥者,令人内热。"表明多食脂肥之品易使人肌肉充实肥厚,多生内热,内热易灼伤津液,加上西部地区气候干燥,故西部地区人群容易出现津液亏损的状况。

由此可知,西部地区人群容易出现内伤杂病、津液亏损的情况。

(二)药膳食养原则

1. 药膳食养以健脾化湿为原则,固护人体后天之本。

2. 针对津液亏损的情况,药膳食养以生津润燥为原则。

3. 忌苦寒、滋腻碍脾药食。

(三)原料选择

1. 宜食用的药食　可选用具有健脾化湿作用的药食,如薏苡仁、芡实、白扁豆、赤小豆、茯苓、桔梗、山药、甘草、莲子等,以及具有滋阴润燥作用的药食,如鸭蛋、鳖、龟、玉竹、百合等。

2. 不宜食用的药食　忌苦寒、滋腻碍脾药食,如苦瓜、柿子等,以免伤脾、滋腻碍脾,影响脾主运化的功能。

(四)药膳食养方

1. 大麦片粉(《饮膳正要》)

原料:羊肉250g,草果5个,高良姜5g。

制法:将羊肉、草果、高良姜洗净,同熬成汤;滤净后,取清汁;加入胡椒适量,将熟羊肉切片;最后加入盐、醋调和即可。

笔记

功效：补中气，健脾胃。适用于西部地区人群日常保健或脾虚者养生保健。

用法：日常服用。

2. 乌梅酱（《千金月令》）

原料：乌梅 15g，生姜 5g，冰糖 3g。

制法：乌梅洗净，捣烂，加蜜适量，调汤微煮饮之，加冰糖、生姜调味。

功用：润燥生津止渴。适用于西部地区阴虚伤津者调养。

用法：日常服用。

三、北部地区药膳食养

（一）概说

我国北部地区气温低，气候寒冷，降水较少，以种植小麦、谷子、高粱等旱地作物为主，肉食奶酪较多。《素问·异法方宜论》中记载："北方者，天地所闭藏之域也。其地高陵居，风寒冰冽。其民乐野处而乳食，脏寒生满病，其治宜灸焫。故灸焫者，亦从北方来。"

北方地区地势渐高，气候多风寒冰裂，明代张介宾曰："野处乳食，北人之性……地气寒，乳性亦寒，故令人脏寒，脏寒多滞，故生胀满等病。"《黄帝内经太素》中记载："所乐之处既于寒，所美之食非温，故五脏寒而生病，宜以灸焫。"《素问经注节解》中也记载："野处则无重垣复壁，风寒易入，而且食酥酪之属，则又性寒气腻，凝滞于中，脏欲不寒，其可得乎。脏既寒矣，气闭不行，以致中满，胸腹肠脏之间，膨胀如鼓。所以然者，地气寒而脏又寒也。"北方地区的食物受北方寒凉之气影响而性寒，其气不温，寒邪内侵伤阳，脏腑气机不畅，故人们易生脏寒、脘腹胀满之病。

（二）药膳食养原则

1. 药膳食养以温中理气为原则，减少脏腑虚寒、气机不畅现象。

2. 忌寒性和阻碍气机升降的药食。

（三）原料选择

1. 宜食用的药食　可选用具有温中理气的药食，如山药、韭菜、洋葱、葱白、蘑菇、牛肉、大蒜、桂皮、生姜、茴香、丁香、肉桂、益智仁、高良姜、覆盆子等，可减少脏腑虚寒、气机不畅现象。

2. 不宜食用的药食　忌寒性药食，忌阻碍气机升降药食，如水芹、蟹、海蜇、泥鳅、芋艿、土豆、桑叶、菊花、金银花、蒲公英等，以免损伤中阳、阻碍气机升降。

（四）药膳食养方

1. 干姜粥（《寿世青编》）

原料：白（粳）米 100g，干姜 30g，高良姜 30g。

制法：先取干姜、高良姜、粳米洗净备用；取干姜、高良姜，入 2 000ml 水煎煮 20 分钟，取汁去渣；再入粳米同煮为粥。

功用：温暖脾胃，散寒止痛。适用于北方地区人群日常保健或阳虚者调养。

用法：每日温食。

2. 荜茇粥《食疗方》

笔记

原料：荜茇 10g，胡椒 10g，肉桂 3g，大米 50g。

制法：将前三味洗净为末，水 3 碗，同煮，去滓，放入米，做粥。

功效：温中理气。适用于北方地区人群日常保健或脾胃虚弱者养生调养。

用法：空腹服用。

四、南部地区药膳食养

（一）概说

我国南部地区高温多雨，较为潮湿，河流众多，土壤肥沃。农业发达，水产丰富，菜肴种类丰富，常烹饪鸡、鸭、鱼、猪、牛及时鲜蔬菜，口味清淡偏甜。《素问·异法方宜论》中记载："南方者，天地所长养，阳之所盛处也。其地下，水土弱，雾露之所聚也。其民嗜酸而食胕，故其民皆致理而赤色，其病挛痹，其治宜微针。故九针者，亦从南方来。"

南方地区地势低下，水土弱而多雾露，又为阳盛之处，故气候湿热，再者当地之人多食豉鲊曲酱等酸腐之物，《素问经注节解》中记载："嗜酸者收，食胕者湿，故其病致理而挛痹。挛痹者，湿热盛而病在筋骨也。"王冰曰："湿气内满，热气内薄，故筋挛脉痹也。"表明南方之人因地域气候及所食之物特点，易导致挛痹等疾病的发生。

由此可知，南部地区人群容易出现湿热内阻的情况。

（二）药膳食养原则

1. 以清热利湿和活血通络为原则，避免湿热瘀互结。

2. 忌温热、滋腻和阻滞人体气机的药食。

（三）原料选择

1. 宜食用的药食　可选用具有清热利湿、活血通络功效的药食，如绿豆、赤小豆、苦瓜、茄子、甘蓝、鱼腥草、橄榄、山楂、鳝鱼、紫菜、海带、刀豆、橘、柚、桃、白扁豆花、茯苓、桔梗、金银花、栀子、桑叶、淡竹叶、菊花、蒲公英、槐花、西红花等。

2. 不宜食用的药食　忌温热、滋腻和阻滞人体气机的药食，如牛肉、羊肉、狗肉、大蒜、韭菜、洋葱、白鸭肉、鸭蛋、鳖、龟、肉桂、益智仁、高良姜、乌梅、火麻仁、玉竹、百合、黄精等，以免湿热内阻、气机不畅。

（四）药膳食养方

1. 清爽茶（《常用特色药膳技术指南（第一批）》）

原料：荷叶干者 3g、鲜者 10g，生山楂 5g，普洱茶 2g。

制法：将荷叶洗净，切成细丝；生山楂洗净切丝备用。将荷叶丝、生山楂丝、普洱茶放入茶壶中，少量沸水冲入，摇晃数次，迅速倒掉沸水以洗茶。将沸水冲入壶中，加盖浸泡 10 分钟后即可饮用。待茶水将尽，再冲入沸水浸泡续饮。

功用：清热，活血，降浊，消脂。适用于南方地区人群日常保健或素体湿热内阻者、血瘀者、痰湿阻滞者调养。

用法：代茶饮，不拘时饮用。

2. 鸡头粉羹（《食疗方》）

原料：鸡头米磨成粉 200g，羊脊骨 1 具。

笔记

制法:将羊脊骨洗净,放入锅中,带肉熬,加入鸡头米粉,熟后取汁。加入生姜汁适量,入五味调和。

功用:利湿通络。适用于南方地区人群日常保健或湿痹、腰膝痛者养生调养;亦可除暴疾,益精气,强心志,聪耳明目。

用法:空腹食用。

五、中部地区药膳食养

(一)概说

我国中部地区气候湿润,寒热适度,菜肴种类丰富。《素问·异法方宜论》中记载:"中央者,其地平以湿,天地所以生万物也众。其民食杂而不劳,故其病多痿厥寒热,其治宜导引按跷,故导引按跷者,亦从中央出也。"

《黄帝内经太素》中记载:"人之食杂则寒温非理,故多得寒热之病;不劳则血气不通,故多得痿厥之病。故导引按跷则寒热咸和,血气流通。"清代高世宗《黄帝内经素问直解》解释曰:"痿厥,痿痹厥逆也……寒热,阴阳偏胜也。"中部地区因地平而湿润,寒暖适中,气候温和,故物产丰富,加之四方辐辏,食物种类繁多,人们饮食纷杂,生活比较安逸而不劳四体,加上湿邪浸淫经脉,营卫运行受阻,气血运行不畅,肌肉经脉失养,故易发生"痿厥寒热"。

(二)药膳食养原则

1. 以健脾化湿、调和气机为原则,以调整阴阳失衡现象。

2. 忌滋腻碍脾、寒热过于偏颇的药食。

(三)原料选择

1. 宜食用的药食　可选用具有健脾化湿、调和气机作用的药食,如玉米、薏苡仁、芡实、黄大豆、白扁豆、冬瓜、大枣、莲子、刀豆、橘、柚、茴香、萝卜、山楂、桃仁、甘草、茯苓、桔梗、薤白等。

2. 不宜食用的药食　忌滋腻碍脾、寒热过于偏颇的药食,如鳖、龟、蜂蜜、百合、牛肉、羊肉、狗肉、黄精、玉竹、高良姜、覆盆子、花椒等,以免滋腻碍脾、寒热失调。

(四)药膳食养方

1. 八珍糕(《外科正宗》)

原料:人参、莲肉、芡实、茯苓、山药各20g,糯米300g,粳米700g,白糖霜100g,白蜜50g。

制法:将人参、莲肉、芡实、茯苓、山药五味洗净,研为细末;再将糯米、粳米洗净,研成粉,与上五味粉末混合均匀;将白糖入白蜜中加热融化,随即将混合粉末倒入搅匀,趁热摊铺在蒸笼内,蒸熟后切成条状,火上烘干,密封保存。

功用:健脾化湿。适用于中部地区人群日常保健或脾虚湿盛者调养。

用法:每日清晨用温水泡数条食用,也可干食。

2. 薏苡仁粥(《福寿丹书》)

原料:薏苡仁50g,粳米25g。

制法:将薏苡仁、粳米洗净,倒入锅中煮熟,即可食用。

笔记

功用：补脾胃，疏风湿，壮筋骨。适用于中部地区人群日常保健或脾虚湿盛者调养。

用法：空腹食用。

（何富乐　许琳）

学习小结

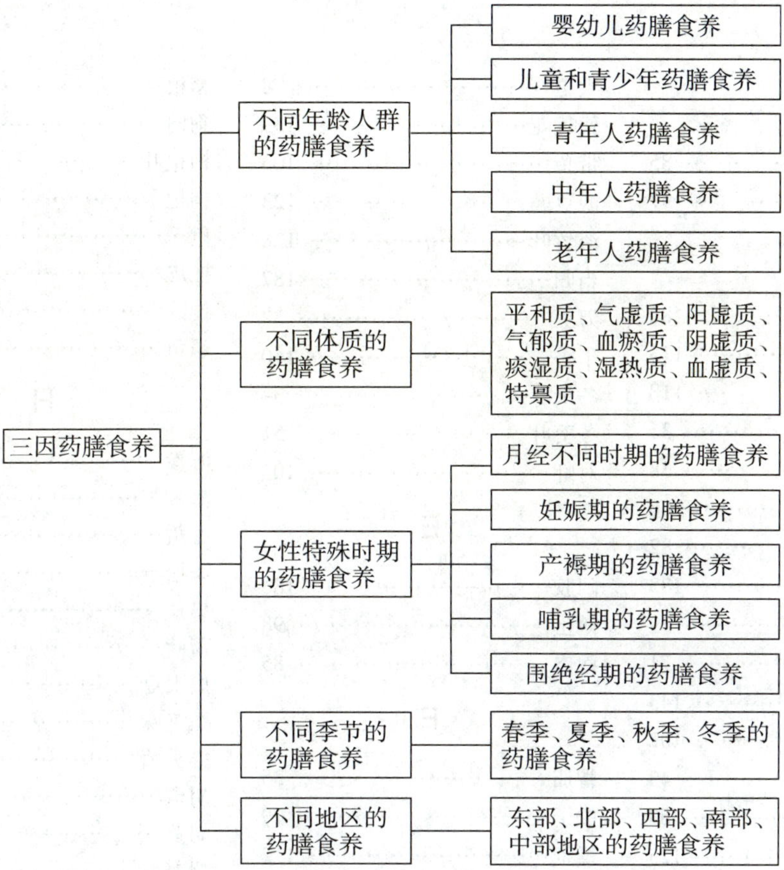

笔记

中医药膳食养原料索引

药膳食养方剂索引

主要参考书目

1. 于睿,姚新. 中医养生与食疗[M]. 北京:人民卫生出版社,2017.
2. 梁军,许慧艳. 中药药膳技术[M]. 北京:中国医药科技出版社,2017.
3. 谢梦洲,朱天民. 中医药膳学[M]. 北京:中国中医药出版社,2016.
4. 周俭. 中医营养学[M]. 北京:中国中医药出版社,2012.
5. 郭永洁. 中医食养与食疗[M]. 上海:上海科学技术出版社,2010.
6. 马继兴. 中医药膳学[M]. 北京:人民卫生出版社,2009.
7. 倪世美. 中医食疗学[M]. 北京:中国中医药出版社,2009.
8. 郭姣. 中医营养治疗学[M]. 北京:人民卫生出版社,2009.
9. 郝建新,丁艳蕊. 中国药膳学[M]. 北京:科学技术文献出版社,2007.
10. 汪少云. 中华药膳[M]. 天津:天津古籍出版社,2007.
11. 陈静. 中医药膳学[M]. 北京:中国中医药出版社,2006.
12. 何赛萍. 中医药膳学[M]. 浙江:浙江科学技术出版社,2004.
13. 周文泉. 中国药膳辨证治疗学[M]. 北京:人民卫生出版社,2002.
14. 何志谦. 人类营养学[M]. 北京:人民卫生出版社,2000.
15. 雷载权,张廷模. 中华临床中药学[M]. 北京:人民卫生出版社,1998.
16. 李庆升. 中医养生学[M]. 北京:科学出版社,1993.
17. 冷方南. 中华临床药膳食疗学[M]. 北京:人民卫生出版社,1993.
18. 韦大文,董锡玑. 中医养生学概要[M]. 北京:中国医药科技出版社,1993.
19. 王玉川. 中医养生学[M]. 上海:上海科学技术出版社,1992.
20. 翁维健. 中医饮食营养学[M]. 上海:上海科学技术出版社,1992.

模拟试卷

模拟试卷与参考答案

教学大纲

教学大纲